U0238975

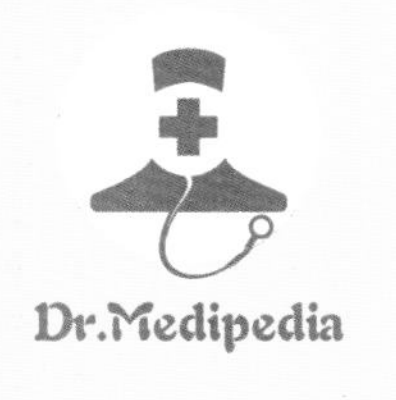

医万个为什么——全民大健康医学科普丛书

防患祛病话营养

——临床营养科普问答

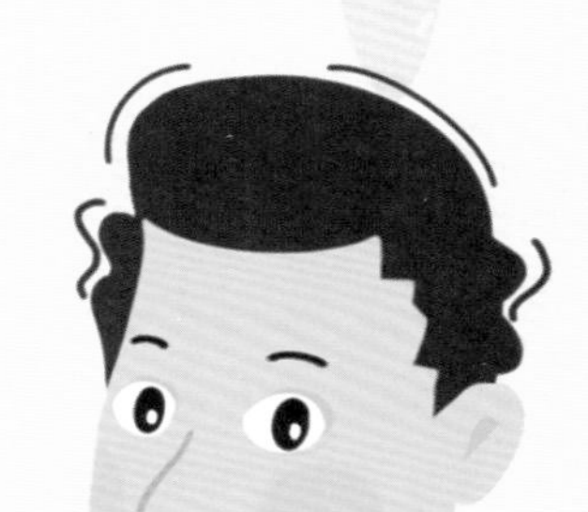

胡三元 总主编
赵长峰 主 编

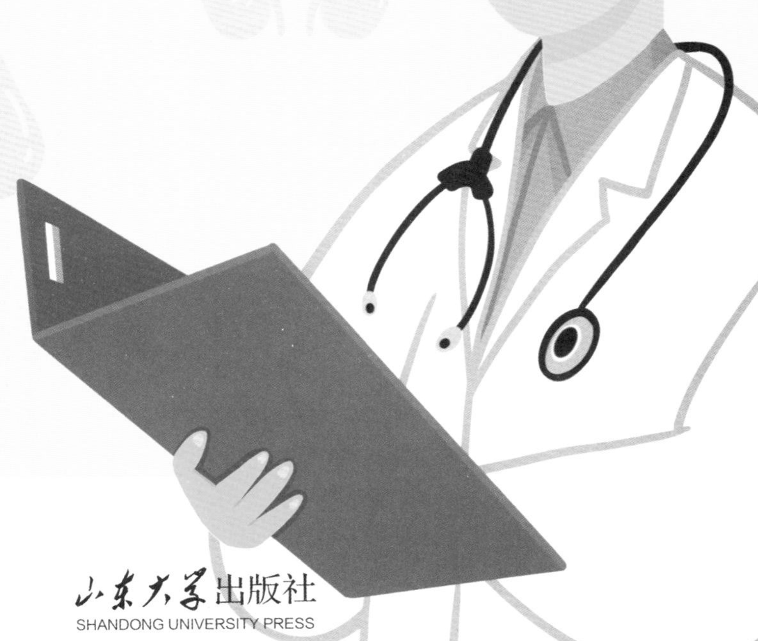

山东大学出版社
SHANDONG UNIVERSITY PRESS
·济南·

图书在版编目(CIP)数据

防患祛病话营养:临床营养科普问答/赵长峰主编.—济南:山东大学出版社,2023.11(2025.3重印)
(医万个为什么:全民大健康医学科普丛书/胡三元主编)
ISBN 978-7-5607-8021-4

Ⅰ.①防… Ⅱ.①赵… Ⅲ.①临床营养—普及读物 Ⅳ.①R459.3-49

中国国家版本馆CIP数据核字(2023)第224744号

策划编辑 徐 翔
责任编辑 蔡梦阳
封面设计 王秋忆
录 音 孙 钰

防患祛病话营养

FANGHUAN QUBING HUA YINGYANG

——临床营养科普问答

出版发行 山东大学出版社
社 址 山东省济南市山大南路20号
邮政编码 250100
发行热线 (0531)88363008
经 销 新华书店
印 刷 济南新雅图印业有限公司
规 格 720毫米×1000毫米 1/16
15.75印张 260千字
版 次 2023年11月第1版
印 次 2025年3月第3次印刷
定 价 88.00元

《防患祛病话营养——临床营养科普问答》编委会

主　　编　赵长峰　山东大学

副 主 编　赵昌盛　山东大学第二医院

冯　建　山东大学齐鲁医院

王永俊　山东第一医科大学第一附属医院

赵　钊　山东大学齐鲁医院

刘　岩　营动智能技术(山东)有限公司

编　　委　(按姓氏笔画排序)

于　潇　山东大学第二医院

于连龙　山东省疾病预防控制中心

王子兵　潍坊市人民医院

叶传文　营动智能技术(山东)有限公司

刘厚福　山东大学齐鲁医院

刘盈盈　山东大学第二医院

孙　青　山东大学附属儿童医院

孙淑艳　临沂市中医医院

孙翠萍　临沂市河东区妇幼保健院

李沙沙　潍坊医学院附属医院

李明媚　济南护理职业学院

陈　垚　日照市人民医院

赵晓田　潍坊护理职业学院

袁　媛　山东第一医科大学附属省立医院

谌红珊　济宁医学院附属医院

雷　琰　山东第一医科大学附属中心医院
路赵硕　青岛市市立医院
管　爽　济南护理职业学院
插图绘画　邵延华　王丽婷

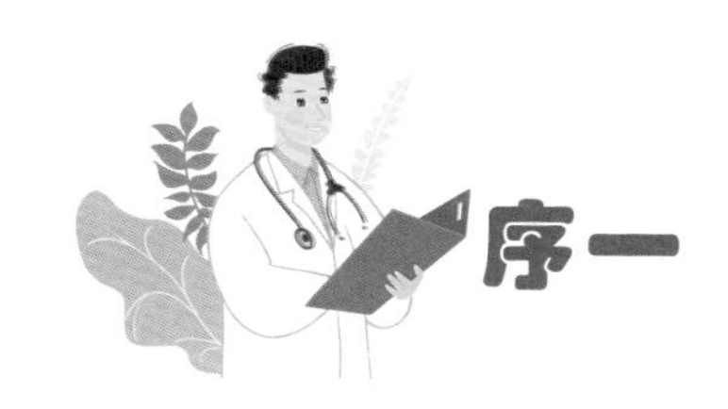

新时代医者的使命担当

——为百姓打造有温度的医学科普

党的二十大报告指出，人民健康是民族昌盛和国家富强的重要标志，要把保障人民健康放在优先发展的战略位置，完善人民健康促进政策。

“科技创新、科学普及是实现创新发展的两翼，要把科学普及放在与科技创新同等重要的位置。”习近平总书记这一重要论述，为新时代医者做好医学知识普及工作指明了前进方向、提供了根本遵循，那就是传播健康理念，力求让主动健康意识深入人心。

“科普，从病人中来，到百姓中去。”山东省研究型医院协会响应国家“全民大健康”“科普创新”等一系列战略规划，借助实力雄厚的专家团队，在山东大学出版社的牵头下编纂的“医万个为什么——全民大健康医学科普丛书”问世了。丛书以向人民群众普及医学科学知识，提高全民科学素养和健康水平为根本宗旨，不仅可以在人们心中种下健康素养的种子，还能将健康管理落到实际行动上，让科普成为个人的“定心丸”，成为医生的“长效处方”，进而成为全民大健康的“防护网”。

传递医学科普，是一种社会责任。医道是“至精至微之事”，习医之人必须“博极医源，精勤不倦”，此为专业之“精”；有高尚的品德修养，以“见彼苦恼，若己有之”感同身受的心，策发“大慈恻隐之心”，进而发愿立誓“普救含灵之苦”，这是从医情怀。有情怀，才有品位；有情怀，才有坚持。国际上，很多医学大家也是科普作家。例如哈佛医学院教授、外科医生阿图·葛文德所写的《最好的告别》，传递出姑息治疗的新思路。世界著名的顶级学术期刊《自然》(*Nature*)《科学》(*Science*)创立之初,就秉持科普色彩,直至今日,很多非专业读者仍醉心其趣味性和准确性。在我国,越来越多的医学专家和同仁也开始重视科普宣教,经常撰写科普作品,参加科普访谈,助力科普公益活动,引领大家的健康生活理念,加强疾病预防。

杏林春暖,有百姓健康相托,“医万个为什么——全民大健康医学科普丛书”创作团队带着一份责任和义务,集结100多个医学专业委员会,由百余位医学名家牵头把关,近千名医学一线人员编写,秉持公益科普的初心和使命,以心血成此科普丛书。每一本书里看似信手拈来的从容,都是医者从医多年厚积薄发的沉淀。参与创作的医者们带着情怀和担当参与到这项科普工程中,他们躬身实践、博采众长、匠心独运,力求以精要医论增辉杏林。

创作医学科普,是一种专业素养。生命健康,是民生大事。医学科普,推崇通俗,但绝不能低俗。相比于自媒体时代各种信息、谣言漫天飞的现象,这套丛书从一开始的定位就是准确性和科学性,绝不可有似是而非的内容。在内容准确性和科学性的基础上,还力求语言通俗易懂。为此,本系列丛书借鉴“十万个为什么”科普丛书,采取问答形式,就百姓关心的健康问题答惑释疑,指导人们如何科学防治疾病。上到耄耋老者,下至认字孩童,皆能读得懂、听得进,还能用得上,力倡“每个人是自己健康第一责任人”。

推广医学科普,是一种创新传播。科普,不是孤芳自赏,一定要能够打动人心、广泛传播。这就要求有创新、有温度的内容表达方式和新颖的传播形式。内容上,本套丛书从群众普遍关心的问题出发,突出疾病预防,讲述一些常见疾病的致病因素,让读者了解和掌握疾病的预防知识,尽量做到不得病、少得病,防患于未然。一旦得了病,也能做到早发现、早确诊,不贻误病情和错失救治良机。在传播方式上,为了方便读者高效利用碎片化时间,也为了让读者有更多获取健康知识的途径,本套丛书在制作时把每部分内容都录制成音频,扫码即可听书。为保证科普的系统性,丛书以病种划分为册,比如《心血管疾病科普问答》《内分泌与代谢疾病科普问答》《小儿外科疾病科普问答》等,从而能最大限度地方便读者直截了当地获取自己关心的科普内容。最终形成的这套医学科普丛书既方便读者查阅,又有收藏价值,还具有工具书的作用。

坚守医学科普，还需要有执着的精神。医学科普的推广、普及并非一日之功，必将是一项长期性、系统性的工程，我们将保持团队的活力和活跃性，顺应时代发展，不断更新知识，更好地护佑百姓健康。

这样一群有责任、有情怀、有坚守、有创新的杰出医者为天下苍生之安康所做的这件事，看似平凡，实则伟大。笔者坚信，他们在繁忙的临床、科研、教学工作以外耗费大量心血创作的这套大型医学科普丛书，必将成为医学史上明珠般的存在。不求光耀医史长河，但求为百姓答疑解惑，给每一位读者带来实实在在的健康收益。

中国工程院院士 张运

2023 年 4 月

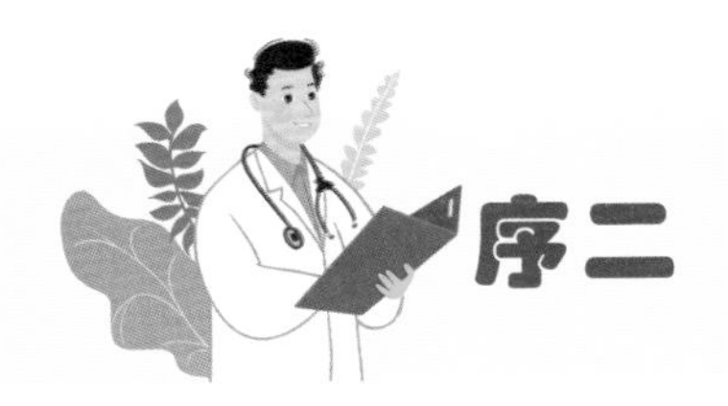

让医学回归大众

欣闻"医万个为什么——全民大健康医学科普丛书"，这套由近千名医学领域专家和临床一线中青年医务人员撰写完成的丛书即将付梓，邀我作序，幸何如之。作为丛书总策划、总主编胡三元教授的同窗挚友，能先一睹著作，了解丛书撰述缘由，详读精心编写的医学科普内容，不禁感叹齐鲁医者之"善爱之心"及医学科普见解之独到。

庞大的丛书作者背后是民生温度。从医三十多年，我始终认为大众健康素质和健康意识的提高，是健康中国建设的重要内容。作为医生，应该多写科普类文章，给老百姓普及健康和医学知识，拉近与人民群众的距离，让科普成果切切实实为百姓带去健康福祉。

执好一支笔，写好小科普

医疗是一个专门的领域，由于人体的复杂性，注定了疾病本身往往是非常复杂的。虽然自 19 世纪以来，医学随着科学技术的现代化而飞速发展，人类攻克了很多疾病，但仍有许多疾病严重威胁着人类健康及生活质量。

医防融合是一个老话题，但不应只定格在诊室，还要延伸到诊室外，让医学科普知识融入百姓的日常生活，成为百姓的家居"口袋书"，对防病更能起到重要作用。

普通民众的医学知识毕竟有限，在生活水平日益提高的当下，健康无疑是最热门的话题之一，可很多民众的防病及治病方式存在诸多误区，有些方法甚至还有害无益。

得益于互联网传播和智慧医疗的日益发达，许多执业医师走上了科普道路，为民众普及健康常识，提高全民的健康素养。创作医学科普对大众健康有利，而对医者而言，也能丰富自己的知识，精细化自己的思维，在医学求知路上不断前进。“医万个为什么——全民大健康医学科普丛书”作为科普知识的大集锦，依托山东省研究型医院协会雄厚的专家团队，凝聚起了近千名专家和中青年医学骨干力量，掀起“执好一支笔，写好小科普”热潮，在新世纪的今天，可谓功不可没，意义深远。

编好一套书，护佑数代人

科普不仅能够预防疾病的发生，很多已经发生的疾病也能够通过科普获得更好的预后。从这个意义上说，医生做科普的意义绝不亚于治病。从落实健康中国战略，到向世界发出大健康领域的“中国之声”，在疾病防治上，我国医者贡献了不少中国智慧和中国方案。

“医万个为什么”脱胎于我们小时候耳熟能详的“十万个为什么”科普丛书，初读就觉得接地气、有人气。丛书聚焦的问题，也全部是与百姓息息相关的疾病疑难解答，全面、权威、可信、可靠。

尤让我耳目一新的是这套丛书创新性地采取了漫画插图以及音频植入的方式，相比单纯的文字阅读，用画图和语音的方式向读者介绍，会更直观。很多文字不易表达清楚的地方，看图、听音频会一目了然、一听而知，能切实助推健康科普知识较快为读者所掌握，不断提升大众对健康科普的认同感，相信丛书出版后，也会快速传播，成为百姓口口相传的“健康锦囊”。

凝聚一信念，擘画大健康

一头连着科普，一头连着百姓；一头连着健康，一头连着民生。

毫无疑问，“医万个为什么——全民大健康医学科普丛书”的编者们举山东之力，聚大医之智，以“善爱之心”成此巨著，已经走在了医学科普传播的最前沿，该丛书在当代医学科普领域堪称独树一帜之作。

我也殷切希望，医者同仁能怀赤子之心，笔耕不怠，医防融合，不断践行“让医学回归大众”的使命，向广大人民群众普及医学知识。期待本丛书成为护佑百姓健康的“金字招牌”，为助力健康中国建设做出应有贡献。

最后，向山东省研究型医院协会及各位同仁取得的成绩表示钦佩，并致以热烈的祝贺。

中国工程院院士 宁光

2023 年 5 月

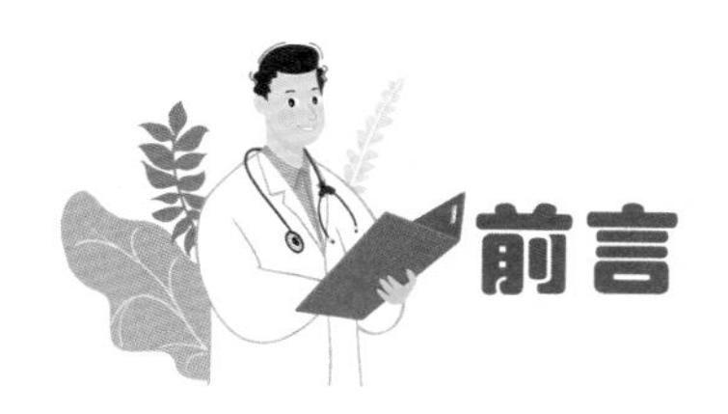

前言

民以食为天沁润心田，身以养为先彰显远见。人人都知道吃饭是每天的头等大事，但并非每个人都能把握饮食养生的核心要义，甚至会被坊间各种传言误导，这与当前营养相关疾病持续呈高发势态不无关系。因此，广泛普及饮食营养知识，不断提升公众的科学素养，对于促进全民健康具有十分重要的现实意义和深远影响。

党的二十大报告指出，要把保障人民健康放在优先发展的战略位置。这是对全国各部门、各行业和全体人民发出的号召，我们每个人都要积极响应。党中央、国务院印发的《"健康中国2030"规划纲要》提出了强力推进全民健康事业的目标和任务，我们每个人都要参与落实。为了有效地防治营养相关疾病，不仅需要营养医学专业人员担负起科普重任，而且需要群众主动学习营养医学知识和技能，增强健康意识并付诸行动。

无论是在平时生活中还是在临床医疗上，人们谈及最多的话题就是食物和药物，因为它们是维护健康的两大类必需物品。特别是在近年新冠疫情的防控过程中，临床医师和营养医师都反复强调，合理营养是提升机体免疫功能的基础条件。可是，长期以来，在疾病治疗上，患者及其家属乃至部分医务人员都过分信赖和使用各种药物，忽视了营养物质对疾病的治疗功效。究其原因，还是很多人对食物营养与人体疾病的关系认识不全面、不深刻，抑或对食疗的期望值过高。在多数情况下，药物治疗会有"立竿见影"的功效，而营养治疗则有"润物无声"的作用，两种治疗方式各有特点，互为补充。

在人类进化历史的初期，古人不具备将食物和药物加以区分的认知能力，以为食即药，药亦可食。食药难分的原因之一是它们主要来自植物和动物，绝大多数都是关乎生存的紧缺物品。在饥不择食的求生背景下，古人根本不可能从有限的果腹之物中区分出哪些是只用于疗疾的药物，而是统统赋予它们“四性”“五味”，一视同仁，难分伯仲。

我国先民对食物和疾病防治的关系早有较明确的认识，在3000多年前的西周时期，《周礼·天官冢宰》中就记载有食医、疾医、疡医和兽医，其中食医就是专门从事饮食养生者，位列“四医”之首，足见一斑。编著于2000多年前战国至西汉时代的中医经典著作《黄帝内经·素问》中说：“毒药攻邪，五谷为养，五果为助，五畜为益，五菜为充，气味合而服之，以补精益气。”这些朴素的多样化饮食理念与现代营养学倡导的膳食平衡原则可谓异曲同工，令人叹服。

随着生活物资的丰足、谋生经验的积累和人类文明的发展，先民便把那些无毒、低毒且口感良好的动植物组织作为每天必吃之物，称为食物。而把那些毒性较大、口感不佳，但有特定作用的动植物组织中用于治疗伤病者，谓之药物，同时发现有些食物也具有较明显的疗效，故将其界定为食药两用或称“药食兼用”之物。1700年前，东晋葛洪编著的《肘后备急方》记载了用豆豉、大豆、小豆、胡麻、牛乳、鲫鱼等治疗和预防脚气病的方法；唐代医学家孙思邈强调在饮食养生方面应顺应自然，尤其要避免“太过”和“不足”的危害，并明确提出了“食疗”的概念和“药食同源”的观点，即“用之充饥则谓之食，以其疗病则谓之药”。我国已经认定了87种食药两用的中药材，不在“按照传统既是食品又是中药材的物质目录”中的物质不得作为食药两用物质来使用。

营养学家对食物成分的研究逐渐深化，认为人类需要从食物中获取许多物质才能保障身体生长发育并维持健康，并把来源于食物的对身体必需的有益物质称为营养素，也就是可以为人体提供能量，用于构成和修复机体组织以及调节生理机能的化学物质。被定义为营养素的食物成分应具备三个特征：一是人体终生离不了，每天都应从食物中适量获取；二是具有明确的多种生理功能，其他物质难以替代；三是当机体缺乏或摄入过量时会导致相应病症，及时予以补充或限制后此病症即消失或好转。大量科学研究证实，符合上述三个特征的化学物质有水、蛋白质、脂类、碳水化合物、矿物质和维生素共六大类，这些就是人体必需的营养素。关于水是不是营养素的问题，很遗憾在学术界还存有争议。实际上，人们都知晓“水是生命之源”一说，也都体验过口渴的感受，若认同这两个基本事实，那么就能理解把水定义为人体必需的营养素是正确的、毋庸置疑的，甚至可以说，水是最重要的营养素，这从生活实践和科学意义两方面来讲都是无懈可击的。

历数临床上使用的很多药品，比如维生素C片、叶酸片、复合维生素B片、硫酸亚铁片、葡萄糖酸锌片、醋酸钙胶囊、复方葡萄糖酸钙口服溶液、氯化钠注射液、葡萄糖注射液、脂肪乳注射液、复方氨基酸注射液等，其本质上就是营养素或是营养素的复合体，因此有学者将其归类谓之营养药物，使之区别于其他药品。从疾病治疗方面来讲，若要在营养素和药品之间划出一条清晰的界线，几乎是不可能的，但从身体日常需要的角度来说，营养素对每个人都是终身必需的、每天离不开的物质，且无毒性作用，而药品则不然，只有在身体患病时才需要它，且大多数都有毒副作用。例如，患有2型糖尿病，就要口服盐酸二甲双胍片；假若一辈子不患上高血压病，那就与硝苯地平控释片（拜新同）终生无缘，永远不识其面目。这般说来，二甲双胍和拜新同等才是严格意义上的药品，是人们应该设法远离之物，营养素却是每天都要合理获取的食物精华，缺一不可。由此可见，临床医师一直在用营养药物为患者实施营养治疗，而营养医师则是根据患者的病情和营养状况来设计、制备不同种类的医疗膳食，或选用肠内营养制剂、特殊医学用途配方食品，分别应用于适应证患者，这同样是针对特定疾病实施的营养治疗，可谓两条路径相得益彰，殊途同归。所以，对患者实施精准营养治疗是非常重要的、必不可少的治病手段，即便有专用药品也是无法替代的。

普通公众可能对“营养治疗”这个词汇比较陌生，有些医务人员也可能对开展膳食营养治疗重视不够。然而，只要深刻理解了营养药物和营养膳食的共同本质，就能认可和接受营养治疗的理念及措施。对疾病的膳食营养治疗并不局限于在医院，更应认真执行于家庭生活中，养成良好的饮食习惯。

在几十年以前，由于医学发展缓慢，通信不便捷，人们很难找到诊治疾病的可靠途径，因而也就形成了“有病乱投医”的无奈局面。可是，即便是在当今医学高度发达、信息能够快速传播的时代，医务人员对于很多慢性病的治疗也是感到无所适从、力不从心，特别是那些主要由不良生活方式引发的疾病，假若患者不认真配合治疗，医务人员的百倍付出也会被打折扣。所以，认真践行“预防为主”的卫生与健康工作方针依然是首要任务，永不过时。

临床研究表明，慢性病的危害性可谓从头到脚、从里到外，真是无处不在，后果难料。所以，每个人都应强化“防患于未然”的健康意识，坚决远离慢性病。通过采取包括合理饮食营养在内的多项措施来积极预防、精准治疗慢性病应该成为社会共识，更应成为每个人的自觉行动，从而齐心协力地推进“健康中国”战略目标的实现。只要公众和专业工作者认知统一并身体力行，就能为实现“健康中国”的宏伟蓝图贡献一份力量。

本书有幸成为山东省研究型医院协会胡三元会长主编的“医万个为什么——全民大健康医学科普丛书”的组成部分，在编写过程中得到了协会领导的悉心指导，在此谨表示衷心的感谢！本书编者为三甲医院的营养医师、医学院校的专业教师和健康管理机构的健康管理师，皆为所在单位的业务骨干，他们熟谙营养相关专业，经验丰富，在承担繁重的本职工作之余，广泛阅读文献，细列公众疑题，以严谨的治学态度，精心编撰书稿，倾力奉献佳作，致力于使本书成为广大读者的“良师益友”，因此，非常感谢各位编者辛勤付出。此外，本书的插画师认真绘制了精美插图，使书中内容更加丰富多彩，引人入胜，故一并致谢。然而，编者水平总有所限，书中难免存在不妥和错误之处，恳请广大同道专家和读者予以指正。

赵长峰

2023 年 11 月

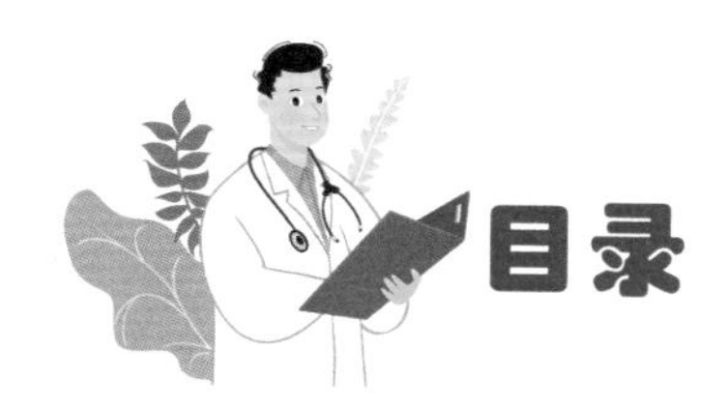

人体里的宏量营养素

调节身体机能的微量营养素

食物营养及“传言”辨析

营养与孕妇健康

营养与儿童健康

营养与肥胖症

营养与高血压

营养与血脂异常

营养与糖尿病

营养与痛风

营养与慢性胃炎

营养与消化性溃疡

营养与炎症性肠病

营养与便秘及腹泻

营养与肝胆胰腺疾病

营养与肾脏病

营养与骨质疏松症

营养药物的功效及应用

特殊医学用途配方食品及应用

慢性病的膳食替代干预

防治疾病需遵循健康膳食模式

“三减三健”筑牢健康基石

健康感悟与随想

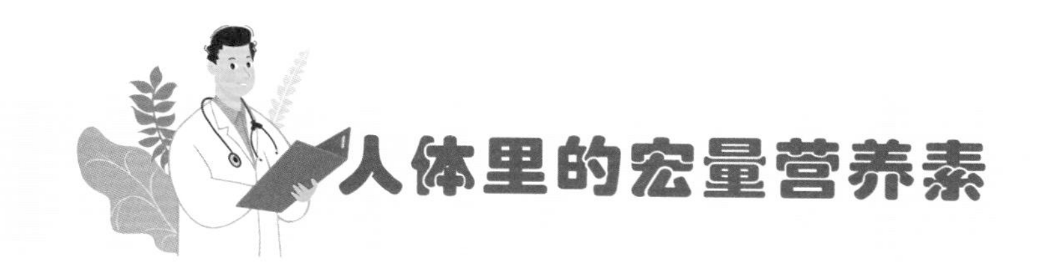

人体里的宏量营养素

1.人体需要的营养物质有哪些？

为了满足人体生长发育和维持健康的要求，人们应当从食物中获取40多种营养素。根据人体需要量或体内含量的不同，营养学家将营养素分为宏量营养素和微量营养素。前者包括人体对其需要量较多的水、蛋白质、脂类和碳水化合物；后者包括人体对其需要量相对较少的矿物质和维生素。由于蛋白质、脂类和碳水化合物在体内氧化分解时可以释放能量，所以又称为“产能营养素”。这些营养素是人类得以生存和繁衍的基本物质保障。

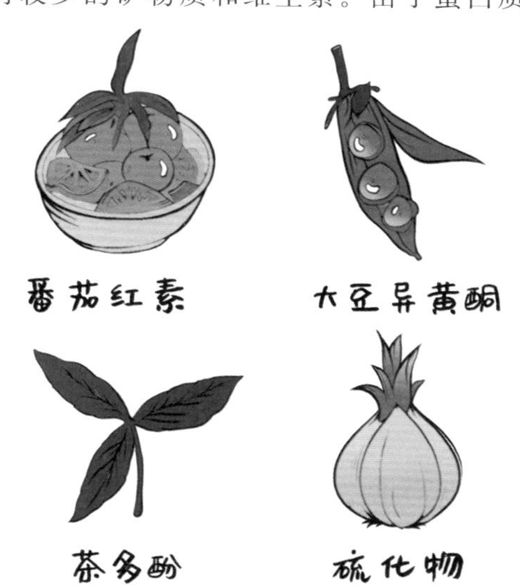

食物除了提供人体必需的营养素之外，还含有很多对人体有一定益处的微量化学成分，统称为生物活性成分，如番茄红素、大豆异黄酮、茶多酚和硫化物等。这些物质虽然非身体所必需，但是在临床医学、营养学、生物学等领域的科学家对其增进健康的作用进行了大量深入研究，并总结归纳了它们预防慢性病的保健功效，其中有些成分已被广泛应用于特殊食品中。

2.组成人体的营养素主要有哪些？

在人们越来越关注健康与形象的当下，体重已成为热点词汇之一，无人不晓其与饮食营养的密切关系，然而却很少有人去想其物质内涵是什么。反映人体营养状况的可视指标主要是身高和体重，二者在健康成年人中是基本恒定的，在此之前则是随年龄增长而协调地增长，否则，就表明身体存在营养不良或者病态现象。

那么，人体主要由哪些营养素构成呢？或者说，组成体重的物质是什么？实际上，体重值主要是体内水、蛋白质、脂肪和矿物质的质量之和。在健康成年人，水占体重的60%～70%；蛋白质占体重的16%～18%；脂肪占体重的百分比有性别差异，男性为15%～18%，女性为20%～25%；矿物质占体重的4%～5%。碳水化合物和维生素占体重的百分比很低，不过，碳水化合物是机体能量的主要来源，有些B族维生素参与能量代谢，与体重的高低紧密相关，故应看作是体重的重要影响因素。

在人体各组分中，脂肪的可变性最大，其次是蛋白质。机体脂肪，特别是包绕着腹腔脏器的内脏脂肪，会随年龄的增长而明显增加，且与多种慢性病密切相关，是影响健康水平的主要因素。肌肉是蛋白质的主要存在形式，运动健身可以增加骨骼肌的质量，在专业运动员身上多有显著体现。对于中老年人来说，可以通过合理营养、运动锻炼来防止肌肉减少和体脂增加，进而保持健康体重。

3.水是人体的主要构成物质吗？

成年人身体中，水大约占2/3，毫无疑问是人体的主要构成物质，在血液、大脑、肌肉和骨骼等组织中都分布着大量水分。一方面，人体若是离开了水，则吃进去的食物不能被消化吸收，或者吸收后的营养物质不能经血液运送到身体的各个部位；另一方面，人体中若是没有水，则人体通过代谢所产生的废物、毒素等就不能通过尿液和汗液排出体外。此外，人体也不能调节和维持正常体温。由此看来，水不仅是人体的构成物质，还可以调节人体的生理机能，其作用非常广泛。

维持人体健康需要充足的水分，成人每天的饮水推荐量一般为1500～1700 mL。当体内缺水时，细胞外渗透压上升，下丘脑渗透压感受器受到刺激，产生兴奋传至大脑皮层，大脑皮层处理信息后产生渴觉，促发饮水行为。口渴是人体缺水的第一道警讯，但因口渴、疲倦等症状在缺水达到1%～2%后才会出现，所以当有渴觉时，说明缺水已比较明显，需要尽快补充水分。另外，判断饮水是否充足的简单办法就是观察尿液颜色和排尿次数：①正常人的尿液是透明的或淡黄色的液体，饮水充足时尿液会呈现无色透明状；若尿液为深黄色，气味也很浓，就意味着人体缺水，需要大量补水。②正常饮水时，排尿间隔为1～2小时，但若长时间无尿意，则表明饮水过少需补水。

正确的饮水方式是：
主动、少量、多次

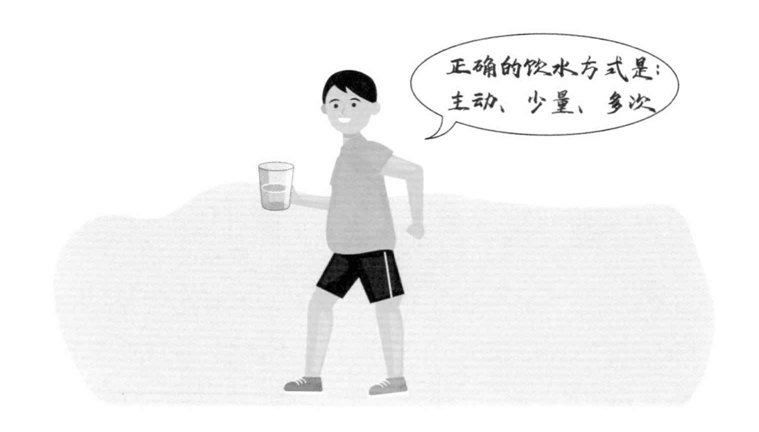

4.饮水不足会造成哪些危害？

正常人每天水的摄入(包括饮水和食物中的水分)和排出量大约为 2500 mL，人如果不吃饭只靠喝水可以维持生存数周，但如果不喝水的话则只能生存数日。一般来讲，一个人如果 5～7 天不喝水就会危及生命。水作为最重要的营养素，对维持体内电解质平衡等正常生命代谢活动有着至关重要的作用。当人体饮水不足时，或者因为腹泻等原因造成脱水时，就会导致体内水和电解质平衡的紊乱，影响正常的生命代谢活动，严重时可能会危及生命。当失水量占体重的 2%～4%时，为轻度脱水，人会出现口渴、尿少、尿比重增高等现象；当失水量占体重的4%～8%时，为中度脱水，除了有前述症状外，人还会出现皮肤干燥、口唇开裂、声音嘶哑及全身软弱无力等症状；当失水量超过体重的 8%时，为严重脱水，人会出现皮肤和黏膜干燥、高热、烦躁和精神恍惚等症状；如果失水量达到 10%以上，就会对生命造成严重威胁。

我应当是
您的最爱哟！

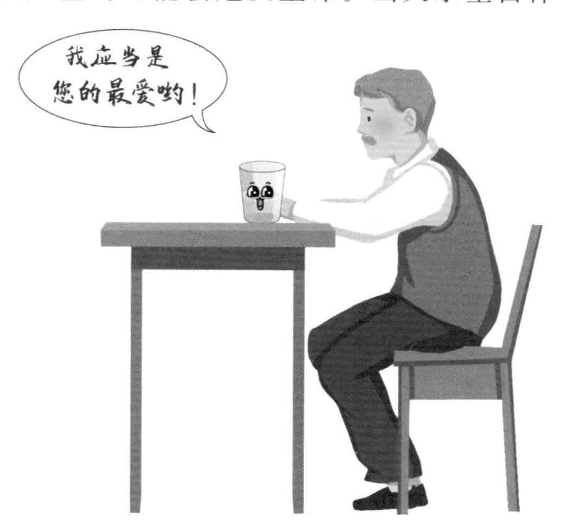

5.食物蛋白质分为哪些类型？

蛋白质是生命的物质基础，是人体各种组织细胞的重要成分。机体蛋白质是以摄入的食物蛋白质为原料合成的。蛋白质的基本组成单位是氨基酸，根据食物蛋白质所含氨基酸的种类和数量不同，可以将食物蛋白质分为三类：

(1)完全蛋白质：完全蛋白质中必需氨基酸种类齐全、数量充足、比例适宜，这类蛋白质可以很好地维持人体健康。富含完全蛋白质的食物包括鱼、肉、蛋、奶和大豆。

(2)半完全蛋白质：半完全蛋白质中必需氨基酸种类齐全，但数量不充足，某一种或几种氨基酸的数量较少，无法满足人体需要，富含此类蛋白质的食物包括谷类、蔬菜和水果等。

(3)不完全蛋白质：不完全蛋白质中氨基酸种类不齐全、数量不充足、比例也不适宜，不能为机体提供所需的全部必需氨基酸，如玉米醇溶蛋白、动物胶质蛋白、豌豆蛋白及豆球蛋白等都属于不完全蛋白质。很多人喜欢吃的猪蹄、鸡爪、蹄筋等，都是含有不完全蛋白质的食物，人体对其吸收和利用率较低。

6.如何理解必需氨基酸?

氨基酸是组成蛋白质的基本单位，构成人体蛋白质的氨基酸有20种。一些氨基酸是人体不能自身合成的或者合成的速度无法满足机体的需要，必须从食物中来获得，这些氨基酸被称为人体必需氨基酸，包括异亮氨酸、亮氨酸、赖氨酸、蛋氨酸、苯丙氨酸、苏氨酸、色氨酸、缬氨酸，共8种。对婴儿来讲，除8种必需氨基酸之外，组氨酸也属于必需氨基酸。其他种类的氨基酸对于人体来说也很重要，但由于人体可以自身合成或通过其他氨基酸转化得到，不需要从食物中直接获得，所以被称为非必需氨基酸，如谷氨酸、丙氨酸、精氨酸、甘氨酸、天门冬氨酸等。

7.什么是氨基酸模式?

人体蛋白质所含的必需氨基酸种类和数量与食物蛋白质存在一定的差异，这种差异在营养学上通常用氨基酸模式来表示。所谓“氨基酸模式”就是指蛋白质中各种必需氨基酸的构成比例。食物蛋白质的氨基酸模式与人体蛋白质的氨基酸模式越接近，其被人体利用的程度就越高，也就是说这种食物蛋白质的营养价值越高。例如，鸡蛋中的蛋白质与人体蛋白质的氨基酸模式最为接近，在营养学实验中通常以它作为参考蛋白质。在日常生活中，鸡蛋作为质优价廉的优质蛋白质之一，经常出现在人们的餐桌上。

8.氨基酸的“木桶原理”是什么？

众所周知，当木桶由多块长短不同的木板做成时，决定木桶容量大小的不是最长的木板，而是最短的木板，这就是所谓的“木桶原理”。

如果把8种人体必需氨基酸比喻为构成木桶的木板，那食物蛋白质所含8种必需氨基酸的种类、数量和比例就决定了木板的长短。当食物蛋白质中一种或几种必需氨基酸数量含量很低时，会使其氨基酸模式与人体蛋白质氨基酸模式差异较大，进而导致其他必需氨基酸也无法被人体充分利用，因此降低了这种蛋白质的营养价值。数量很低的一种或几种必需氨基酸就相当于木桶中的短板，这就是必需氨基酸的“木桶原理”，那些含量相对较低的必需氨基酸被称为该食物的限制氨基酸。

9.什么是食物蛋白质的互补作用？

一般来说，植物中蛋白质的营养价值相对较低，因其往往缺少必需氨基酸中的赖氨酸、蛋氨酸、苏氨酸和色氨酸，如米面制品中赖氨酸的含量最少，故其又被称为“米面制品的第一限制氨基酸”。为了提高植物性食物中蛋白质的营养价值，通常将两种或两种以上的食物混合食用，使必需氨基酸以多补少，这种不同食物之间通过相互补充必需氨基酸以提高蛋白质营养价值的现象被称为食物蛋白质的互补作用。日常大家在吃米面制品的同时摄入肉类和大豆制品，就可以有效弥补米面蛋白质中赖氨酸的不足。因此，食物多样化对于其他营养素发挥“取长补短”的作用同样非常必要。

10.优质蛋白质可从哪些食物中获得？

不同种类的食物都含有不等数量的蛋白质，其质量或者说营养功效存在较大差异。若食物蛋白质中所含必需氨基酸种类齐全、数量充足，则氨基酸模式与人体蛋白质氨基酸模式相接近，其在人体的吸收利用率就很高，这些食物就被认定为营养价值较高的食物，其中的蛋白质被称为优质蛋白质。这些食物既可以维持成人的健康，也能促进儿童青少年的生长发育，不同来源的奶类、蛋类、鱼虾蟹类、畜禽肉类和大豆类都是富含优质蛋白质的食物，但需要按照膳食指南的推荐来适量摄取，并非吃得越多越好。

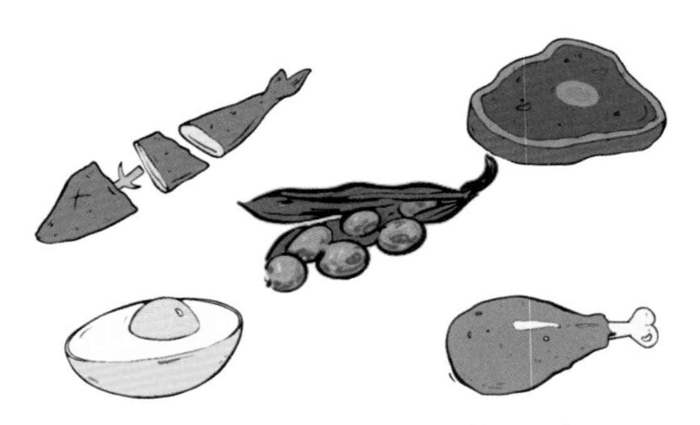

我们是含优质蛋白质的食物

11.苯丙酮尿症与氨基酸有关吗?

苯丙酮尿症是一种常染色体隐性遗传病,因患者的苯丙氨酸羟化酶基因突变导致酶活性降低,由蓄积在体内的苯丙氨酸及其代谢产物引发该病。苯丙氨酸属于必需氨基酸,对儿童的躯体和中枢神经系统生长发育有着重要作用。若其不能被正常代谢利用,人的大脑和身体都会受到严重损害,主要症状表现为智力障碍、毛发变黄、皮肤色白及四肢短小,排泄的尿液有一种鼠臭味,有时会伴有癫痫发作。由于绝大部分食物中均含有苯丙氨酸,所以苯丙酮尿症患儿的饮食必然受到很大影响,需要禁食畜禽、鱼虾类、奶制品、蛋类、豆制品以及任何含有阿斯巴甜成分的食物,可以适量吃谷类、马铃薯、粉条、粉皮等富含碳水化合物的食物,对新鲜的蔬菜、水果则不需限制,但要吃专用的特殊配方奶粉。

12.脂类家族中有哪些成员?

脂肪是体重的重要组分,成年人体内脂肪占体重的比例(又称"体脂率")分别是女性 20%~25%,男性 15%~18%。谈到脂类,人们往往避之不及,认为脂类对人体健康不好,其实脂类是人体必需的营养素,其家族成员很多,功能各不相同。

脂类主要分为甘油三酯和类脂。甘油三酯就是人们常说的脂肪,它是由三分子脂肪酸和一分子甘油所形成的酯。来自动物性食物的甘油三酯被称为酯,在室温下呈固态;而来自植物性食物的甘油三酯被称为油,在室温下呈液态。体内脂肪的生理功能包括储存和提供能量,具有保温和缓冲、构成组织细胞和内分泌功能。类脂包括磷脂和固醇类,磷脂又可以分为卵磷脂、脑磷脂和神经鞘脂,固醇类包括胆固醇和植物固醇,它们各自发挥着重要的生理功能。

13.什么是必需脂肪酸?

脂肪是由脂肪酸和甘油构成的，自然界中存在的脂肪酸有40余种，各种脂肪酸的结构和功能都不尽相同。有些脂肪酸对人体来说是不可缺少的，而人体自身又不能合成，必须从食物中获得，这样的脂肪酸被称为必需脂肪酸，包括亚油酸和α-亚麻酸。其生理功能包括构成磷脂、前列腺素的前体物，参与胆固醇代谢、类二十烷酸合成等。

人体每天都需要摄入一定量的脂肪酸，如果缺乏必需脂肪酸就会导致生长迟缓、生殖障碍、皮肤损伤，以及引起肾脏、肝脏、神经和视觉方面等多种疾病。

14.如何合理摄入脂肪?

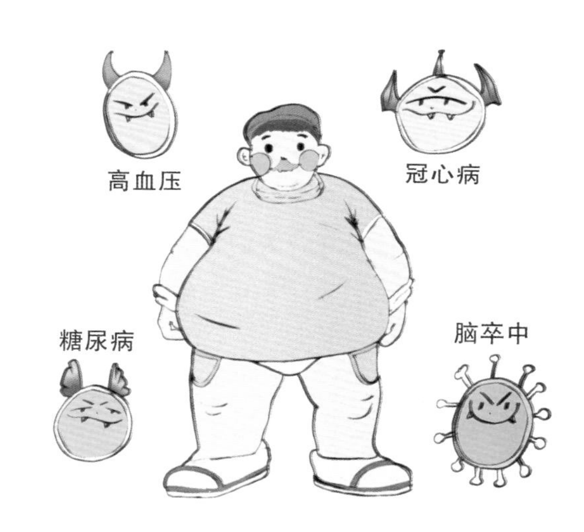

脂肪是人体所需的营养素之一，合理摄入尤为重要。膳食脂肪包括食物和烹饪用油中含有的脂肪，其每天的摄入量可用两种方式表达：一是摄入脂肪的质量，如中国营养学会推荐成人每天食用油摄入量为25～30 g；二是摄入脂肪或脂肪酸所提供的能量占全天总能量的百分比，如中国营养学会推荐成人脂肪提供能量应占总能量的20%～30%，亚油酸适宜摄入量应占总能量的4%，α-亚麻酸的适宜摄入量占总能量的0.6%。动物油脂主要由饱和脂肪酸构成，植物油中主要含有不饱和脂肪酸，合理搭配食用有益于健康。无论是过多摄入动物性脂肪还是植物性脂肪，都可能导致肥胖症、血脂异常、高血压、冠心病、糖尿病、脑卒中等疾病。

15.如何评价胆固醇?

固醇类属于脂类的一部分，广泛地分布于动植物性食物中，分为动物固醇和植物固醇，人们经常提到的胆固醇属于动物固醇。胆固醇具有非常重要的生理功能，它不仅参与组织细胞膜的构成，还是人体内许多重要活性物质的合成原料，如胆汁、性激素、肾上腺素等都源自胆固醇。人体皮下脂肪中，胆固醇经阳光紫外线照射后可以转变成促进钙吸收的维生素 D_3。富含胆固醇的食物有肥肉、蛋黄、鱼子、蟹黄、肝脏、肾脏等，人体一般不会出现胆固醇缺乏的现象，而长期过多摄入前述食品有可能会导致血清胆固醇升高。在日常饮食中，成人可以每天吃 1～2 个鸡蛋，但若血清胆固醇水平较高，则要少吃富含胆固醇的食物。

16.什么是“天然脑黄金”？

一提起“脑黄金”，众多家长都非常感兴趣，那什么是“天然脑黄金”呢？它其实是指一种多不饱和脂肪酸，即二十二碳六烯酸，英文缩写为 DHA。DHA 主要存在于人脑细胞中，是构成脑细胞膜和脑磷脂的成分，对脑细胞的生长发育、功能发挥等都具有非常重要的作用，是保障大脑形成和智力发育的必要物质。DHA 还是眼睛视网膜的重要组分，对促进视觉功能发育必不可少。研究还表明，DHA 在老年人常见的心脑血管疾病防控方面具有重要作用。DHA 的主要食物来源是深海鱼类，如鲑鱼、鲭鱼、沙丁鱼、秋刀鱼等，尤其在鱼眼球附近的脂肪组织中含量最高。人们常说，多吃鱼可使人更聪明、更健康，是有一定科学依据的。

17.磷脂为什么被称为“血管清道夫”？

磷脂具有防止胆固醇、脂类在血管中沉积，降低血液黏度，促进血液循环，预防心脑血管疾病的作用，故被称为“血管清道夫”。磷脂属于脂类家族里面的类脂，磷脂可以分为卵磷脂、脑磷脂、神经鞘磷脂、肌醇磷脂和磷脂酸等，是构成动植物细胞的基本物质，肩负着维持细胞通透性和细胞内外物质交换的重任。除此之外，磷脂还具有提供能量，作为脂肪的乳化剂使其悬浮在体液中，促进和改善神经系统结构的功能。含磷脂较多的食物主要有鸡蛋、动物肝脏、大豆和花生等。

18.反式脂肪酸是健康大敌吗？

反式脂肪酸是一类含有反式双键的不饱和脂肪酸，许多流行病学调查和动物实验研究表明，过量摄入反式脂肪酸会对人体健康造成危害，特别是容易引起血脂代谢紊乱，引发动脉粥样硬化，导致罹患心脑血管疾病的风险增高。此外，反式脂肪酸还与糖尿病、阿尔茨海默病和某些癌症的发生密切相关，对于孕妇健康和婴儿生长发育也存在不利影响。

反式脂肪酸在天然食物如反刍动物（如牛、羊）的肉、脂肪、乳和乳制品中含量较低，但在一些加工食品中含量较高。预包装食品配料表中常见的氢化植物油、精炼植物油、植脂末、起酥油、人造黄油、代可可脂等，都含有较多反式脂肪酸。日常烹调加工食物过程中也会产生反式脂肪酸，尤其是在高温油炸、煎烤的时候产生较多。一般来说，口感脆、滑的多油食物，如饼干、巧克力派、蛋黄派、布丁蛋糕、糖果、冰淇淋、奶茶等食品中都含有较多的反式脂肪酸。

19.碳水化合物有哪些家族成员？

（1）单糖：食物中的单糖主要包括葡萄糖、果糖、半乳糖和其他单糖，如核糖、阿拉伯糖、木糖等。

（2）双糖：常见的有蔗糖、乳糖、麦芽糖和海藻糖。

（3）寡糖：食物中比较重要的寡糖有棉子糖、水苏糖、低聚果糖、异麦芽低聚糖等。前两者不能被肠道消化吸收，代谢后会产生气体和其他物质，容易造成胀气。

（4）多糖：食物中含量最多的多糖是淀粉和膳食纤维。前者包括直链淀粉、支链淀粉和变性淀粉，后者包括纤维素、半纤维素、果胶、木质素、树胶等。膳食纤维是一类特殊的碳水化合物，它虽然不像其他碳水化合物那样可以被人体消化吸收，但因为具有促进肠道蠕动，利于粪便排出等重要生理功能，也是人体不可缺少的重要食物成分。

20.吃富含碳水化合物的食物更容易发胖吗？

食物提供的碳水化合物、脂肪、蛋白质在体内氧化代谢过程中都可释放能量以满足身体活动的需要，故被称为三大产能营养素。三者产生能量之和称为总能量，各自提供的能量占总能量的百分比叫供能比例。

中国营养学会推荐我国居民的碳水化合物适宜供能比例为55%～65%。身体发胖，也就是体重增加，是由于每天从食物中摄入的总能量经常大于身体实际消耗的能量，多余的能量就以脂肪的形式在体内堆积，所以并非吃富含碳水化合物的食物更容易发胖，大量摄入脂肪同样可致人发胖。如果因为担心发胖而不吃或少吃碳水化合物的话，必然要吃大量含有蛋白质和脂肪的食物，增加二者供能比例的结果就是损害身体健康。例如，大量脂肪在分解、代谢为身体供能的同时，会产生大量的酮体，有可能引起酮症酸中毒等病症。

21.低聚糖与人体健康有什么关系?

寡糖又称“低聚糖”,是由 3～10 个单糖构成的一类小分子多糖。低聚糖包括水苏糖、棉子糖、异麦芽酮糖、乳酮糖、低聚果糖、低聚木糖、低聚半乳糖、低聚异麦芽糖、低聚异麦芽酮糖等。有些蔬菜水果中存在着天然低聚糖,如洋葱、大蒜、菊苣、芦笋、大豆等。

低聚糖是一种新型功能性糖源,其种类在不断研发增加,已广泛应用于食品、保健品、饮料、医药、饲料添加剂等领域。经研究发现,低聚糖具有以下保健功能:

(1)促进肠道中双歧杆菌的增殖,强化肠蠕动,可缓解和预防便秘等肠道疾病。

(2)与传统糖类相比具有低能量或零能量的特点,以此为原料生产的低能量食品适宜慢性病患者食用。

(3)可以有效预防龋齿的发生。

(4)促进钙、铁、锌等矿物质的吸收。

(5)有助于肠道细菌生成 B 族维生素和维生素 K。

(6)增强机体免疫力,改善脂质代谢等。

22.膳食纤维与人体健康有什么关系?

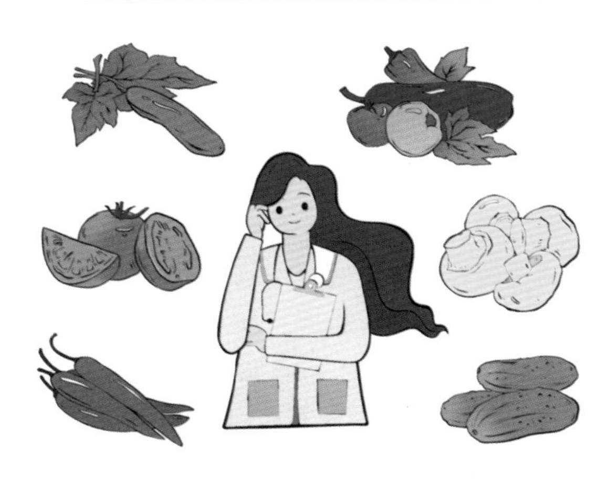

膳食纤维是存在于植物体内不能被人体消化吸收的多糖,也称“非淀粉多糖”。根据其水溶性不同可以分为不溶性纤维和可溶性纤维。膳食纤维主要存在于蔬菜、水果和全谷类食物中,具有特殊生理功能,包括:

(1)能够增加粪便体积,促进肠道蠕动,预防便秘等肠道疾病。

(2)减少肠道中各种有毒有害物质对肠壁的刺激,进而预防肠道恶性肿瘤。

(3)减缓食物由胃进入肠道的速度,维持饱腹感,达到减少进食量、控制体重的目的。此外，膳食纤维还可以通过影响肠道菌群对人体起到多种保护作用。

23.什么是血糖生成指数？

血糖生成指数(GI)是指含 50 g 碳水化合物的食物引起血糖上升所产生的血糖时间曲线下面积和标准物质(一般为葡萄糖)所产生的血糖时间下面积之比再乘 100，它反映了某种食物与葡萄糖相比升高血糖的速度和能力。不同的食物有不同的 GI，通常把葡萄糖的 GI 定为 100，食物的 GI 高，吃该食物后血糖水平升高得就快。GI 大于 70 者称为高升糖指数食物，GI 为 55～70 者为中升糖指数食物，GI 小于 55 的为低升糖指数食物。食物的 GI 高低主要取决于肠道对某种食物的消化吸收能力，还受加工烹调方法、食物搭配等因素的影响。

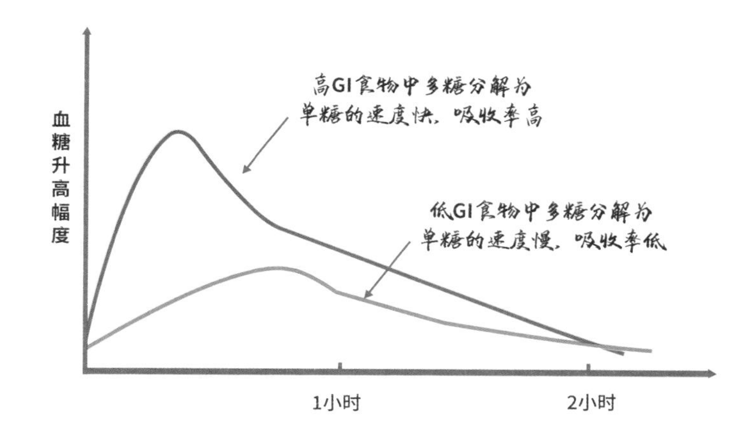

24.为什么有人喝牛奶后会腹胀？

奶类是营养价值很高的食物，中国营养学会推荐成人每天饮奶 300 mL 以上或摄入相当量的奶制品，但身边总有些人喝完牛奶后会有不舒服的感觉，一般是胀气、肠鸣、腹痛、排气、腹泻等表现，有些人还表现为嗳气、恶心，这是为什么呢？这是因为那些人的肠道中缺少乳糖酶，无法消化分解奶中的乳糖，未被消化的乳糖直接进入大肠，就会刺激大肠，使其蠕动加快，引发前述症状，这种情况称为乳糖不耐受症。有乳糖不耐受症的人并不是一旦摄入微量乳糖就会出现腹泻等症状，而是当达到一定量之后才会有相应临床表现。所以，大多数有乳糖不耐受症的人都是可以喝奶制品的。

有以下四种办法可以有效缓解或避免不适症状：一是少量多次喝奶，二是在餐后喝奶，三是喝无乳糖奶，四是喝酸奶。尝试将这些方法组合使用，效果更佳,也许经过一段时间的饮食调整,乳糖不耐受症就荡然无存了。

25.吃无糖食品是控制血糖的绝招吗?

有些人以为无糖食品不含糖,糖尿病患者可以放心多吃,或许其还有降血糖的作用,其实这种观点是错误的。所谓“无糖食品”只是不含蔗糖、葡萄糖、麦芽糖和果糖的甜味食品,这些食品的甜味是通过添加木糖醇、果葡糖浆和其他甜味剂代替蔗糖产生的。只要是正常的食品,都含有蛋白质、脂肪和碳水化合物,经人体消化代谢后就会升高血糖,有些甜味剂也会提供能量。所以,糖尿病患者虽然可以食用无糖食品,但也要控制食用量,若过量摄入仍然会导致能量摄入超标,不仅起不到控制血糖的作用,相反还会给机体带来其他不利影响。

26.如何保持能量摄入与消耗的合理平衡?

能量是人体维持新陈代谢、生长发育、从事体力活动等生命活动的动力源,不同性别、年龄、体重和生理状态的人群对能量的需要量不同。孕妇、乳母和未成年人需要保持能量摄入大于消耗的正平衡;一般成年人总体上应保持能量摄入等于消耗的零平衡;减肥者和特殊职业人群则要在一段时间内维持能量摄入小于消耗的负平衡。这三种平衡状态主要通过体重增长、体重恒定、体重减低反映出来。

能量来源于食物提供的三大产能营养素,能量消耗包括基础代谢、食物热效应和体力活动,其中主要取决于体力活动的强度和时间,只要调节好“吃”和“动”这两个关键的能量进出环节,就能够保持合理的能量平衡,使身体处于健康状态。

(管爽)

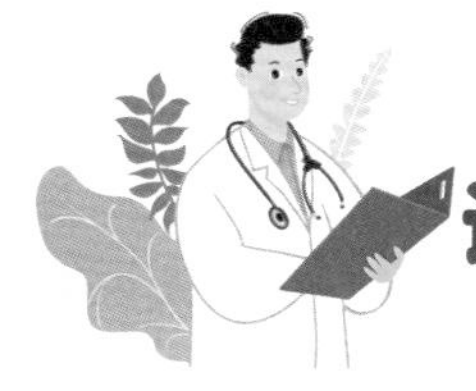

调节身体机能的微量营养素

1.微量营养素具有哪些理化特性?

人体是由有机物和无机物(尤其是水)构成的,从本质上来说,这些都是源于自然界的化学元素。在可见于人体中的数十种化学元素中,碳、氢、氧、氮等构成了碳水化合物、蛋白质、脂肪和维生素这些有机物,除水外,其余元素无论是以什么形式存在,都统称为矿物质。人体对矿物质和维生素的需要量很少,每日摄入量以毫克甚至微克计,因而它们被称为微量营养素,在体内主要发挥调节身体机能的作用。

矿物质中的钙、镁、钾、钠、磷、硫、氯 7 种元素在体内含量较多,每天从膳食中的摄入量应大于 100 mg,故被称为宏量元素。其他摄入量不及前述数值的矿物质则称作微量元素,其中铁、锌、碘、硒、铜、钴、钼、铬 8 种元素为人体必需微量元素。矿物质理化性质稳定,不会因物理和化学因素而被破坏。大多数矿物质在体内主要参与构成酶、激素、维生素等重要活性物质,部分矿物质参与构成组织器官,不过它们在体内分布得很不均匀,如钙、磷、镁是骨骼和牙齿的重要成分,但也具有其他多种生理功能。

维生素属于有机化合物,根据其溶解性分为脂溶性维生素和水溶性维生素两大类。脂溶性维生素包括维生素 A、维生素 D、维生素 E 和维生素 K,它们在食物中与脂肪共存,在被人体肠道吸收时也需要脂肪参与,所以摄入过多时可在体内蓄积,有可能会导致人体中毒。水溶性维生素包括 B 族维生素和维生素 C,过量摄入时一般不在体内蓄积,主要从尿液排出,对机体不产生有害影响。由于其理化性质很不稳定,容易遭受氧、热、碱、光等因素的破坏,对食物进行不当加工、烹调时损失较大。维生素 A、维生素 C、维生素 E 很容易被氧化分解,因此需要在密封、避光、低温条件下保存。

2.哪些人群需要注意补钙?

钙是人体内含量最多的矿物质,约占体重的2%。钙也是骨骼和牙齿的主要成分,少量分布在血液、细胞间液及软组织中,参与神经和肌肉活动、神经递质释放、血液凝固、激素分泌、酶活性和酸碱平衡调节等过程,功能非常广泛。调查研究显示,各类人群都普遍缺钙,均需增加摄入量,以下人群尤其需要注意补钙:

(1)儿童和青少年:他们处于生长发育高峰期,对钙的需求量较高,若从膳食中摄入不足,容易出现缺钙的症状。

(2)孕妇:特别是在孕中期和孕晚期,此时摄入的钙不仅要满足孕妇自身钙的代谢,还要满足胎儿骨骼生长发育对钙的需求,若膳食钙摄入不足,孕妇易出现骨质软化,同时影响胎儿骨骼和乳牙的发育。

(3)乳母:与孕期相似,乳母除需满足自身钙的需求外,还要保证乳汁中有充足的钙,否则会导致婴儿从母乳摄入钙不足,进而出现佝偻病。

(4)老年人:老年人对各类营养素的吸收率均降低,特别是绝经期妇女,由于雌激素水平迅速下降,导致骨代谢异常,更容易患上因缺钙而导致的骨质疏松症。

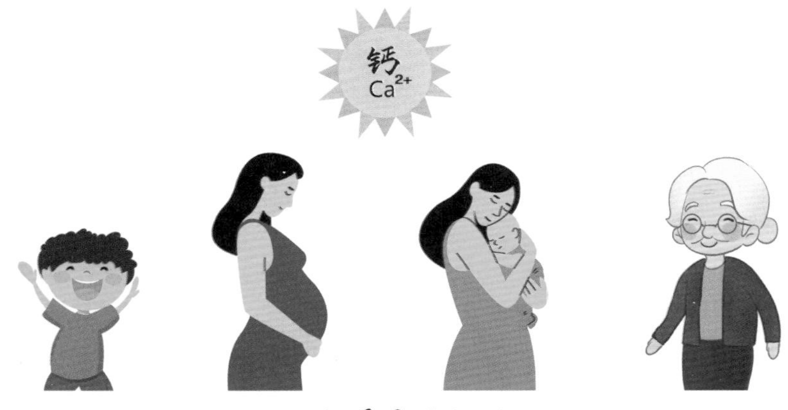

我们最需要补钙

3.摄入足量钙的方法有哪些?

首先要熟悉身边食物中的“补钙能手”,如奶及奶制品就是钙良好的食物来源,每100 mL纯牛奶中含钙104 mg,不仅含量高,而且人体的吸收率也高。豆制品也是补钙的好帮手,每100 g豆腐中含钙164 mg,而且豆制品中的大豆异黄酮对雌激素水平有调节作用,可以预防骨质疏松。虾皮是含钙量非常高的食物,每100 g虾皮中含钙量高达991 mg,理应是缺钙人群餐桌上的常客。另外,海带、芝麻酱、绿色蔬菜等均是钙的良好食物来源。因此，只要重视从膳食中获取钙，如每天喝 300 mL 纯牛奶或者相当量的奶制品，经常吃豆制品和虾皮等富含钙的食物，就能满足成年人每天 800 mg 的推荐摄入量。

除了选对食物，还需注意以下问题才能让食物中的钙“物尽其用”：

（1）减少妨碍钙吸收的成分：草酸会与钙结合成草酸钙，不利于钙吸收，对含草酸多的食物，如菠菜、苋菜、马齿苋、竹笋等可以先焯水，再烹饪；植酸、膳食纤维也不利于钙的吸收，吃富含这类成分的食物较多时，更应注意多补充钙。

（2）增加促进钙吸收与利用的成分：促进钙吸收与利用的食物成分主要是维生素 D，摄入动物性食品和蘑菇、多晒太阳，都可提升体内维生素 D 水平。

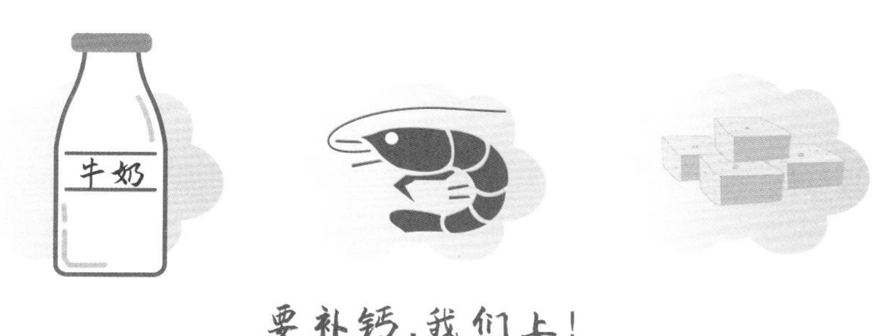

要补钙，我们上！

4.铬与糖尿病及动脉粥样硬化有什么关系？

铬是人体必需微量元素，三价铬是葡萄糖耐量因子的组成成分。葡萄糖耐量因子的主要生理功能是强化胰岛素的作用，将血糖转化为二氧化碳和脂肪，并不增加胰岛素的需要量，是胰岛素作用的内源强化剂。因此可以说，铬与糖尿病密切相关，有助于改善患者的糖代谢情况。糖代谢又与脂肪代谢息息相关，脂肪代谢紊乱是动脉粥样硬化的危险因素，所以可以认为铬有防控动脉粥样硬化的功效。动物实验发现，缺铬大鼠主动脉斑块的发生率明显高于铬充足的大鼠。因此，适量摄入含铬丰富的粗粮、肉类和鱼贝类，保证铬摄入充足，可以防治糖尿病和动脉粥样硬化。

5.儿童喜欢吃头发和泥巴是怎么回事？

有些家长发现，孩子不爱吃东西，即使变着花样做好吃的，孩子也提不起兴趣，但却喜欢捡拾头发、泥巴吃。这种怪异行为叫作“异食癖”，是儿童锌缺乏症的常见表现。因为体内缺锌，儿童舌头上用来感知味觉的味蕾细胞发生功能障碍，味觉素分泌减少，对食物味道的感觉及敏感度降低，以致食欲减退、不思饮食，严重者会出现味觉改变，把不能吃的东西当作美食，如吃泥巴、石子、指甲、头发、纸屑等。若经检验发现儿童血清中锌含量低，就应口服锌制剂，同时引导儿童多吃富含锌的牡蛎等鱼贝类食物。另外，异食癖也可由缺铁和心理因素而引起，应仔细查找原因并予以处理。

6.硒与慢性病有什么关系？

研究人员对硒元素的重视主要始于对克山病和大骨节病这两种生物地球化学性疾病的病因调查。通过采取补硒等多项预防措施，这两种疾病现已很少发生。硒是体内谷胱甘肽过氧化物酶等多种抗氧化酶的组成成分，与维生素 E 等抗氧化剂协同清除体内活性氧和自由基，防止不饱和脂肪酸的氧化，保护细胞膜，并减轻体内大分子物质的损伤。

大量研究表明，正是由于硒具有抗氧化作用，体内硒元素状况良好时便能防止器官退化、延缓衰老、增强免疫力、抵抗重金属危害、清除胆固醇、维持血管弹性、防止血栓形成、保护视网膜和预防癌症。所以，摄入充足的硒有助于防治高血压、糖尿病、白内障、心脑血管病、老年性便秘等慢性病。

硒的主要食物来源是动物肝脏、肾脏、肉类、海产品、全谷物类食品。然而，食物中硒含量会受产地土壤中硒含量的影响而有很大差异，必要时应食用富硒食品，以满足机体需要。若需食用硒制剂，需经专家指导，以免因过量摄入而引发硒中毒。

7.素食者为什么容易患缺铁性贫血？

食物中可被人体利用的铁包括血红素铁和非血红素铁两类，其中血红素铁来自瘦肉、肝脏等动物性食物，吸收利用率高。素食者由于不吃动物性食物，只能从植物性食物中摄取非血红素铁，其吸收率较低，且受膳食中植酸、草酸、膳食纤维的不利影响，进而更容易患缺铁性贫血。

所以，素食者应当多吃木耳、芝麻、豆制品等含铁较丰富的植物性食物，在烹制菠菜等含草酸多的蔬菜时，可先焯水去掉部分草酸，以减少对铁吸收的影响。另外，素食者还应多吃富含维生素 C 的新鲜蔬菜水果，通过发挥其还原作用来增加非血红素铁的吸收率，降低患缺铁性贫血的风险。

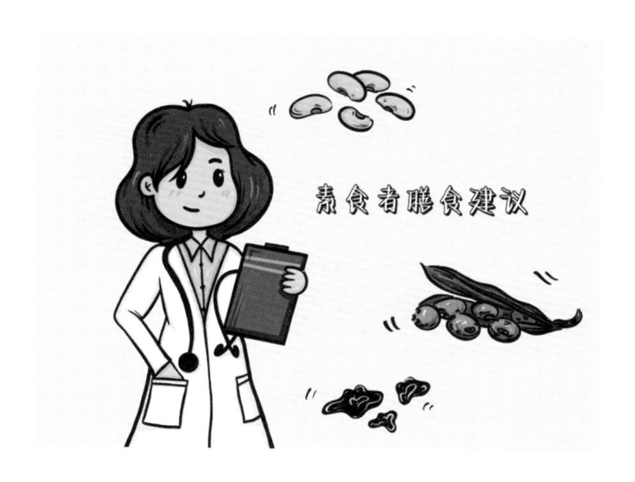

8.为什么要重视对碘的适量摄入?

大多数人对碘的认知源自对碘盐的推广食用。相比其他营养素来说,碘的营养功效具有单一性,即碘是机体合成甲状腺素的关键原料,其生理功能是通过甲状腺素来完成的。甲状腺素是维持机体正常生命活动的基础性激素,具有促进各种营养素代谢,调节氧消耗和能量产生,促进组织细胞分化、器官生长和成熟等多方面生理功能。

碘缺乏病在过去很常见,尤其流行于内陆地区和山区,与自然环境中碘的分布和丰度密切相关。碘缺乏必然影响甲状腺素的合成,引起能量和营养素代谢紊乱,严重者会患甲状腺肿大和克汀病,这是典型的生物地球化学性疾病。甲状腺肿大主要见于成年人,不仅使人正常头颈部容貌发生异常改变,给患者带来心理压力,更重要的是会压迫局部气管、血管、神经,引起相关器官功能减退及相关病症。克汀病始发于患者胚胎期,根本原因是孕妇缺碘导致胎儿甲状腺素合成不足,影响其大脑的正常发育,对中枢神经系统造成不可逆的损害,致使婴儿出生后智力发育明显低下,精神呆滞迟钝,身体异常矮小,并且有不同程度的听力和语言障碍,故又称"呆小症",是一种严重影响健康的疾病。

预防碘缺乏病的首要措施是通过食用海产品和碘盐来合理增加碘摄入。干海带是含碘量极高的天然食物,其他海产品中碘含量也都高于淡水产品。在日常饮食上如果做不到经常吃海产品,就应食用碘盐这种营养强化食品。不过,过量摄入碘会导致中毒性危害,因此应在食用海产品和碘盐方面取舍权衡,必要时应咨询相关专家,做到科学补碘。

9.维生素 A 有哪些生理功能?

维生素 A 又称“视黄醇”,是最早被发现的脂溶性维生素,其主要生理功能有:

(1)维持眼睛的正常视觉功能:维生素 A 能促进视觉细胞内感光物质合成与再生。如果把眼睛比作老式相机,维生素 A 就是底片的感光材料,材料缺乏时照片就无法成像,因此就会出现夜盲症等眼部疾病。

(2)维持上皮组织的正常生长与分化:维生素 A 缺乏时,表皮细胞受损害,易引起皮肤毛囊过度角化,若呼吸道、胃肠道和泌尿生殖系黏膜角质化,就削弱了防止微生物侵袭的天然屏障,则人体就容易发生感染。

(3)促进儿童生长发育:维生素 A 参与细胞中 RNA 及 DNA 的合成,有助于细胞分化、组织更新,促进骨骼、牙齿的生长发育。

(4)抑癌作用:维生素 A 可延缓或阻止癌前病变的发生,加之其抗氧化作用,对预防肿瘤有重要意义。

(5)维持机体正常免疫功能:维生素 A 可促进免疫球蛋白的合成,调节细胞免疫和体液免疫,对维护机体免疫功能有重要作用。

10.吃什么能补充维生素 A?

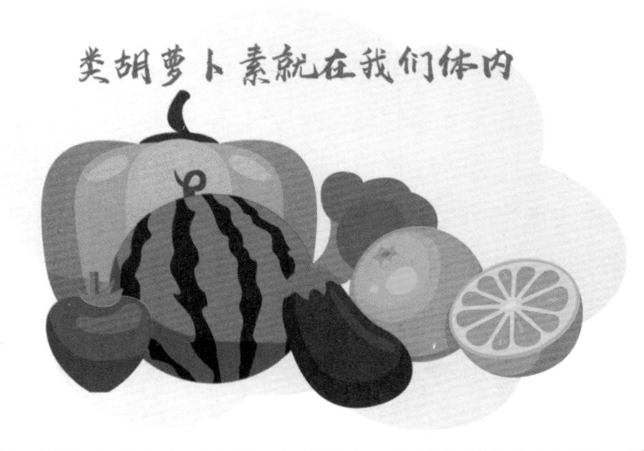

维生素 A 的理想来源是动物肝脏、鱼肝油、肉类及蛋黄,这些食物本身多含脂肪,其维生素 A 含量较高,吸收利用率也很高。唐朝的“药王”孙思邈在《千金方》中就对动物肝脏可治疗夜盲症进行了记载。除了动物性食物,许多深绿色、红色、橘红色、紫色的蔬菜水果,如菠菜、胡萝卜、韭菜、南瓜、芒果、枇杷、橘子等,也是维生素 A 原,即类胡萝卜素的良好食物来源。深颜色蔬果中富含的类胡萝卜素可在人体中转化为维生素 A,可以弥补动物食品来源的不足,所以多吃此类食物对于素食者尤为重要。不过,来自蔬果的类胡萝卜素在体内转化成维生素 A 的比例较低,所以通过经常吃动物性食品来获得维生素 A 依然十分必要。

11.维生素 D 有哪些生理功能?

维生素 D 的主要功能是调节体内钙、磷代谢,促进钙、磷的吸收和利用,以构成健全的骨骼和牙齿。当身体缺乏维生素 D 时,钙和磷在人体中的吸收和利用率会大打折扣,婴幼儿易出现佝偻病,孕妇易出现骨软化症,中老年人易出现骨质疏松症。因此,单纯补钙效果并不理想时,可以考虑机体是否缺乏维生素 D。除此之外,维生素 D 还发挥激素样作用,参与体内免疫调节。近年来研究发现,充足的维生素 D 水平有益于降低心血管病、糖尿病、过敏、哮喘、肾病等疾病风险,因此从食物中获取充足的维生素 D 对健康尤为重要。

12.哪些人群需要补充维生素 D?

中国疾病预防控制中心 2021 年发布的国家营养监测数据(CNNS)中提到,即使在我国南方的海口、三亚等地,孕妇维生素 D 缺乏的比例仍高达 58.7%;而在我国北方地区,高达 95%的孕妇处于维生素 D 缺乏状态。维生素 D 缺乏已经成为全球性的公共健康问题,流行病学资料表明,维生素 D 缺乏在我国人群中普遍存在,特别是新生儿、老年人,以及日晒不足的人群,更容易缺乏维生素 D。母乳中维生素 D 含量很低,婴儿从母乳中获取的维生素 D 数量有限,加之缺乏有效的户外日照,所以新生儿很容易出现维生素 D 缺乏现象。老年人因受疾病等因素的影响,户外活动较少,吃动物性食物也会受限制,所以易出现维生素 D 缺乏。因此,孕妇、儿童和老年人是需要补充维生素 D 的重点人群。

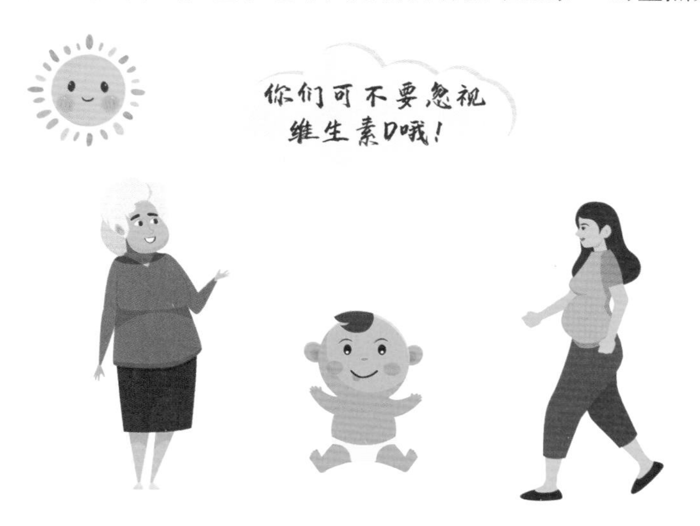

13.为什么说经常晒太阳可以强壮骨骼?

人体骨骼的健康与钙和磷息息相关,若钙和磷想要高效维持骨骼健康,就离不开维生素 D 的加持。维生素 D 除了来自海水鱼、动物肝脏、蛋黄、鱼肝油制剂等食物外,还有一个重要来源,那便是通过晒太阳来获得,因此维生素 D 又被人们称为“阳光维生素”。

人体皮下脂肪中含有 7-脱氢胆固醇,它经阳光中紫外线照射后可转变成维生素 D_3。但值得注意的是,只有裸露的皮肤才能通过晒太阳合成维生素 D,也就是说,隔着衣物、玻璃等晒太阳,都不能促使皮下 7-脱氢胆固醇转化成维生素 D_3。因此,大家不仅要经常晒太阳,还要以正确的方式晒太阳,才能达到强壮骨骼的目的。

14.维生素 D 有助于哪些慢性病的预防控制?

近年来的一系列研究发现,除了维持骨骼健康,维生素 D 对心脑血管疾病、糖尿病、肿瘤等也有预防控制作用。基因组研究表明,维生素 D 可以影响 200 余个基因活性,所以人体缺乏维生素 D 时会影响很多生物分子的代谢,更易患慢性疾病。大量研究显示,补充维生素 D 可增加胰岛素敏感性,并且减少炎症,临床观察表明维生素 D 在治疗和预防糖尿病中都发挥着作用。适量的维生素 D 可以显著降低心脑血管疾病死亡风险。维生素 D 在调节细胞分裂中扮演着重要角色,它能防止细胞过度增殖,对一些癌症患者具有保护性作用。

15.维生素 E 能够抗衰老吗?

研究表明,衰老是由于随着年龄的增长,体内自由基数量不断增加而导致的。自由基是物质代谢过程中产生的废物,结构上含有不成对电子,其性质非常活泼,依靠四处掠夺其他物质的电子从而使自己变得稳定。在自由基夺取电子的过程中,失去电子的核酸、蛋白质、磷脂等大分子物质发生氧化反应,导致机体正常细胞和组织被损坏,结果引起衰老和多种疾病。

维生素 E 是人体内重要的抗氧化剂,它可以与自由基结合,生成对人体无害的物质,发挥清除自由基、保护核酸等大分子的作用。被氧化的维生素 E 可被维生素 C 和 β-胡萝卜素还原,从而循环利用,继续走上清除自由基的战场。正是因为维生素 E 具有清除自由基的强大能力,故而被赞誉为抗衰老的“青春维生素”。维生素 E 主要存在于谷物胚芽、坚果和植物油中,大家只要做到均衡饮食，就能满足自身的营养需要。

16.维生素 B_1 缺乏会有哪些表现？

维生素 B_1 又称“硫胺素”，也称“抗脚气病因子”“抗神经炎因子”，可见其在维护健康方面的重要性。维生素 B_1 参与葡萄糖代谢，有助于为机体提供能量。此外，它还促进乙酰胆碱的生成，维持神经、心脏、胃肠道和肌肉组织的功能。维生素 B_1 主要存在于全谷物和肉类食品中，精白米面中含量低。因缺乏维生素 B_1 引起的全身性疾病称为脚气病，可分为成人脚气病和婴儿脚气病，常见于以精白米面为主食的人群。

(1)成人脚气病：以多发性神经炎症状为主，可有运动及感觉障碍、感觉消失、肌肉萎缩、瘫痪；或以水肿和心脏症状为主，出现心悸、气短、心动过速、组织水肿，右心室肥厚，严重者可出现心衰；有的患者兼有神经炎和心脏症状。

(2)婴儿脚气病：多发于自身缺乏维生素 B_1 的乳母用母乳喂养的 2～6 个月婴儿，特点是病程急、死亡率高、症状不典型，故容易被误诊，需对出现多发性神经炎和心脏症状的婴儿倍加关注。

17.维生素 B_2 与慢性病有什么关系？

维生素 B_2 又称“核黄素”，在体内以辅酶形式参与能量代谢，对人体健康十分重要。维生素 B_2 缺乏早期，人体会出现疲倦、乏力，继而出现口腔和阴囊病变，称为口腔-生殖系统综合征，包括唇炎、舌炎、口角炎、溢脂性皮炎、阴囊皮炎等，眼睛可有视力疲劳、流泪、畏光、角膜充血等症状。近年来研究发现，维生素 B_2 不仅与体内的抗氧化防御体系有密切关系，还能抑制血小板凝聚、改善心肌缺血，摄入充足的维生素 B_2 对防控冠心病等慢性病是有益的。维生素 B_2 主要存在于动物肝脏、鸡蛋、牛奶、豆类及某些蔬菜中，素食者和偏向吃植物性食品者有可能摄入不足。

18.烟酸具有抗动脉粥样硬化作用吗？

烟酸也称“维生素 PP”“抗癞皮病因子”，是辅酶Ⅰ和辅酶Ⅱ的组成部分，在人体内参与碳水化合物、脂肪、蛋白质的能量代谢。烟酸缺乏会导致以皮炎、腹泻、智力低下为主要症状的癞皮病。烟酸还是葡萄糖耐量因子的重要成分，具有增强胰岛素效能的作用。烟酸通过调节多种酶的活性，最终可降低血清中“坏的”极低密度脂蛋白和低密度脂蛋白水平，提高“好的”高密度脂蛋白水平，促进胆固醇代谢，发挥抗动脉粥样硬化作用。此外，烟酸通过降低C反应蛋白、脂蛋白相关磷脂酶 A_2 的水平，抑制炎症反应，减少活性氧的产生，延缓动脉粥样硬化的发展进程。烟酸广泛存在于各类动植物食品中，大家通过科学的日常饮食就能满足自身需要。

19.备孕妇女为什么需提前补充叶酸？

叶酸也称“维生素 B_9”，作为体内生化反应中一碳单位转移酶系的辅酶，其活性形式四氢叶酸起着一碳单位传递体的作用，对核酸、蛋白质的合成及各种氨基酸的代谢具有重要作用。孕早期（3～6周）是胎儿中枢神经系统生长发育的关键时期，细胞生长、分化十分旺盛，此时叶酸缺乏可导致胎儿神经管不能闭合，造成无脑儿、脊柱裂等神经管畸形。叶酸缺乏还会导致蛋氨酸及同型半胱氨酸代谢异常，出现高同型半胱氨酸血症，进而损害胎儿神经管发育。我国育龄妇女体内叶酸水平普遍较低，因此备孕妇女应从孕前3个月至孕后3个月一直补充叶酸，更早开始补充叶酸及延长叶酸补充时间对妇女也是有益的。

叶酸富含于新鲜水果、蔬菜和肉类食品中，但天然叶酸性质极不稳定，易受阳光、加热的影响而发生氧化损失，如食物经长时间烹煮后，所含叶酸可损失50%～90%。所以，人们从日常膳食中获得的叶酸并不多，需要适量补充叶酸制剂。

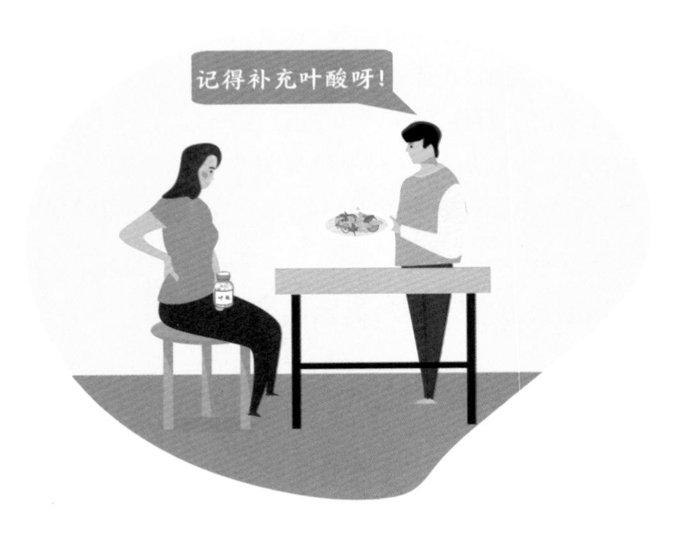

20.为什么有些人不能摄入足量维生素C？

维生素C是具有预防坏血病功能的有机酸，故又称为“抗坏血酸”。维生素C是具有多种生理功能的营养素，缺乏时所致坏血病的症状有四肢无力、精神不振、烦躁不安、皮肤红肿、牙龈出血、牙齿脱落、口臭、皮肤下大片出血，严重者可因腹泻、骨折、呼吸困难、肝肾衰竭而死亡。维生素C还具有增强机体免疫力等多种功能。

维生素C主要来源为新鲜的蔬菜和水果。一般叶菜类含量比根茎类多，酸味水果比无酸味水果含量多。有些人平时不爱吃蔬菜、水果，就失去了摄入维生素C的机会，难以满足机体的营养需要。有时看似摄入了足量的蔬菜和水果，但是因为蔬菜和水果保存时间过长，导致维生素C损失，不能摄入足量维生素C。维生素C性质不稳定，易被氧化，若在烹饪过程时加热时间过长、温度过高（如高温油炸），也会导致维生素C的损失。因此，在日常生活中大家要多吃新鲜的蔬菜和水果，烹饪时做到急火快炒，少用煎炸方式，以保证摄入足量维生素C。

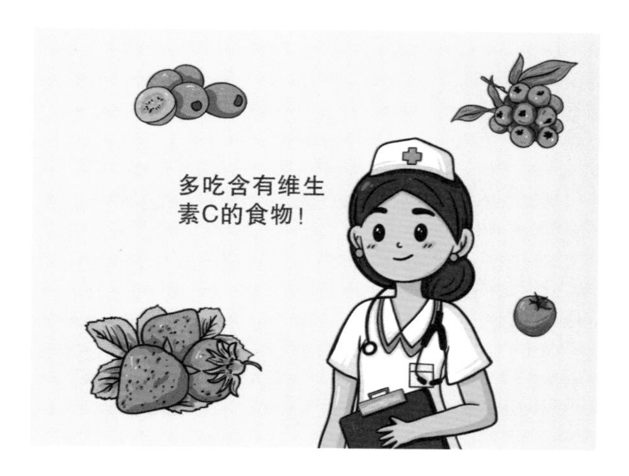

21.哪些微量营养素具有抗癌功能？

（1）维生素A：它能抑制体内自由基的产生，防止脂质过氧化，抑制癌细胞的生长和增殖，辅助免疫细胞杀灭癌细胞。

（2）维生素B_2：维生素B_2缺乏可导致亚硝胺的代谢改变，促发食管上皮异常增生，导致食管癌发生，而足量维生素B_2可以预防食管癌。

(3)维生素C:其抗氧化性强,可在一定程度上抑制原癌基因激活,避免原癌基因编码产物功能异常,防止细胞癌变。维生素C还通过增强机体免疫力而发挥抗癌作用。

(4)钙:有研究显示钙与直肠癌相关,摄入足量钙可降低女性患直肠癌的风险。

(5)硒:其通过抗氧化而清除自由基,消除其致癌作用。硒能增强机体免疫力,抑制肿瘤细胞生长分化和增殖,防止癌肿增大。

事实上,单一营养素的抗癌功效是有限的,重要的是,大家应在消除各种致癌因素的前提下,通过均衡饮食、合理营养和运动锻炼,筑起防癌、抗癌的坚固屏障。

(李明媚)

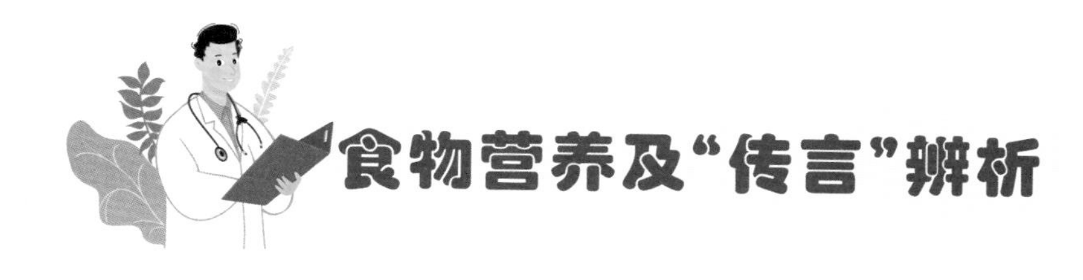

1.食物在营养价值上也分三六九等吗?

是的！人们常说“豆腐有营养”“水果有营养”“碳酸饮料没营养”,实际上就是在评说食物营养价值的高低,也就是这种食物对人体营养的“服务水平”。所谓“营养价值”,是指食物中营养素及能量满足人体需要的程度,是对特定食品中营养素及其质和量的关系的评价。营养价值高的优质食物,通常要具备营养素种类齐全、数量充足、比例适宜、容易消化吸收这四个优点。

但是,世界上很难有如此完美的食物,所以食物营养价值是相对的:谷薯类食物含有丰富的碳水化合物,是人体最经济的能量来源,可它的钙、铁营养价值却较低;肉蛋奶类食物能提供优质蛋白,但维生素C含量却少得可怜;蔬菜和水果在提供维生素和矿物质方面优势明显,但蛋白质含量却很低。所以,想要让食物更好地为人体营养服务,就要学会正确选择和合理搭配食材,《中国居民膳食指南(2022)》第一条原则就是要求食物种类多样化,这样才能实现食物营养价值的最大化。

2.为什么要常吃营养密度高的食品?

食物营养价值有高有低,可对这个高低怎么看呢?评价食物营养价值高低的一个重要指标叫作营养质量指数(INQ),用来显示食物含有的营养素和能量哪个密度更大。人们常把碳酸饮料、薯条和汉堡等称作“垃圾食品”,就是因为其营养素密度很低而能量密度极大($INQ<1$)。这样的食物富含能量,但提供的蛋白质、矿物质、维生素却相对很少,若经常食用就对健康不利。与之相反,如果食物的营养素密度很高,而能量密度却较低($INQ\geq1$),这样的食物可为机体提供大量蛋白质和微量营养素,却没有增加身体的能量负担,应该多吃。瘦肉、鱼虾、蛋类、豆类等食品的蛋白质密度很高,三文鱼等深海鱼类的ω-3系列

多不饱和脂肪酸密度很高；糙米、燕麦、藜麦等食品的碳水化合物密度较高，菠菜、西蓝花、猕猴桃、蓝莓、柑橘类等蔬果的维生素 C 和膳食纤维密度很高。那些含有较多添加糖和油脂的预包装食品，以及用油脂煎炸烹饪的食物，其能量密度都很高，在日常饮食中不要多吃这类食品，以防导致超重和肥胖症等慢性病。

3.为什么说全谷物中营养素含量更高?

《中国居民膳食指南(2022)》专门强调了全谷物的摄入建议为每人每天摄入全谷物、杂豆类食物 50～150 g。全谷物的营养特点就在这个“全”上。全谷物是指一个相对完整、完全的“谷粒”，保留了种子胚乳、胚芽和麸皮等组成部分，如玉米、燕麦、荞麦、小米、高粱等所谓粗杂粮，都是全谷物。除了完整无损的谷粒，经过碾磨、粉碎、压片等简单处理后的谷粒也算是全谷物，如大家常吃的燕麦片，这种被压扁了的燕麦粒亦是全谷物。

全谷物与白面粉、白米等“精制谷物”相比，更好地保留了谷物中的膳食纤维、B 族维生素、维生素 E、矿物质和植物甾醇等活性物质，其营养价值很高。经常食用全谷物，有利于控制体重，缓解便秘，平稳血糖，促进肠道菌群的稳定性和多样性，降低心脑血管疾病的发生。总之，全谷物在营养层面上可谓“完胜”精制谷物，为了吃得更健康，大家应当养成食用全谷物的习惯。

4.如何搭配谷类食物可使其蛋白质能更有效利用?

谷类食物经济又美味，为人体提供了丰富的能量，还是我国居民膳食蛋白质的主要来源。可能有人疑惑，不是肉类蛋白质含量高吗？为什么谷类成了蛋白质的主要来源？答案就来自我国居民的膳食结构。我国居民的传统膳食结构以谷类为主，谷类蛋白质含量为 7%～12%，相比肉类是不高，但是人们对它摄入量大，因此，谷类蛋白质的地位举足轻重。

可是，谷类蛋白质虽然在数量上有优势，但蛋白质的质量却不高，尤其是其结构组成上缺乏赖氨酸和蛋氨酸，这些氨基酸的缺乏，使谷类蛋白质中其他氨基酸的体内利用受到了影响。本着“缺啥补啥”的原则，为了使谷类蛋白质的营养效益最大化，可给谷类食物搭配上赖氨酸和蛋氨酸含量高的食物，如豆类和肉类。人们喜欢吃的八宝粥、五谷豆浆、排骨米饭等，都是可以弥补谷类蛋白质营养瑕疵的良好搭配。

5.为什么说不吃主食的危害大?

在营养健康的膳食中,主食占比较高,然而很多女性为了减肥,盲目不吃主食,结果往往是肥没减下来,反而减出了一身病。主食是人体所需碳水化合物和蛋白质的主要来源,若主食吃得不够,身体就没有糖了,储存的糖原会消耗干净,这时血糖开始降低,由于大脑的能量绝大部分来自血糖,对血糖降低特别敏感,因此就会出现头晕眼花的低血糖症状。如果一个人长期不吃主食,碳水化合物摄入不足,大脑和心脏活动时缺乏能源,就会出现注意力不集中、头晕、乏力等症状,还容易感到焦虑和心悸。碳水化合物摄入不足时脂肪不能完全代谢,会产生一种叫酮体的物质,因为酮体自带一股烂苹果味,如果在人体内堆积,轻则有明显口臭,重则发生酮症酸中毒,可危及生命。此外,不吃粗杂粮主食的话,很容易导致便秘。有些女性因为长期的能量和蛋白质摄入不足,甚至会让月经“离家出走”。

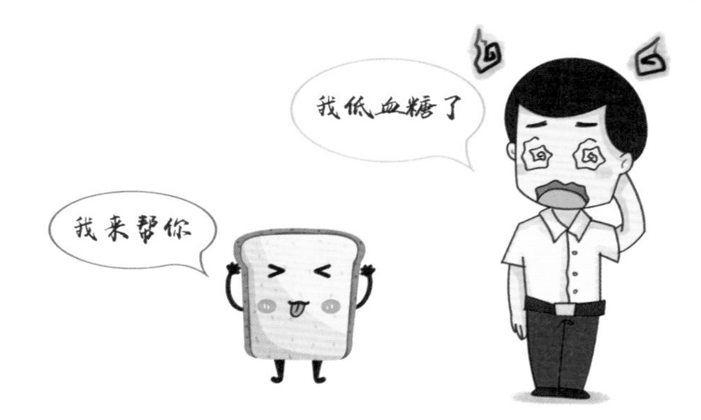

6.燕麦片有哪些营养价值特点?

燕麦又名“雀麦”“野麦”,因为口感较硬,一度不受欢迎,但现在却被推崇为健康食物之一。其营养特色包括:

(1)蛋白质含量高达12%～15%,是食物蛋白质的重要来源。

(2)燕麦含有丰富的β-葡聚糖,它是一种水溶性膳食纤维。研究表明,燕麦β-葡聚糖可降低胆固醇和甘油三酯,还有助于改善血糖,可以防治2型糖尿病等。

(3)多吃燕麦还能延缓胃的排空速度,增加饱腹感,控制食欲,促进肠道蠕动,缓解便秘。

由于燕麦不易脱皮,其制品多为燕麦片,属于全谷物食品,所含脂肪、维生素和矿物质等营养素也明显高于其他谷类食品,可以说燕麦是高营养价值的、具有多种保健功效的健康食品。

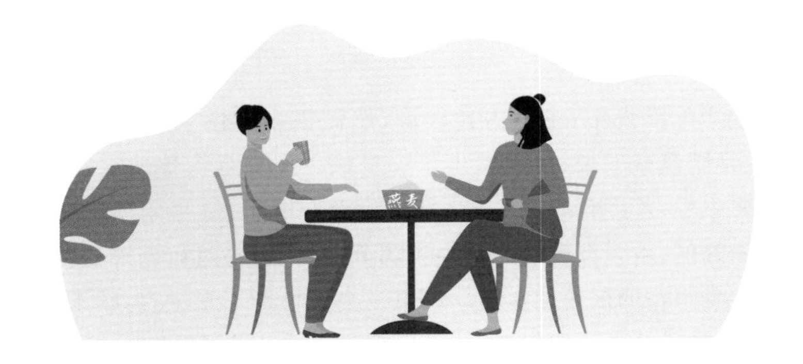

7.为什么把大豆称作“田间里的肉”?

很多人是无肉不欢,可无奈吃肉太多带来的高油脂、高胆固醇又让身体受不了。有一种植物食品,可谓物美价廉,既有肉的营养优势,又没有肉的负面效应,它就是大豆。通常情况下,优质蛋白质都来自鱼、禽、肉、蛋、奶等动物性食品,因为植物蛋白质普遍质量欠佳。但大豆却从一般植物性食品中“独立”出来,它虽然是植物,可提供的蛋白质却堪比来源于动物性食品的优质蛋白质,故有“田间肉”“植物肉”的美称。

大豆按种皮的颜色可分为黄豆、黑豆和青豆,其蛋白质含量高达35%～40%,是植物性食物中蛋白质含量最多的食品之一。大豆蛋白质的氨基酸组成和动物蛋白质近似,其中氨基酸模式接近人体需要的比值,很容易被吸收利用。大豆富含谷类蛋白质较为缺乏的赖氨酸,是可与谷类互补的理想食品。

8.大豆异黄酮为什么深受女性喜爱?

女性想要永葆青春,一定要维持好自己的激素水平。雌性激素可使女性的皮肤柔嫩、白皙,皮下水分丰富,头发浓密靓丽,身材曲线完美。18～25岁年龄段的女性,雌性激素和孕酮激素是最均衡的,但是当女性到了35岁后,卵巢功能开始减退,雌性激素分泌逐渐减少,女性的衰老及疾病也随之而来。

大豆给女性带来了解决方案,大豆中含有一种叫作大豆异黄酮的植物化合物,又被称作“植物雌激素”。研究表明,针对老年妇女激素水平降低的情况,大豆异黄酮可以起到调节内分泌,改善女性更年期综合征,缓解骨质疏松等作用。而且,大豆异黄酮还能通过不同的途径改善心肌缺血症状,可以扩张血管、抑制血小板凝聚、预防心律失常等。

9.大豆蛋白质在健身减脂膳食中扮演什么角色?

很多梦想拥有八块腹肌的健身人群都会有这样的困惑:步也跑了,铁也举了,教练叮嘱让“吃!吃!吃!”听话大吃一通后,肌肉是长了,但是体脂也跟着上去了。也有很多减肥人群忍饥挨饿减下来的体重,几天放纵吃喝就反弹回去了,这是因为很多人都“没吃对”。

健身减脂需要吃大量蛋白质,所以食物的选择很关键,如果全部选择动物性食物,如肉、蛋、奶,不可避免地会摄入更多脂肪和胆固醇。此时,大豆蛋白质食品的优势就凸显了出来,合理补充大豆蛋白质,对超重和肥胖症人群有良好的减重增肌作用。此外,大豆制品的 GI 很低,不会引起血糖大幅度提升,可以放心食用。

10.为什么要尽量吃五颜六色的蔬果?

对于蔬菜和水果,很多专家都主张选这类食物时要“好色”。五颜六色的蔬果在餐桌上不仅是一道风景线,更是一道健康防护线。蔬果之所以有不同的颜色,是因为其自身所特有的“植物色素”。例如,西红柿的红色来自番茄红素,蓝莓的蓝紫色来自花青素,胡萝卜的橙色来自 β-胡萝卜素等,这些植物色素有一个共有的称呼,那就是植物化合物。

植物化合物有别于蛋白质、脂肪、维生素和矿物质这些营养素,在食物中的含量较低,但是对维护机体健康、调节生理功能、预防疾病都发挥着重要作用。例如,番茄红素具有增强免疫力和抑制肿瘤作用,花青素具有抗氧化、保护视力和抗突变作用,叶绿素具有促进造血、清除毒物和抗菌消炎作用。《中国居民膳食指南(2022)》推荐每日摄入水果 200～250 g,摄入蔬菜不少于 300～500 g,其中深色蔬菜不少于总量的 1/2。其实,这就是提倡大家多摄入“五颜六色”的蔬果。

11.为什么说多吃番茄对心血管有益?

番茄作为餐桌上的常客,不仅酸甜爽口,营养更是不可小觑,被称为“神奇的菜中之果”。番茄中的番茄红素是自然界中最强的抗氧化剂之一,在降低脂蛋白氧化方面发挥着重要作用,能够清除体内自由基,避免血液内脂类物质被氧化,使血液流通顺畅,从而防治高胆固醇和高脂血症,减缓心脑血管疾病的发展。

血小板作为血液的重要组成成分,其正常凝集被视为心血管健康的重要标志。人体实验研究表明,水溶性番茄浓缩物(即通过分离、过滤从番茄中提取出的“汤汁”)具有减少血小板聚集的作用,97%的受试者在摄入水溶性番茄浓缩物后,于 1.5 小时内便显示血小板凝集减弱,而且功效长达 18 小时。所以,若大家想通过食补来维持心血管健康,可以多吃番茄及其制品。

12.为什么说紫色蔬果有明目、美容功效?

蔬菜和水果的颜色大多“花红柳绿”,暗颜色的并不多,其中紫色就是蔬果中的小众颜色。对于常见的紫葡萄、茄子、紫甘蓝、桑葚等,赋予它们紫色的物质是一种叫作“花青素”的植物化合物。花青素的抗氧化能力是维生素 E 的 50 倍、维生素 C 的 20 倍,它可以有效清除人体内的自由基,防止皮肤被紫外线过度损伤,抑制胶原蛋白酶的活性,从而减缓皱纹的产生,达到保护皮肤、增加皮肤光泽和弹性、延缓衰老的效果。此外,花青素还具有抑制组胺的作用,可以缓解皮肤过敏和炎症反应,从而达到抗过敏的效果。

花青素对眼睛也非常友好,它可以活化末梢循环,增强眼部微血管弹性,促进眼部血液循环,缓解视疲劳。花青素还可以促进视网膜细胞中视紫红质的再生合成,增进视觉功能。

13.洋葱和大蒜可以软化血管吗?

老百姓俗称的“软化血管”,实际上就是防控动脉粥样硬化,这个概念在中老年养生群体中备受追捧。洋葱、大蒜等蔬菜一直是被人们津津乐道的可以软化血管的“明星食材”,这是有一定科学依据的。

洋葱中含有前列腺素 A,这种物质在蔬菜当中很少见,它能够扩张血管、降低血液黏度,因而具有降血压、增加动脉血流量、预防血栓形成的作用,对于心脑血管健康确实有一定益处。洋葱中还含有丰富的槲皮素,它有助于防止低密度脂蛋白的氧化，可缓解动脉粥样硬化，起到“软化血管”的作用。大蒜中含硫成分多达30余种，这些有机硫化合物含量较高，它们是大蒜辛辣味的主要来源。含硫化合物有助于加速脂肪分解、改善血管壁弹性、增强胆固醇代谢，经常吃大蒜可降低发生动脉粥样硬化的风险，对保护心脑血管具有积极作用。

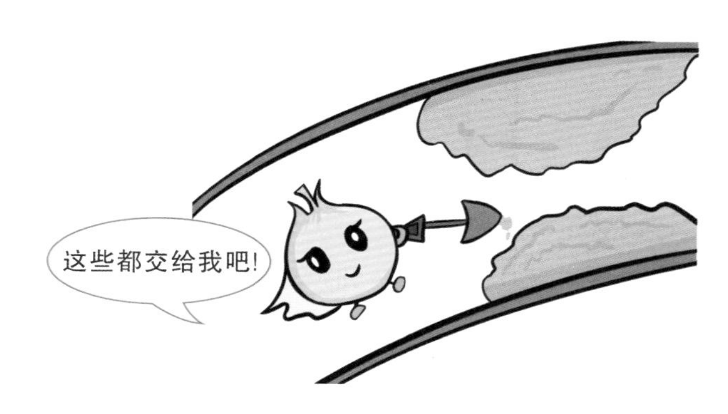

14.乳类食品有哪些营养价值特点?

奶类是哺乳动物幼仔得到的第一口食物，动物奶类所含营养素齐全且丰富，是人类的健康饮品。《中国居民膳食指南(2022)》推荐成人要吃多样的奶制品，相当于每天摄入300 mL液态奶。奶类的营养价值非常高，6个月以内的婴儿只要吃母乳，就能获得身体生长发育所需的全部营养物质。

牛奶蛋白质主要有酪蛋白和乳清蛋白，分别占80%和20%，其中含有8种必需氨基酸，也含有婴儿必需的组氨酸，在人体内消化、吸收和利用率都很高。此外，奶中还含有很多促进健康的活性成分，如免疫球蛋白、乳铁蛋白、溶菌酶等，具有抗炎、抗氧化、免疫调节等作用。奶中矿物质含量也很高，如钙、磷、钾等，特别是钙，因为奶中含有乳糖，可促进钙的吸收，因此奶类是补钙最方便、有效的食品。奶中的乳糖还具有调节胃酸，促进胃肠蠕动和消化液分泌的作用，有助于乳酸杆菌的增殖，有利于肠道健康。

15.为什么说巴氏杀菌乳比高温灭菌乳营养价值更高?

有小孩的家庭常常会订购鲜奶，这里说的鲜奶就是巴氏杀菌乳。在超市里售卖的袋装或盒装牛奶，绝大多数是高温灭菌乳。这两类产品有什么不同呢?巴氏杀菌乳也称“消毒牛奶”，是以生牛(羊)乳为原料，经巴氏杀菌等工序制成的液体产品。通常是把鲜牛(羊)奶加热到63 ℃持续30分钟或者85 ℃持续15秒，这样处理的好处是既杀灭了有害致病菌，又最大限度地保留了鲜奶的营养成分和天然口感。高温灭菌乳是对牛奶进行超高温瞬时（135～150 ℃，4～15秒）灭菌等工序制成的液体产品，其好处是可以杀灭奶中所有微生物和芽孢，但是一些不耐热的营养成分如B族维生素也会有20%～30%的损失，而且乳糖会焦化，与蛋白质发生一定的美拉德反应，使牛奶呈现褐变。

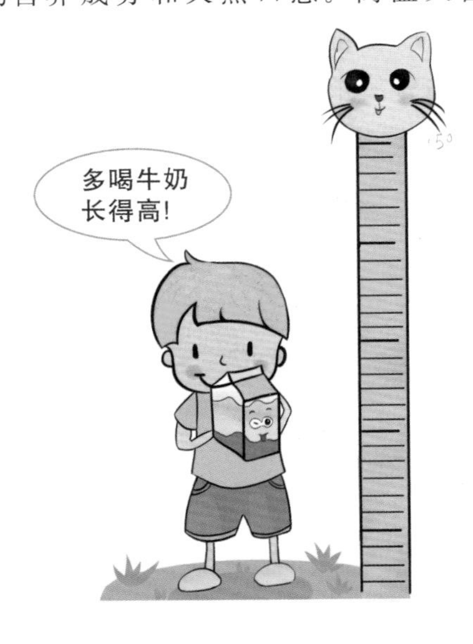

巴氏杀菌乳应在4 ℃左右冷藏，保质期一般为3～5天，而高温灭菌奶则可以常温储存，保质期可以长达45天，甚至6个月。相对而言，巴氏杀菌乳的营养价值更高，如果条件允许，巴氏杀菌乳是饮奶的最佳选择。

16.为什么说红肉和白肉不能相互替代?

红肉，顾名思义就是红色的肉。根据世界卫生组织的定义，红肉是指哺乳动物的肌肉，主要来自四条腿的猪、牛、羊等家畜。禽类和鱼虾类的肉都属于白肉。红肉和白肉颜色的不同源于其中肌红蛋白的多少，肌红蛋白越多，肉色越红，含铁量也越多。

红肉和白肉之所以要区别开来，是因为红肉中含有较多的饱和脂肪酸，摄入过多的饱和脂肪酸，会增加血液低密度脂蛋白和胆固醇水平，从而增加发生动脉粥样硬化和糖尿病的风险。研究表明，摄入过多的红肉会增加发生心脑血管疾病和多种癌症的风险。相对红肉而言，白肉含不饱和脂肪酸较多，如鱼肉中含有的二十五碳五烯酸（EPA）具有降血脂的功效。但是，如果长期只吃白肉，有导致铁缺乏的风险。《中国居民膳食指南（2022）》推荐每周摄入禽畜肉300～500 g，只有红白肉合理搭配，才是获得最佳营养的选择。

17.鱼虾类食品有哪些营养价值特点?

对于吃肉，俗话说："吃四条腿的，不如吃两条腿的；吃两条腿的，不如吃没有腿的。"这"没有腿的"指的就是鱼虾类食品。鱼虾蛋白质含量丰富，均为优质蛋白，因为肌纤维细短，其肉质更具细嫩鲜美之感，也更容易被消化和吸收，特别适合儿童和老人食用。

鱼虾中最引人注目的营养成分是脂肪，特别是鱼油，主要含有不饱和脂肪酸，其中以属于 ω-3 系列不饱和脂肪酸家族中的 DHA 和 EPA 名气最大。DHA 前文介绍过，被消费者形象地称为“脑黄金”，是人脑细胞的主要组成成分，对脑细胞的分裂、增殖、神经传导、突触生长和发育起着极为重要的作用，是大脑形成和智力开发的必需物质，也对视觉功能、免疫功能、防控动脉粥样硬化和老年性痴呆有积极影响。EPA 被誉为“血管清道夫”，具有降低血清胆固醇、甘油三酯和血液黏稠度的作用，可预防动脉粥样硬化的形成和发展，进而降低发生心脑血管疾病的风险。此外，鱼虾类中钾、镁、铁、锌、碘、硒等矿物质和维生素 A、维生素 D 等维生素含量也很丰富。《中国居民膳食指南(2022)》推荐每周最好吃鱼两次或 300～500 g。但需要注意的是，鱼虾类食物的嘌呤含量远超普通禽畜肉类，痛风患者需要谨慎食用。

18.海产鱼和淡水鱼有哪些差别？

鱼类分为淡水鱼和海水鱼，由于二者生活环境不同，导致了鱼类的卫生品质不同。相对而言，海水鱼更安全和健康，因为市场上大部分淡水鱼都来自人工养殖，而海水鱼主要来自天然环境下的大海，由于海水渗透压高，寄生虫很难生存，所以有些海水鱼可以生吃，如三文鱼。而淡水鱼可以和寄生虫共存，如草鱼、青鱼、鲢鱼、鳙鱼、鲤鱼等都会寄生华支睾吸虫(俗称“肝吸虫”)的幼虫——囊蚴。人在吃生鱼片时也会吃进去囊蚴，它可以在人的肠道里生长并爬进胆管、胆总管或胆囊内安家，发育至成虫后，严重损害局部组织，导致肝吸虫病，甚至引发癌症。从卫生安全角度来讲，对淡水鱼和海水鱼都要充分加热，做熟后再吃，以防感染病原体。

海水鱼与淡水鱼在口感上也有差别，因为海水鱼的游动范围和游动力度都非常大，所以海水鱼的肌肉弹性更好，味道也更鲜美。从营养上讲，海水鱼与淡水鱼的蛋白质含量都非常丰富，差别不明显；而矿物质则不然，因为海水鱼生活环境是“泡在盐水”里，所以矿物质含量相对淡水鱼更高，如鱼肉中碘含量相差十倍。此外，海鱼中的 ω-3 系列不饱和脂肪酸和牛磺酸含量都比淡水鱼高得多。这些营养素对心脏和大脑健康十分有益，因而提倡多吃海水鱼类。

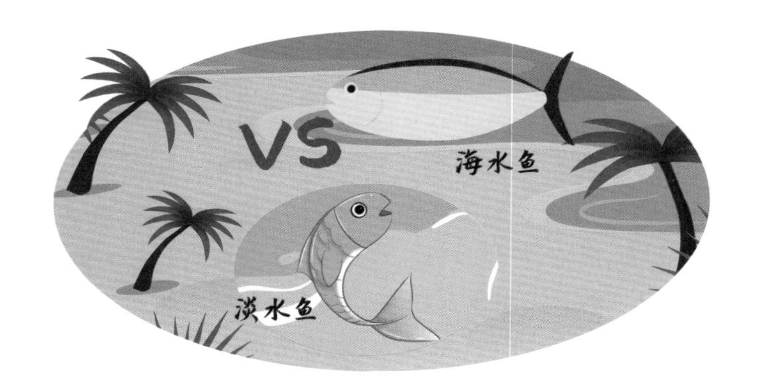

19.为什么食用油也要交替着吃?

很多家庭经常是一直吃花生油或大豆油,从来没想过更换食用油的种类,如果问起来为什么不换,很多人都回答"吃惯了"。其实,油脂也需要交替着吃,那样才更有益于健康。构成油脂的脂肪酸包括饱和脂肪酸、单不饱和脂肪酸、多不饱和脂肪酸三类,其中第三大类多不饱和脂肪酸又分为两个小类,即 ω-3 系列多不饱和脂肪酸和 ω-6 系列多不饱和脂肪酸。

因为饱和脂肪酸能引发血脂异常,世界卫生组织建议,每日摄入主要来自猪、牛、羊肉的饱和脂肪酸的能量占比不要超过 10%。人们常吃的花生油、大豆油、玉米油中含有较多 ω-6 系列多不饱和脂肪酸,如必需脂肪酸之一的亚油酸,若摄入过多,则会促使机体发生炎症反应,而 ω-3 系列多不饱和脂肪酸则可抑制炎症的发生,并能调节免疫功能。这就需要在食用花生油、大豆油、菜籽油等这些常用油之外,还应经常食用富含 ω-3 系列多不饱和脂肪酸的油脂,如亚麻籽油和紫苏油等,从中获得平时摄入较少的 α-亚麻酸这种必需脂肪酸。此外,我国居民对单不饱和脂肪酸摄入也普遍不足,因此还应经常食用单不饱和脂肪酸含量高的山茶油和橄榄油。如同其他食物需要多样化搭配一样,健康用油不应被忽视,要在厨房里备好三大类食用油,做到交替或搭配食用。

20.骨头汤是补钙高手吗?

人们对"吃啥补啥"的观点深信不疑,如果孩子或老人缺钙了,很多人的第一反应就是炖骨头汤喝,其实这是一个误区。骨头里含钙吗?这是一定的,可是大家一定要明白,骨头里的钙以羟基磷酸钙形式存在,硬度非常高,极难溶于水,就算加醋且长时间炖煮,也只能溶出一点点。有实验检测表明,骨头汤里的钙含量只有纯牛奶的 1/25，也就是说，要获得一包牛奶中的钙量需要喝 25 包骨头汤，很显然谁也喝不下这么多骨头汤。

与钙含量不同，骨头汤里却含有一些蛋白水解物和较多油脂，故而色白且味道鲜美，常年喝骨头汤的人，有可能钙没补上，身体却越补越胖，导致血脂升高，可谓得不偿失。

那究竟该如何补钙呢？首推食用奶类，纯牛奶和酸奶中钙含量约为 110 mg/100 mL，吸收利用率较高，且饮用奶类也十分方便、快捷。中老年人每天喝两包牛奶能使全天钙摄入量达到推荐值。此外，也可以多食用虾皮、奶酪、豆腐干、芝麻酱、黑木耳等含钙丰富的食物，同时多晒太阳，坚持运动锻炼，以促进钙被机体吸收和利用，进而强壮骨骼。

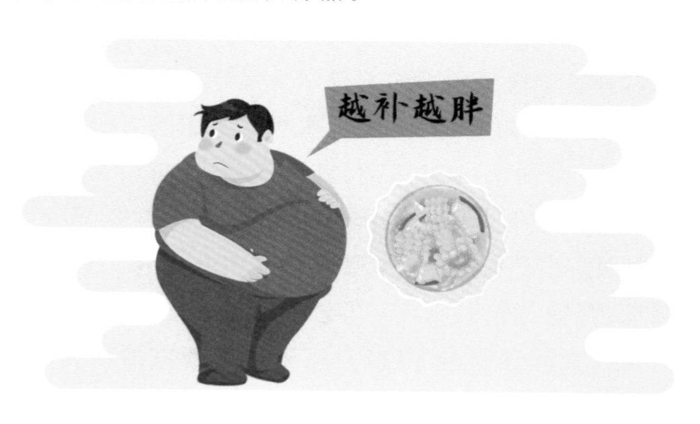

21.牛奶是不是越白越有营养？

牛奶白不白，既不是色素造成的，也不是营养造成的，而是一种光学现象。大家都知道，水和油是不相溶的，一般油脂都会浮于水溶液表面。可是，为什么奶类没有出现水油分层的现象呢？因为乳品企业在生产过程中会将牛奶进行均质处理，也就是通过均质机，采用高压均质工艺，把牛奶中的脂肪球打碎变小，使总表面积增大，进而从乳浆中吸附更多酪蛋白包裹在微小的脂肪球表面，增大脂肪球的相对密度，以减缓脂肪球的上浮趋势，让其均匀地分散在奶液中，防止脂肪黏附和凝结，使整个产品体系更加稳定，也更利于人体消化吸收。脂肪球变小后，其光学散射作用也使奶液变得更白。

有些从国外进口的牛奶颜色发黄，是因为均质处理后的牛奶经过长时间运输和储存，原先的小脂肪球又聚合成了大脂肪球，其光学散射作用减弱所致。另外，进口产品保质期通常是 12 个月，意味着经过了 120～140 ℃的高温灭菌处理，牛奶中的乳糖和蛋白质会发生美拉德反应，让牛奶发生了褐变，呈现出淡黄色。不可否认，这种高温灭菌处理会让牛奶中的必需氨基酸含量下降，也使其损失了一些 B 族维生素。

22.无糖食品真的不含糖吗？

血糖高又想吃甜食怎么办？无糖食品成为很多糖尿病患者和减肥者过嘴瘾的优质“挡箭牌”，总觉得反正是无糖的，多吃点也没事。其实，大家理解的无糖，与无糖食品的无糖，并不是一个概念。生产企业标注的无糖食品，并不是不含糖，而是在食品加工的时候，不额外加入精制糖。在标签标示方面，我国的食品安全标准《预包装食品营养标签通则》规定，每 100 g（固体）或 100 mL（液体）食品中添加糖含量低于 5 g 的可标注为“低糖”；低于 0.5 g 的才可以标注“不含糖”或“无糖”，不符合这个含量水平的不得称为无糖食品。

吃过无糖食品的人都知道，无糖食品基本都是甜的，这满足人们口感的甜味其实是来自食品添加剂中的甜味剂，其中被普遍使用的就是营养型甜味剂——糖醇类。糖醇类包括木糖醇、山梨醇、麦芽糖醇、甘露醇、赤藻糖醇等，它们所含能量比蔗糖低，属于不能被完全吸收的碳水化合物。虽然糖醇类升高血糖的速度比葡萄糖、蔗糖等精制糖慢，可吃多了还是会引起血糖升高。很多无糖食品，如无糖饼干、无糖月饼，本身就是用精白米面做的淀粉类食品，而淀粉是一种多糖，进入身体后会消化成单糖被吸收入血，就算什么都不加，照样会升血糖。因此，消费者特别是糖尿病患者在选择食品的时候一定不要盲目跟风，对任何食品都应节制食用。

另外，糖醇类甜味剂的甜度很低，仅提供很少能量，而人工合成非糖甜味剂的甜度却很高，如糖精钠的甜度是蔗糖的 300～500 倍，甜蜜素的甜度比糖精钠低，也能达到蔗糖的 30～40 倍。糖精钠、甜蜜素和阿斯巴甜等对人体不提供能量，无任何营养价值，只是让食品具有甜味。

23.天然奶油真的比人造奶油好吗？

提起人造奶油，马上会招来骂声一片。人造奶油以其富含反式脂肪酸而“闻名于世”，而反式脂肪酸会增加冠心病、动脉粥样硬化等心脑血管疾病的发病风险。然而，被大众追捧的天然奶油真的就健康吗？就胆固醇含量而言，天然奶油是将牛奶中的脂肪分离而获得的，属于纯动物脂肪，含有大量的饱和脂肪酸和胆固醇，而人造奶油是以植物油为主要原料，将其进行氢化处理，再加入水、乳粉等辅料加工而成，并不含有胆固醇。就反式脂肪酸含量而言，天然奶油本身就含有少量反式脂肪酸，牛奶、羊奶中的反式脂肪酸含量为4%～9%，而在被人诟病的人造奶油中，反式脂肪酸含量是其2倍左右，为7%～17%。

奶油作为高脂肪、高能量食品，不管是天然的还是人造的，都要注意它的摄入量。多吃人造奶油不好，多吃天然奶油也有健康风险。因此，人们在享受天然奶油香醇自然的口感时，千万不要忘了，天然奶油也是“油”啊！

24.吃枣真的能补铁吗?

“一日吃三枣，终生不显老”是很多人津津乐道的保养方法，但大枣真的可以帮大家摆脱营养困境吗?

新鲜的大枣是典型的时令水果，但由于鲜枣不耐保藏，大部分鲜枣被制成了干枣，通常所说的“一日吃三枣”，就是指干枣。在鲜枣的晒干过程中，由于大量水分丢失，致使干枣中铁含量为2.3 mg%，是鲜枣的两倍，这一铁含量水平在干果中算是翘楚，但相比于猪肝中铁含量22.6 mg%而言，干枣并无补铁优势。大枣中的铁主要是以三价铁形式存在的非血红素铁，其不能直接被肠道吸收，但在酸性环境和一定的还原性物质存在时，三价铁可被还原为二价铁，进而被吸收利用。鲜枣享有“维生素C丸”的盛誉，维生素C含量高达243 mg%，它和有机酸恰好能起到促进铁还原、增加吸收率的作用。不过，鲜枣在晒干过程中损失了大部分维生素C，以致干枣中维生素C含量只有14 mg%，但这在干果中也是很高的水平，比山楂干、杏干、柿饼和葡萄干等高出数倍。虽然大枣的补铁效果不如动物肝脏和红肉，但相比其他鲜果及其干果仍具有较大优势，是可以经常食用的健康食品。

25.果汁饮料、水果饮料和果味饮料是真果汁吗?

商店里的饮品可谓五花八门，如果汁饮料、水果饮料和果味饮料，着实令人眼花缭乱。那它们是真果汁吗？果汁饮料虽然只比纯果汁多了“饮料”两个字，但营养价值却大打折扣。果汁饮料是指在果汁中加入水、食糖和(或)甜味剂、酸味剂等调制而成的饮料。在这类产品中，只要果汁含量大于10%就可以称作果汁饮料，它与纯果汁相比，接近90%是水和添加剂。为了节省成本，大多数果汁饮料的果汁含量都在10%～20%。

与果汁饮料难以区分的是水果饮料，它与果汁饮料一样，也是用水、食糖、酸味剂等调配而成，但它比果汁饮料的营养价值更低，只要果汁含量大于5%就可以称为某某水果饮料。人们喝橘汁饮料时还能喝到部分橘子汁，但若喝橘子饮料，那只能喝到少得可怜的橘子汁。

至于果味饮料，其果汁含量一般都低于5%，有的果味饮料甚至不含果汁成分，仅是拥有该水果的味道而已，水果味道是由香精调制出来的，与某种水果没有任何关系。

26.吃核桃仁可以补脑吗？

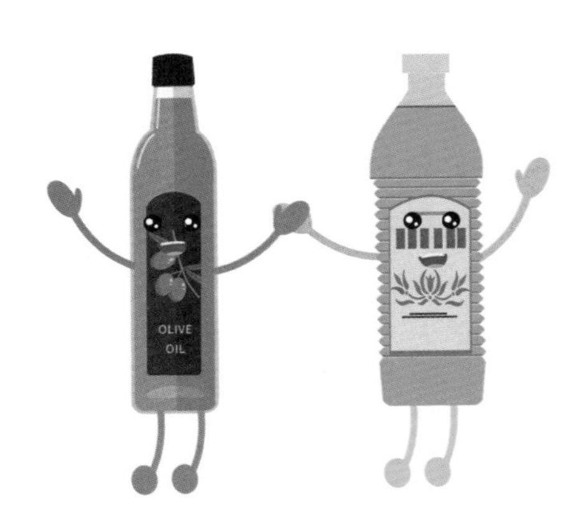

核桃仁的外形很像人脑子，因此在老百姓心中一直是补脑佳品。一个食物能不能补脑，得先看“脑子需要什么”。大脑组织由神经细胞（神经元）和胶质细胞构成，这些细胞的主要组分是水、脂类（DHA、卵磷脂、胆固醇、糖脂）和蛋白质。核桃仁中富含多不饱和脂肪酸和维生素E，尤其是ω-3系列必需脂肪酸的α-亚麻酸含量高于常用植物油，它可以在体内转化成DHA，DHA能促进大脑细胞和智力的发育。从这个角度看，核桃仁补脑是有一定科学道理的。不过，就获取α-亚麻酸而言，经常食用紫苏籽油和亚麻籽油更胜一筹。因此，大家的厨房里应当增加这类食用油，做到用油多样化，以完善脂肪酸构成。

27.担当解毒功能的动物肝脏可以吃吗？

肝脏确实是动物的解毒器官，这个“毒”是怎么“解”的呢？腹腔里门静脉的血液将有害物质和微生物输运至肝脏被代谢，使之成为无毒、低毒或溶解度大的物质，随胆汁或尿液排出体外，以保护机体免受损害。需要明确的是，肝脏虽为解毒器官，但不是“存毒器官”，来自门静脉血液的大部分毒物被降解排出，肝脏就像一个化学加工厂，通过多种方式清除体内“垃圾”。有研究表明，重金属铅、镉、汞在牛肝中的含量与牛肾、牛肉中相比，有高有低，没有显著差别。基于肝脏富含优质蛋白质、铁、维生素A和B族维生素，所以营养价值非常之高，能有效预防缺铁性贫血、维持上皮组织结构及功能、提高机体免疫力，因此建议大家适量食用，每周一次，每次不超过50 g。

28.隔夜茶水可以喝吗?

茶叶其实不是生活必需品,但很多人嗜好品茶,而且饮茶水确实也有益于健康。然而,“隔夜茶不能喝”的传言好像人人皆知,且避之不及。人们为什么禁忌喝隔夜茶?这主要来自深入人心的常识,即隔夜茶中的亚硝酸盐有害。那么事实真是如此吗?

先说茶水,隔夜的茶水若要产生亚硝酸盐,首先水里得有硝酸盐,如果用于泡茶的水中原本硝酸盐含量就极低,那茶水中就不会凭空出现很多亚硝酸盐。再说茶叶,不同茶叶中确实存有不同水平的硝酸盐和亚硝酸盐,但是泡一杯茶,也就用1～2 g茶叶,故茶水中硝酸盐和亚硝酸盐含量是非常低的。国家规定生活饮用水的亚硝酸盐标准是1 μg/mL,有学者做过实验,把茶水静置60小时后,亚硝酸盐含量增加为原来的2.061倍,但也仅为0.251 μg/mL,符合国家饮用水标准。

总之,隔夜茶能喝,但不建议喝。所谓“隔夜茶”也只是一个俗称,并非夜间没喝的茶水就叫隔夜茶,一般认为,浸泡时间超过8小时的茶水就可以定性为隔夜茶了。被长久浸泡的茶水,不仅其中所含的多酚类物质会被氧化,抗氧化性减弱,而且茶汤浑浊,口感和品质都会变差,已失去了诱人的感官性状。另外,被重金属污染的茶叶随着浸泡时间的延长,重金属析出到茶水中的量也会越来越多。所以,只有品尝用新茶叶新泡的茶水,方能更好地体验其特殊滋味,并且体会到“明目清心”“养性延年”等奇妙功效。

(赵晓田)

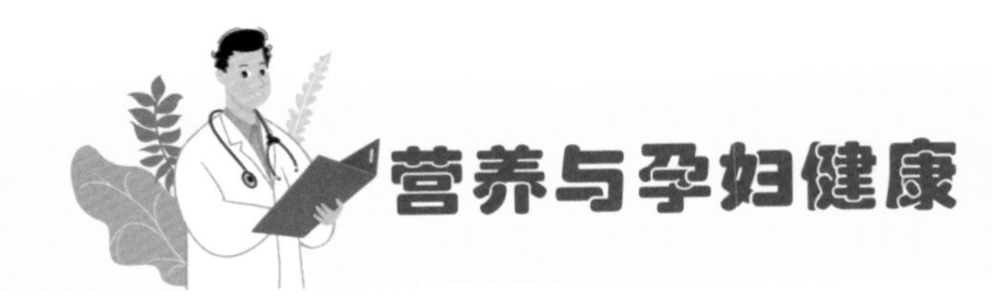

营养与孕妇健康

1.备孕妇女在饮食上要注意什么？

良好的身体状况是孕育新生命最重要的条件，而合理膳食、均衡营养是孕育新生命的物质基础。因此，在饮食上，备孕妇女首先要纠正不良的饮食习惯，做到平衡膳食，不挑食、不偏食，坚持健康的生活方式；不吃或者少吃高能量的食物，如炸鸡、薯条、奶茶等，并禁忌烟酒，规律作息；常吃含铁丰富的食物，如牛肉、羊肉、猪肉、内脏以及血制品等红肉，及时补充牛奶、酸奶、奶酪等含钙丰富的食物，多吃新鲜的蔬菜和水果；同时应选用碘盐，并在备孕期间坚持每天服用 400 μg 的叶酸；另外，要保持健康的体重和愉悦的心情。

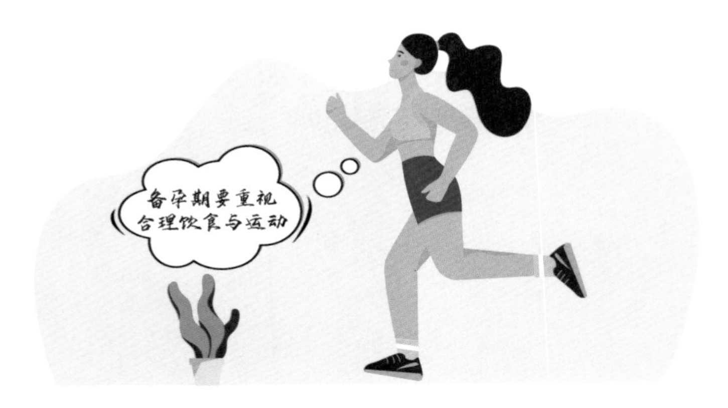

2.为什么要进行孕期体重管理？

在孕期进行体重管理的理由有很多：

(1)孕期体重的合理增加不仅反映孕妇的营养状况，还与胎儿的生长发育密切相关，是确保母儿健康的关键。无论孕期体重增长过快还是过缓，都会对孕妇和胎儿产生不利影响。因此，孕期的体重控制尤为重要，建议在合理饮食的基础上，增加规律的身体活动，以确保在满足胎儿生长发育需要的同时，又避免因增重不足或过度而引起的不良后果。

（2）部分孕妇缺乏对孕期体重管理的概念，对营养认知有偏差，导致盲目进补，存在挑食、偏食、不健康的饮食结构，从而给自己与胎儿造成不良后果。

3.孕期体重增长过快会对孕妇产生哪些影响？

若孕期体重增长过快，会对孕妇造成较重的身体负担，出现超重和肥胖问题，继而导致一些妊娠并发症，如妊娠期高血压、妊娠期糖尿病、高脂血症等。同时，孕期体重增长过快也容易导致难产、剖宫产、过期妊娠、产后体重滞留、体形恢复困难，增加将来发生如 2 型糖尿病等代谢性疾病的风险。

4.孕期体重增长过快会对胎儿产生哪些影响？

若孕期体重增长过快，胎儿在孕妇宫内吸收营养过多，会导致营养过剩，发育成巨大儿，这为孕妇分娩埋下了隐患，即很容易引起肩难产、骨骼损伤，而且增加婴儿成年后患肥胖症、糖尿病、心血管疾病等代谢性疾病的风险。

5.孕期体重增长过慢会对孕妇产生哪些影响？

若孕期体重增长过慢，很容易造成孕妇营养不良，如低血糖、贫血、骨软化症、低蛋白血症、低血压等，同时也会诱发感染、宫缩乏力、难产、产后出血、胎膜早破、乳汁不足等问题。

6.孕期体重增长过慢会对胎儿产生哪些影响？

若孕期体重增长过慢，容易造成胎儿在宫内吸收的营养过少，使胎儿处于一种饥饿状态，导致胎儿生长受限、发育缓慢，增加出现低出生体重儿、早产儿、神经管畸形、骨骼病变、佝偻病、呆小症的风险，也会增加婴儿未来患代谢性疾病的风险。

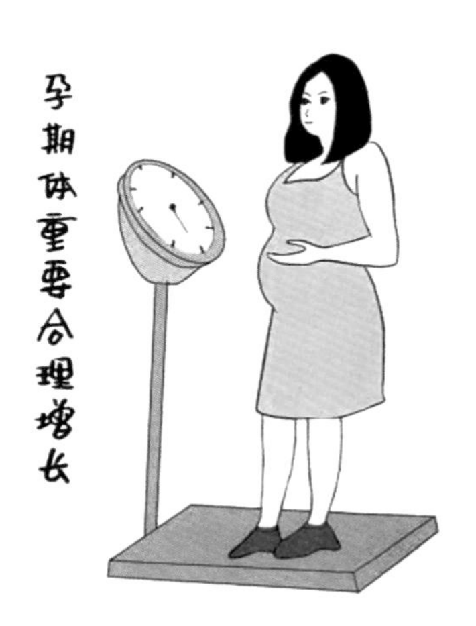

7.孕期体重增长多少比较适宜?

一般而言,孕期体重以增加12 kg左右最为适宜。孕期体重适宜的增长有利于保证母婴健康,并可获得良好的妊娠结局。孕期体重具体应该增加多少,应根据孕妇孕前的身体质量指数(BMI)来决定:

(1)对于孕前体重正常的孕妇(18.5 kg/m^2≤BMI≤23.9 kg/m^2),整个孕期体重的增长范围应该在8～14 kg;在孕中晚期,体重增长应该控制在每周0.37 kg左右。

(2)对于孕前体重偏轻的孕妇(BMI<18.5 kg/m^2),可适当增加食物量,将体重逐渐调整到正常范围。孕前偏瘦的孕妇整个孕期体重的增长范围在11～16 kg;在孕中晚期,体重增长应该控制在每周0.46 kg。

(3)对于孕前体重超重的孕妇(24 kg/m^2≤BMI≤27.9 kg/m^2),应首先纠正不健康的饮食行为,饮食上应多选择高膳食纤维、高蛋白质以及营养素密度高的食物,并进行一定量的有氧活动。建议孕前超重的孕妇,整个孕期体重的增长范围应该为7～11 kg;在孕中晚期,体重增长应该控制在每周0.30 kg。

(4)对于孕前肥胖的孕妇(BMI≥28.0 kg/m^2),在控制总能量满足机体营养需要的同时,要通过增加运动量来消耗多余的身体脂肪,以此控制整个孕期的体重增长。对于孕前肥胖的孕妇,整个孕期体重的增长范围应该为5～9 kg;在孕中晚期,体重增长应控制在每周0.22 kg。

8.怎样正确测量孕期体重?

整个孕期的体重增长应该按照计划来进行管理和监测,建议每周至少称重一次,并选择在同一时间(如固定每天清晨称重)、同一条件(如都是空腹、排大小便后、穿同样的睡衣、赤脚)进行体重测量,并做好记录。从孕中期开始建议每周增重0.25～0.4 kg,每月增重1～1.6 kg。对于体重增长过多的孕妇,要在保证营养素供应的同时来控制一天的总能量,并配合有氧运动;而对于体重增长较缓的孕妇,应及时调整膳食结构,使体重增长保持在适宜范围内。除此之外,建议孕妇每天都要记录进餐的时间、餐次和食物,以便掌握每日进食量,方便对体重的监测。

9.孕妇应该怎样进行适宜运动来管理体重?

适量身体活动所产生的能量消耗对调节孕期体重很有帮助,但运动量要根据孕妇自身健康和孕前活动情况而定。对于无医学禁忌的健康孕妇,在保证安全的情况下，建议每天进行不少于 30 分钟的中、低等强度的身体活动，尤其在孕中、晚期。最好进行户外活动，可以选择散步、快走、游泳、孕妇瑜伽和各种家务劳动等。每周建议孕妇进行 5 次运动，达到 150 分钟，可以在三餐后分次运动，如餐后进行四肢的抬举运动等；也可以一次活动 30 分钟。

如果运动期间孕妇出现低血糖、宫缩、阴道出血、气促、头晕眼花、严重头痛、胸痛、肌无力等异常情况，要立即停止运动，若无缓解，应及时就诊。

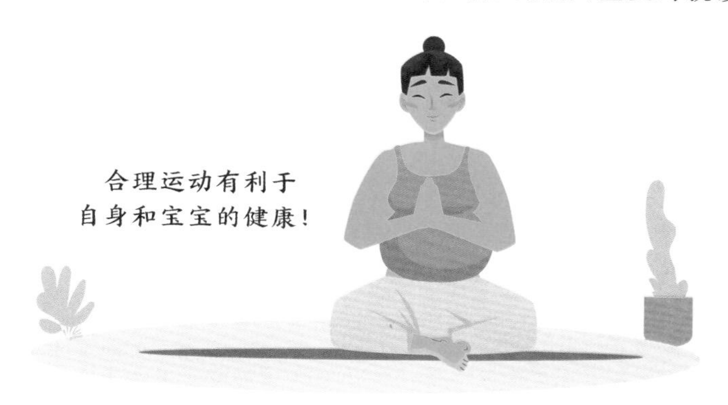

10.孕早期的饮食需要注意什么？

由于孕早期胚胎生长速度相对缓慢，所需的营养素和能量与孕前没有太大差别，加上有些孕妇有早孕反应，因此没必要非得增加营养，可以根据孕妇的个人口味来选择食物，并通过少食多餐的方式进食。孕妇早期要保证每天的碳水化合物摄入量至少达到 130 g，待早孕反应逐渐消失后，再恢复平衡膳食。对于没有明显早期妊娠反应的孕妇，要继续保持孕前的平衡膳食，不必刻意增加能量，并要控制体重增加，一般孕早期体重增长不宜超过 2 kg。

由于孕早期是胎儿神经管分化形成的重要时期，因此孕妇要注重叶酸的摄入，在饮食上除了多吃动物肝脏、深绿色蔬菜和豆类外，还应补充叶酸 400 μg/d。同时注意补碘，可选用加碘食盐，每周吃一次富含碘的紫菜和海带等。

11.孕中、晚期的饮食需要注意什么？

自孕中期开始，胎儿的生长发育速度明显加快，孕妇食量也明显增加。在这一时期，由于胎儿生长加快所需要的能量较多、孕妇自身(子宫增大、乳腺发育等)对营养需求逐渐增加、有些早孕反应明显的孕妇未能摄入和储备足够的营养物质等原因，孕妇很容易发生营养不良。因此，从孕中期开始要特别注意补充能量，适当增加鱼、禽、肉、蛋、奶等优质蛋白质食物的摄入，做到饮食多样化，并坚持规律性的中等强度的身体活动，保持适宜的体重增长。

12.孕妇应怎样做到三餐合理进食?

在妊娠期间，合理营养、平衡膳食是确保孕妇和胎儿健康的关键。因此，孕期要均衡饮食，不仅要保证每天摄入充足的能量，而且要做到饮食多样化。每天吃的食物要包含八大类，即谷薯类、鱼虾肉类、蛋类、大豆类、奶类、蔬菜类、水果类、油脂类(植物油和坚果)，做到不挑食、不偏食、荤素搭配、粗细搭配、营养均衡等。

每天要吃好三顿饭，每顿饭都要保证有肉、有菜、有主食，而加餐可以选择奶类、坚果、水果、玉米、红薯、杂粮饼干等。即使在没有饥饿感的时候，也要适量加餐，这样全天摄入的能量才能够均匀地分配。相反，如果不加餐，很有可能导致正餐能量摄入过多，从而出现体重增加过快的问题。

13.如何预防孕期缺钙?

孕期的合理膳食对孕妇和胎儿有好处，特别是在孕中、晚期，要格外关注钙的摄入。钙的食物来源主要有奶类和奶制品(牛奶、羊奶等动物奶，以及酸奶、奶粉、奶酪等)、豆类和豆制品(黄豆、黑豆、青豆，以及豆浆、豆腐、腐竹、香干等)、其他(油菜、菜心等绿色蔬菜，以及花生、芝麻、虾皮等)。孕妇还要从膳食中摄入充足的维生素 D，以有效促进钙的吸收。含维生素 D 丰富的食物有鱼类、动物肝脏、鸡蛋、奶制品、蘑菇等，除了从食物中摄取维生素 D 外，也可以通过晒太阳的方式获得，如在阳光充足的室外，接受阳光照射 20～30 分钟，即可增加体内维生素 D 的合成。不过，必要时孕妇应在医生和营养师的指导下补充维生素 D 和钙的制剂。

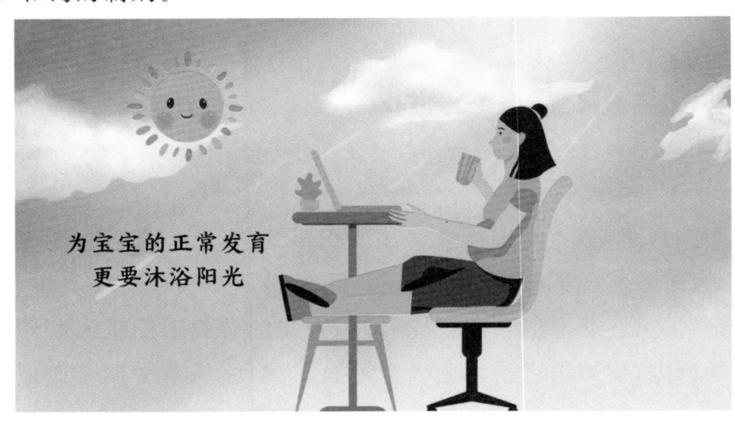

研究表明,高盐、高油脂(如油腻荤汤、油煎油炸食物)、高蛋白质膳食,以及饮酒、咖啡、茶、碳酸型饮料等均会促进钙从尿液排出,所以孕妇应减少此类食物的摄入。另外如前文所述,民间传说的“骨头汤补钙”并不靠谱,反而摄入了本不需要的过量脂肪,会对孕期膳食的合理性造成不利影响。

14.如何预防孕期贫血?

(1)多吃富含铁的肉类:肉类富含血红素铁,特别是红肉,如牛肉、羊肉、猪肉、内脏和血制品等。肉类含有的优质蛋白和“肉类因子”均可促进铁的吸收。建议每天摄入红肉类 75～100 g,包括每周摄入 1～2 次动物肝脏或动物血制品,每次 30～50 g。

(2)多吃富含维生素 C 的食物:新鲜的菠菜、油菜、西蓝花、菜心、青椒、西红柿、橙子、草莓、猕猴桃、鲜枣、山楂等蔬果都是维生素 C 的重要食物来源,从膳食中摄入充足的维生素 C,可促进非血红素铁的吸收。

(3)多吃富含维生素 B_{12} 和叶酸的食物:如果维生素 B_{12} 和叶酸缺乏,也会加重贫血的程度。维生素 B_{12} 主要存在于动物肝脏、肉类、海产品等动物性食物中,叶酸在动物肝脏、蛋类、豆类和深色蔬果中含量丰富。

(4)减少摄入不利于铁吸收的食物成分:浓茶、咖啡、谷类和蔬果中含有的植酸、草酸、鞣酸、膳食纤维等物质都妨碍铁的吸收,在日常饮食中需适当控制。

(5)必要时应在医生和营养师指导下,通过补充铁剂来纠正贫血的情况。

15.如何预防孕期高血糖?

所谓高血糖即血液中的葡萄糖含量过高。由于孕妇对能量需要的增加,特别是在孕中晚期,假若在短期内体重增加过快,很容易出现高血糖,继而发生糖尿病。妊娠期糖尿病对孕妇和胎儿来说,都是一个很大的安全隐患。预防高血糖的措施有:

(1)限制精米白面的摄入:主食提供的糖类是大脑所需能量的主要来源,但要限制精米白面的摄入,应合理搭配粗粮和杂豆类,如玉米、小米、糙米、黑米、红米、燕麦、荞麦、大麦、藜麦、绿豆、赤小豆、豇豆、扁豆、芸豆等。在主食制作过程中,不要熬煮得过烂、过软。

(2)合理摄入水果:水果含有果糖、蔗糖、葡萄糖等,孕期每天吃 200 g 左右的水果即可,不建议多吃。水果可作为加餐食品,在餐后 2 小时再吃。

(3)选择低能量的零食：在孕期应选择能量低的零食，避免吃糖和脂肪含量高的零食，如可以适量吃全麦面包、燕麦片、杂粮饼干、坚果类、奶类等，但不要吃或少吃白糖、红糖、甜点心、蜜饯、雪糕、含糖高的饮料等。

(4)其他方面：在烹调过程中，要减少和控制烹调用油，并在平衡膳食的基础上适当增加蛋白类食物的摄入，如鱼、禽、蛋、瘦肉类，同时增加绿色蔬菜的摄入，这样有利于缓解血糖的波动。另外，在保证安全的情况下，孕妇应保持规律性的有氧活动，如每天在餐后半小时进行 30 分钟的活动，也对控制血糖波动有好处。

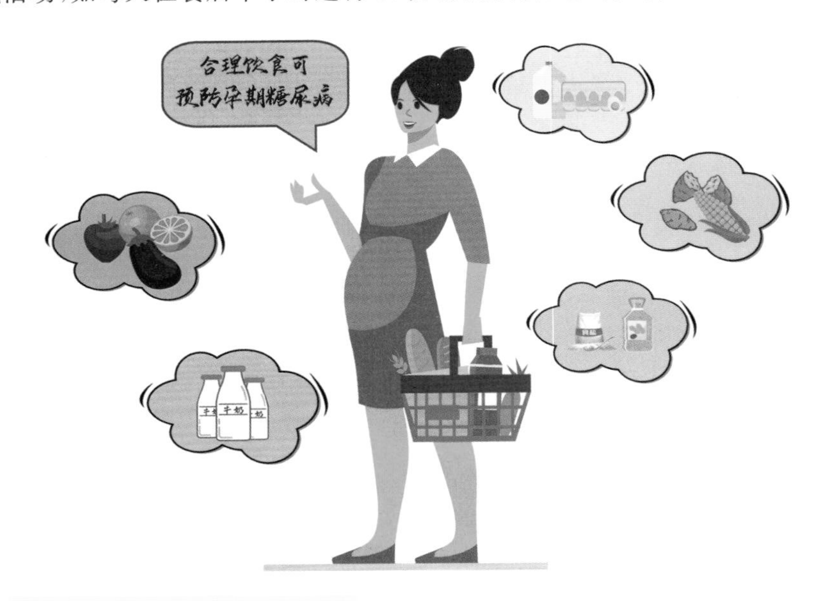

16.如何预防妊娠高血压？

妊娠 24 周后，若孕妇的血压大于等于 140/90 mmHg，就被称为妊娠高血压。妊娠高血压对孕妇和胎儿的损害很大并影响妊娠结局。预防妊娠高血压需要做到以下几方面：

(1)保持适宜的孕期体重增长：孕期能量摄入过高时易导致肥胖，而肥胖是妊娠高血压的一个重要危险因素。为避免肥胖需要控制总能量的摄入，合理安排餐次，做到定时定量，少食多餐，同时要每天做适量运动，可以在早中晚三餐后散步，或者做孕妇保健操等。

(2)增加优质蛋白质摄入量：在平衡膳食的基础上要适当多吃鱼、禽、蛋、奶和大豆制品等食物，并控制脂肪的摄入，不吃肥肉、油腻汤类、油炸食品和荤油，每日烹调用植物油以 20 g(家用两瓷汤匙)为宜，也可适当吃一点坚果类食物。

（3）减少食盐摄入量：在饮食上须清淡少盐，控制钠盐的摄入，每天食盐的摄入量应限制在 5 g 以内，同时少用酱油、盐腌类食品，可以充分利用葱、姜、蒜等食材来改善少盐菜肴的风味。

17.如何预防羊水过少？

羊水是怀孕时子宫羊膜腔内的液体。早期羊水主要来自胚胎的血浆成分，孕中期以后羊水大部分来自胎儿的尿液。因此，孕妇要多喝水，以增加血容量来预防胎尿过少。孕妇每天对水的摄入总量应为 3000 mL 左右，饮水量宜为 2000 mL 左右。孕妇应养成饮水习惯，每天要主动、少量多次饮水，主要喝白开水，减少饮料的摄入。此外，每天还要尽量多食汤水类的食物，如豆浆、牛奶、清淡菜汤和肉汤等。

18.如何预防胎儿偏大？

胎儿偏大不仅容易造成孕妇难产和产后出血，也可能导致生产时胎儿缺氧和骨折损伤等，对孕妇和胎儿都会造成不良影响。因此，在妊娠期间预防胎儿偏大很有必要，应该做到以下几点：

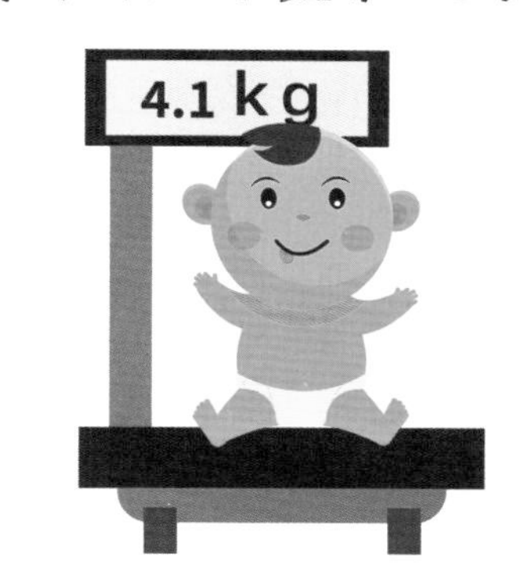

（1）营养要适度：合理饮食、定时定量，控制每日总能量的摄入，在营养素摄入全面、均衡的基础上适当增加体重，使摄入的能量既能满足胎儿生长发育的需要，又能避免因增重过度引起的胎儿偏大。

（2）运动要坚持：预防胎儿偏大还需要做适量运动，如散步、快走、做孕妇保健操等。规律性身体活动所带来的能量消耗有利于控制孕期体重的过度增长，以降低造成胎儿偏大的风险。

（3）产检要及时：适时做产检能够预测胎儿发育情况，如果发现胎儿有偏大趋势，要及时采取多项预防措施，同时要检查孕妇的血糖是否正常，防止出现妊娠期糖尿病。

19.如何预防胎儿偏小？

例行产检时如果发现胎儿偏小，需要核实孕周是否准确，并分析其他可能原因。如果是由于饮食不足导致的胎儿偏小,那么在今后就要足量饮食,加强营养,不挑食、偏食,保证每日摄入充足能量和营养素。如前文所述,每日膳食中应该包括八大类食物,即谷薯类、大豆类、鱼虾肉类、蛋类、奶类、蔬菜类、水果类、油脂类(植物油和坚果)。除此以外,孕妇尤其要常吃含铁、钙和碘丰富的食物,必要时可以适量服用复合维生素、DHA 等营养素补充剂,来保证胎儿以正常速度生长发育,预防发生胎儿生长受限。

20.妊娠期糖尿病对孕妇和胎儿有哪些影响?

妊娠期糖尿病,即在妊娠期间出现的糖尿病。妊娠期糖尿病对孕妇和胎儿的危害有很多,主要有:

(1)泌尿系统感染:糖是细菌的最爱,孕妇血糖过高的话,容易导致泌尿系统感染,如果不及时发现或及时治疗,感染很有可能扩散到肾脏,引起感染性休克,以致孕妇和胎儿出现不良后果。

(2)妊娠期高血压:患妊娠期糖尿病的孕妇很容易患妊娠期高血压和子痫前期,从而增加孕期和分娩的风险。

(3)羊水过多:孕晚期羊水主要来源于胎儿尿液,如果血糖控制不好,很可能导致羊水过多,使胎儿在子宫内活动度较大,易引起胎位不正、早产,同时也影响孕妇的呼吸等活动。

(4)其他:妊娠期糖尿病还可导致孕妇流产、胎儿畸形、胎儿高胰岛素血症、巨大儿、新生儿低血糖、新生儿低血钙、低镁血症、呼吸窘迫综合征、新生儿黄疸等,并可能成为子代患 2 型糖尿病和其他代谢性疾病的潜在危险因素。

21.妊娠期糖尿病患者可以不吃主食吗?

主食主要提供碳水化合物,是胎儿生长发育所需能量的主要来源。患妊娠期糖尿病的孕妇控糖的前提是优先保证胎儿的正常生长发育,因此必须每天都要进食一定量的主食,但要严格限制精制糖的摄入。主食要粗细粮合理搭配,避免过于精细制作。如果妊娠期糖尿病的孕妇少吃或者不吃主食,没有摄入足够的碳水化合物来提供能量,那就只能动用孕妇体内脂肪来供能,而脂肪的过度分解会产生大量酮体,它对胎儿脑部神经发育是有害的。此外,孕妇摄入碳水化合物不足也会影响胎儿的整体发育,很容易导致营养不良。所以,妊娠期糖尿病患者不能不吃主食。

22.妊娠期糖尿病患者能吃水果吗？

水果的营养价值很高，不仅含有果糖、蔗糖和葡萄糖等碳水化合物，还含有很多维生素、矿物质和膳食纤维，在孕期适当摄入水果对孕妇和胎儿都有好处。但对于有妊娠期糖尿病的孕妇来说，如何吃水果则要根据对血糖的控制情况而定。在血糖控制比较平稳的前提下，妊娠期糖尿病患者可以摄入血糖生成指数低的水果，如苹果、桃、梨等，但不可过多食用，每天的摄入量最好不要超过 200 g，同时要避免或少吃含糖高的水果，如香蕉、榴莲等。若将水果作为加餐食品，宜在饭后两小时食用。如果妊娠期糖尿病患者在一段时间内血糖控制不是很理想，那就应暂时不吃水果，用西红柿、黄瓜等可生吃的蔬菜来替代水果。

23.妊娠期糖尿病患者的进餐顺序需要改变吗？

妊娠期糖尿病患者除了每天都要均衡饮食、定时定量进食外，还要注意每餐的进食顺序，建议每顿饭最好是先吃三口菜、再吃两口肉、最后吃一口主食。因为蔬菜中含有丰富的膳食纤维，可以增加胃容量，提高饱腹感，有助于限制主食的摄入量；肉类含优质蛋白质比较丰富，可以提高胰岛素敏感性，胰岛素是调节糖代谢的主要激素；最后吃适量主食可以控制碳水化合物的摄入量，以防止血糖快速升高。

24.妊娠期糖尿病患者应怎样进行合理运动？

运动是治疗妊娠期糖尿病的重要方法，它可以增加胰岛素敏感性、改善糖耐量、平抑血糖波动等。运动方式及运动量要根据孕妇自身健康和孕前活动情况而定，应在医生的指导下完成，并贯穿于整个孕期。

妊娠期糖尿病患者应在餐后半小时进行体力活动，可以进行散步、快走、游泳、孕妇操等有氧运动，其中步行是最常用、最易接受的运动方式，每天可步行 30～40 分钟，速度不宜过快，每周至少 5 次，达到 150 分钟，也可以在饭后进行四肢的抬举运动。一般在孕妇持续运动 2～4 周后才会显示控制血糖的作用，大家不要急于求成。运动时最好有亲属陪伴照顾，如果在运动期间出现低血糖反应、宫缩、阴道出血、剧烈头痛、胸痛等异常情况，要立即停止运动，若无法缓解症状，需及时就医。

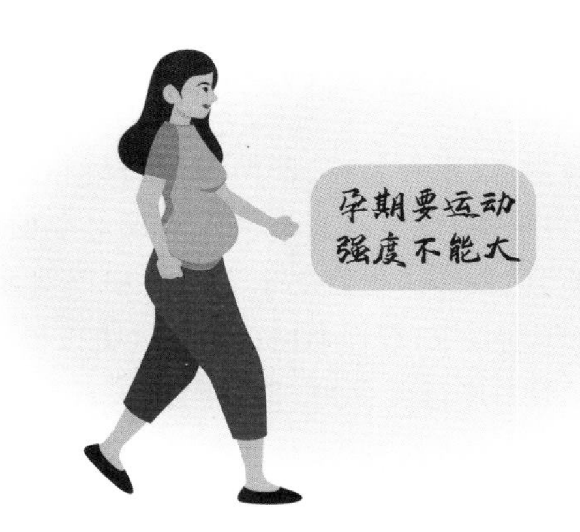

25.需要保胎的妊娠期糖尿病患者不能运动该怎么办?

对需要保胎的孕妇来说,其运动必然会受到很大限制。如果不能进行户外散步等运动时,也要尽量减少久坐、久卧,可以在家里慢走,或者在床上做四肢伸屈活动、双手托举矿泉水瓶等来消耗能量。此外,由于无法经常运动使机体消耗的能量相对较少,这就需要孕妇适当减少能量摄入,并采用少量多餐方式进食。

26.产后怎样饮食能够促进乳汁分泌?

哺乳期的妇女应摄入充足的水分来保证乳汁的分泌。哺乳期妇女每天的水摄入总量要在3800 mL左右,其中饮水量可为2100 mL左右。同时,哺乳期妇女要多吃高蛋白质的食物,如鱼、禽、肉、蛋、奶类,还要多食带汤带水的食物,如豆浆、菜汤、豆腐汤、豆腐脑、鲫鱼汤、少油肉汤等,少量多次食用,不要一次喝饱饮足。哺乳期妇女的日常膳食制备同样要遵循食物多样、均衡搭配的基本原则,此外还应保持心情舒畅,充分休息,以维持旺盛的食欲。

(孙翠萍　谌红珊)

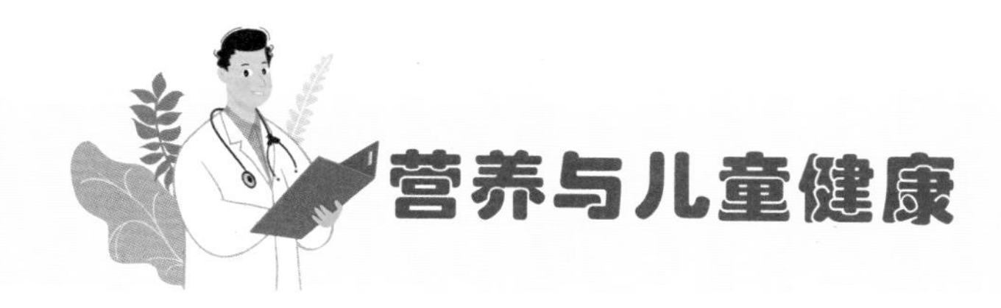

1.为什么说母乳是 6 月龄内婴儿最理想的食物?

母乳的营养物质构成、含量、物理和化学状态,恰好可以适应 6 月龄内婴儿的消化和代谢能力,满足婴儿相对较高的营养需要。例如,母乳中脂肪的供能比为 48%,能满足婴儿快速生长过程中的能量储备;蛋白质含量虽不高,但均以 α-乳清蛋白为主,吸收率高且不增加肠道渗透压和肾脏负担;DHA 及牛磺酸可以满足婴儿脑及视网膜发育的需要;钙、锌、铜等矿物质含量及比例更利于婴儿肠道吸收。另外,母乳含有的免疫活性物质能够调节免疫功能平衡发展,如乳铁蛋白可发挥抗菌作用,溶菌酶、补体、细胞因子甚至白细胞可促进婴儿免疫系统的成熟,如此可保护婴儿避免多种病原微生物的感染,帮助婴儿抵抗疾病。

2.母乳性状清淡就没有营养吗?

这个说法是不准确的。母乳颜色、性状与哺乳阶段的母亲膳食和饮水量等因素密切相关。一般来说,婴儿娩出后 7 天以内的初乳,颜色为淡黄色,偏清淡,虽然量少,但富含免疫因子,具有较高的营养价值。随着泌乳量的逐渐增加,母乳由稀薄变得浓稠,乳汁中的脂肪含量逐渐增加,颜色也逐渐转为乳白色。不同母亲的母乳颜色和质地也会有所不同。母乳中的大部分物质并不是直接来源于母体当前摄入的膳食成分,而是直接或间接来源于母体的营养储备。此外,母乳中的蛋白质以 α-乳清蛋白为主,这种蛋白质能溶于水,赋予人乳稀薄的状态。母乳的颜色和黏稠度不是判断母乳营养好坏的依据,无论颜色浅淡、稀薄还是浓稠的母乳,只要是健康母亲的乳汁,都能给孩子提供生长发育所需的营养物质。

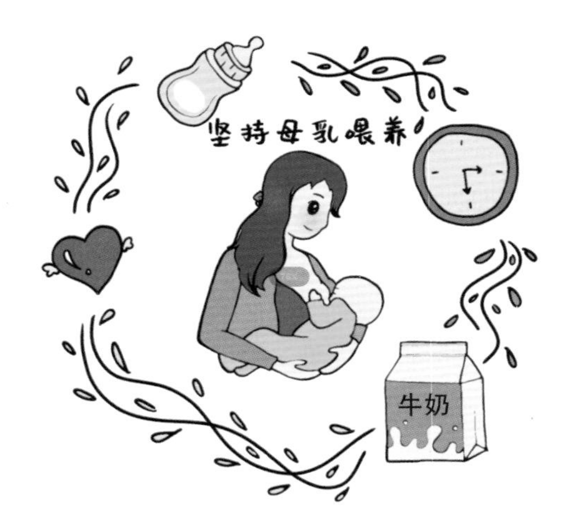

3.纯母乳喂养的6月龄内婴儿需要喂水吗?

纯母乳喂养是指不给婴儿喂除母乳以外的任何食物或液体,包括不用给婴儿喂水。婴儿6月龄内,合理的纯母乳喂养可以满足婴儿对水和各种营养物质的需求。母乳中含有充足的水,婴儿也会根据自己的需求,通过调节吸吮母乳的次数和吸吮量来保证水的摄入。需要注意的是,应尽量保证新生儿的第一口食物是母乳,新生儿出生时体内具有丰富的能量储备和血糖维持能力,新生儿出生3天内,在体重丢失不超过7%的情况下应该积极开奶,坚持等待乳汁分泌。除非有特殊指征,否则不应给新生儿盲目添加配方奶或水。若养育不当,如温暖环境下的过度衣着和包裹往往会造成婴儿大量出汗,在这种情况下婴儿可能会拒绝母乳而接受饮水。正确的处理方法是根据温度变化为婴儿合理选择穿着、避免婴儿过热,而不应该靠额外饮水来解决。

4.为什么要给婴儿补充维生素D?

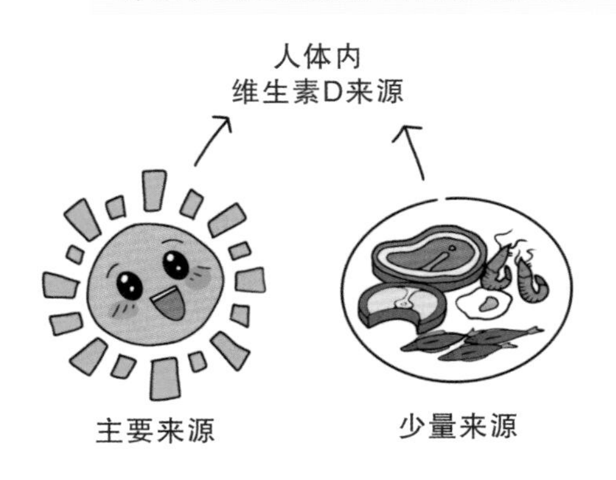

维生素D是人体必需的脂溶性维生素,不仅参与调节机体的钙磷平衡和骨质代谢,还具有调节免疫、保护中枢系统、预防心血管和代谢性疾病等作用。研究显示,维生素D还与儿童感染性和过敏性疾病的发生及其严重程度密切相关。母乳中维生素D含量低，全天泌乳总量中的维生素D不足2.5 μg，因此，婴儿不可能通过母乳获得足量的维生素D。虽然阳光照射会促进皮肤中维生素D的合成，但鉴于养育方式的限制，阳光照射可能不是6月龄内婴儿获得维生素D的最方便途径。研究证实，足月儿出生后需补充维生素D 10 μg/d，才可维持血清25羟维生素D[25(OH)D]水平在50 nmol/L以上，不至于出现维生素D缺乏症表现。用配方乳粉喂养的婴儿，需要关注配方乳粉提供的维生素D含量，按照每日700 mL奶量估计，如能提供10 μg维生素D，则可以不再额外补充，否则也需要适量补充。

5.纯母乳喂养的婴儿需要补钙吗？

6月龄内的婴儿每日钙的适宜摄入量为200 mg，我国6月龄内婴儿母乳摄入量平均为750 mL/d，通过查询《食物成分表》可知，每100 mL母乳含34 mg钙，则计算出婴儿每日钙摄入量约为255 mg，完全可以满足每日适宜摄入量。另外，母乳中钙含量是经过稳态调节的，不会因母亲钙摄入量的多少而变化，如为满足哺乳期的钙需求，母亲体内会进行多种生理调节，其中最重要的是减少尿钙的排出。母乳中的钙磷比例约为2∶1，其形成的不溶性化合物较少，这有利于婴儿对母乳钙的吸收利用。母乳脂肪中大约70%的棕榈酸连接在甘油三酯分子主链的中间Sn-2位上，不容易与钙结合形成皂钙，可防止钙随粪便丢失。因此，婴儿可以从母乳中获取稳定、充足且易于吸收的钙，不需额外补钙。

6.婴幼儿越胖越好吗？

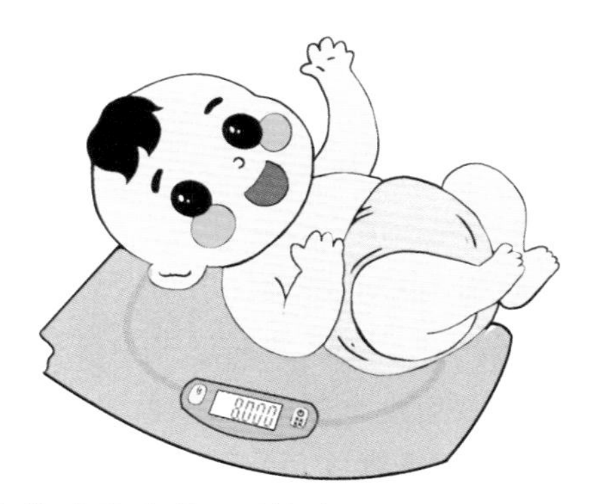

婴儿早期营养和相应的生长对成年期疾病的发生具有重要影响。无论是营养缺乏导致的低出生体重或出生后生长迟缓，还是过度喂养导致的超重、肥胖，都对孩子有明显的近、远期健康危害。在儿童的营养和生长发育方面，很多人追求“多、高、大、快”，这虽然在体格、智力和免疫功能等方面会显示一定的近期收益，但同时也增加了远期健康风险。例如，盲目追求过快生长，可能会引起童年期肥胖，增加在成年期患肥胖症、糖尿病、高血压、心血管疾病的风险。因此，婴幼儿并不是越胖越好。在儿童喂养实践中，应权衡利弊，帮助儿童实现健康的生长轨迹。

7.为什么从6月龄起必须添加辅食且要从富含铁的泥糊状食物开始?

纯母乳喂养或用单一配方乳喂养不能为超过6月龄后的婴儿提供足够的能量和营养素。婴儿经过最初半岁的生长发育,其胃肠道、消化器官及消化酶发育已相对成熟,而且口腔运动功能,如味觉、嗅觉、触觉等感知觉,以及心理、认知和行为能力也为接受新食物做好了准备。故而在婴儿满6月龄时应该开始添加辅食,这不仅能满足婴儿的营养需求,也能促进其感知觉、心理、认知和行为能力的发展。此外,婴儿满6月龄时,其体内的铁储备几乎耗竭,而母乳属于贫铁食物,铁缺乏和缺铁性贫血都可损害婴幼儿认知发育和免疫功能。因此,尽早添加富含铁的辅食是保证婴幼儿铁需要的主要措施。

8.对食物过敏的婴儿可以延后添加辅食吗?

对于食物过敏发生机制的"双重过敏原暴露假说"认为,在胎儿期及婴儿出生早期已经通过皮肤等的过敏原暴露,致使婴儿过敏,如果能在早期引入食物蛋白,则可诱导口服耐受。大量研究结果表明,婴儿开始添加辅食后适时引入花生、鸡蛋、鱼肉等易过敏食物,可以降低婴儿对这些食物过敏或发生特应性皮炎的风险,故支持在婴儿4～11月龄期间引入花生,在4～6月龄期间引入鸡蛋。在婴儿出生后的第一年内,引入的食物种类越多,其发生食物过敏的风险就越低。

9.没长牙的孩子只能喝稀的食物吗?

辅食添加的原则是每次只添加一种新的食物,应当由少到多、由稀到稠、由细到粗、从一种到多种,循序渐进。一般是从泥糊状食物,如肉泥、蛋黄泥、米粉糊,逐渐过渡到颗粒状、半固体或固体食物,如烂面条、厚粥、米饭、肉末、碎菜、水果粒等。出生后6月龄左右是训练婴儿学习咀嚼、吞咽的关键期,如错过这个关键期,婴儿将表现出不成熟的咀嚼和吞咽行为,如进食固体食物时常常出现"呛""吐出"或"含在口中不吞"的情况。5月龄左右的婴儿不管有无乳牙的萌出,只要有上下咬的动作,就表明婴儿咀嚼食物的能力已开始发育,都应逐渐引入一些辅助食物,并逐渐增加食物硬度,但进食固体食物的时间不宜以乳牙萌出时间作为开始的依据。

10.怎样给孩子选择营养素密度高的食物?

食物的营养素密度(ND)或营养质量指数(INQ)是某种营养素占推荐膳食

营养素推荐摄入量(RNI)之比与该食物能量占能量 RNI 之比的比值。若食物的营养素密度等于 1,则该食物提供营养素能力与提供能量能力相当;食物的营养素密度大于 1,则该食物提供营养素能力大于提供能量能力;食物的营养素密度小于 1,则该食物提供营养素能力小于提供能量能力。一般来说,在提供相同能量食物的情况下,哪种食物中含有越多的营养素,那么这种食物就是越健康的食物。在常见食物中,蛋类的维生素和矿物质含量丰富、种类齐全,蛋白质的氨基酸模式与人体需要比较接近,蛋黄中还含有丰富的磷脂;鱼类除富含优质蛋白质外,还含有 ω-3 多不饱和脂肪酸,以及硒、锌、碘等矿物质;畜肉富含血红素铁;禽肉脂肪中以单不饱和脂肪酸为主。因此,肉、蛋、鱼、禽类等动物性食物是营养素密度较高的食物。

11.怎样在婴幼儿饮食制作中合理添加食盐?

不同年龄段婴幼儿食盐的推荐摄入量是有差别的。7～24 月龄婴幼儿的味觉、嗅觉还在形成过程中,父母及喂养者不应以自己的口味来评判辅食的味道和婴幼儿对它的接受度。7～12 月龄婴儿可以从天然食物及母乳中获得充足的钠(适宜摄入量为 350 mg/d),此阶段辅食需要单独制作,尽量不加盐、糖及各种调味品,保持食物的天然味道。13～24 月龄幼儿可以开始少量尝试家常食物,钠的摄入量也应明显增加,推荐食盐摄入量应低于 1.5 g/d。之后,孩子 2～3 岁时,食盐摄入量应低于 2 g/d;孩子 4～5 岁时,食盐摄入量应低于 3 g/d;孩子 6 岁以上时,食盐摄入量应低于 5 g/d。此外,经过加工后的食品,其中的钠含量会大大提高,而且不少加工食品还额外添加糖等物质。因此,父母不但要学会合理烹调食物,还要学会看食品标签,避免为孩子提供高糖、高盐的加工食品。

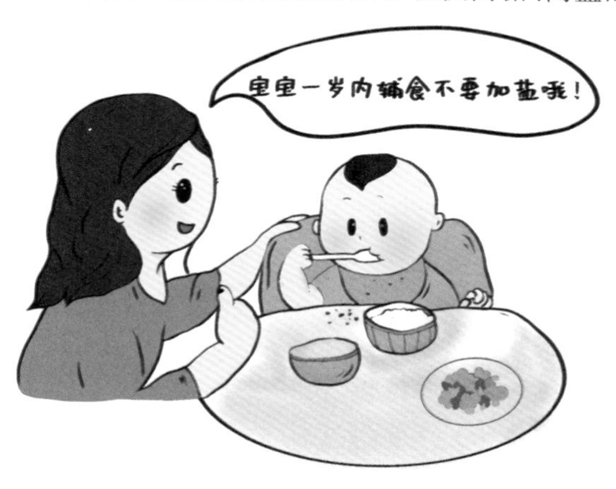

12.给孩子吃不加油的水煮菜可以吗?

婴幼儿处于快速生长期,按每千克体重计,其对油脂的需要量高于成年人,如7～12月龄的婴儿摄入量为不超过10 g/d,13～24月龄的婴儿摄入量为5～15 g/d。根据平衡膳食的要求,婴幼儿膳食中的脂肪供能比分别如下:①0～6月龄婴儿为48%;②7～12月龄婴儿为40%;③13～24月龄婴儿为35%。此外,DHA、二十碳四烯酸(ARA,又名“花生四烯酸”)等条件必需脂肪酸还具有促进大脑及视功能发育的作用。因此,在准备婴幼儿膳食时需要注意适量选择富油脂的食物,如鸡蛋、瘦肉,以及富含ω-3多不饱和脂肪酸的鱼类等。在烹制谷物、蔬菜等植物性食物的辅食时也应添加适量的油脂,如富含α-亚麻酸的亚麻籽油、紫苏籽油和核桃油等。

13.冲调奶粉时需要把量勺装满吗?

不同品牌的奶粉冲调比例都不尽相同,因其配备的量勺大小不一,所以量勺不可以混用。奶粉的冲调都有标准的冲调浓度,冲调奶液过浓,会增加婴儿的肠道和肾脏负担,导致消化功能紊乱,引起多种胃肠不耐症状,如便秘、腹泻、消化不良等;冲调奶液过稀,会造成婴儿能量摄入不足,导致其生长发育迟缓等问题。所以,冲调奶粉时应使用特定量勺在刮口处刮一下,一平勺才是正确的,不应该是满勺。

14.孩子不爱吃水果,可以喝果汁替代水果吗?

孩子不爱吃水果,不建议用果汁替代,原因如下:

(1)在制作果汁的过程中,往往要削果皮、弃果渣,因此果汁不再含有丰富的膳食纤维。

(2)水果中含有的抗氧化物质如多酚、维生素C等,在榨汁后与空气接触,易发生氧化反应,失去了应有的功效。比如维生素C损失率可达84%。

(3)鲜榨果汁、100%纯果汁中的果糖、蔗糖等含量很高,摄入过多可造成儿童肥胖。

(4)果汁相比完整水果,其血糖生成指数高,会刺激胰腺分泌更多胰岛素,从而损害正常糖代谢,增加出现糖尿病前期症状的风险。

15.孩子不爱喝白开水，可以喝饮料替代吗？

多数饮料都含有添加糖，孩子过量饮用含糖饮料会增加患龋齿、肥胖症等疾病的风险。即使标注零热量、零糖、零脂的饮料，因其含有过多刺激食欲的因子，长时间饮用也容易造成能量的过多摄入，故建议孩子不喝或少喝饮料，更不能用饮料替代水。在温和气候下，轻体力活动水平的 6 岁儿童每天应饮水 800 mL，7～10 岁儿童每天应饮水 1000 mL；11～13 岁的男生每天应饮水 1300 mL，女生每天应饮水 1100 mL；14～17 岁的男生每天应饮水 1400 mL，女生每天应饮水 1200 mL。在天气炎热、大量运动、出汗较多时应适量增加饮水量，尽量做到定时饮水、少量多次饮水，不要等到口渴后再喝水。

16.早产儿如何追赶体重？

早产儿往往出生时体重较轻，为追赶体重，妈妈应坚持母乳喂养，并可使用母乳添加剂强化母乳能量。若不能坚持母乳喂养，可选择早产儿专用配方奶粉。早产儿专用配方奶粉分为院内与院外两种配方，院内配方一般应用于 1.8 kg 以内的早产儿，其能量比例约为 100 mL∶80 kcal(1 kcal≈4.184 kJ)；院外配方一般应用于 1.8 kg 以上的早产儿，其能量比例为 100 mL∶74 kcal。对早产儿不能一直喂养专用配方奶粉，在与同年龄、同性别婴儿的体重比较后，若达到了专家评估认定的理想水平，即可逐渐转为用普通配方奶粉喂养。

17.羊奶粉和牛奶粉哪个更适合孩子的营养需要？

国家对于婴儿奶粉的成分配比都有严格要求，事实上，只要选择符合国家相关标准的婴幼儿配方乳粉喂养，就能够满足孩子生长发育的需求。通常羊奶蛋白和牛奶蛋白具有相似性，如果是对牛奶蛋白过敏的孩子，喝配方羊奶粉也可能会过敏。尽管一些研究观察到部分对牛奶过敏的人不会对羊奶蛋白质过敏，然而，欧洲食品安全局发布的针对羊奶蛋白作为婴儿配方乳粉蛋白质来源的评估报告认为，没有足够证据证明羊奶比牛奶更不易引起过敏反应。从食物多样化角度来说，将羊奶粉和牛奶粉轮换着喂养孩子，也是合理的做法。总之，两者在营养成分上没有太多的区别，只要孩子喜欢喝，就可以选用。

18.有些孩子喝奶后就腹泻是怎么回事？

孩子的小肠绒毛很容易受到炎症、病毒感染等因素的损害(如肠炎、轮状病毒感染等），若不能分泌足够的乳糖酶，就会导致孩子发生乳糖不耐受。也有些孩子会有先天性乳糖不耐受，两者均表现为喝奶后出现腹泻、泡沫便、排气增加等不适症状。若孩子出现乳糖不耐受，可以换用无乳糖或低乳糖奶粉；若为母乳喂养的孩子，可规律性添加外源性乳糖酶；对年龄稍大的孩子，可以选择酸奶或低乳糖的舒化奶。

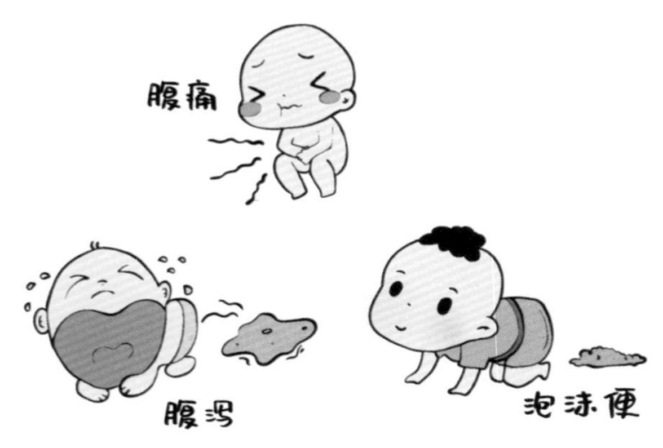

19.为什么医生建议给食欲不好的孩子补锌？

锌是身体必需的微量营养素，可与唾液蛋白结合成味觉素增进食欲。此外，锌有促进机体免疫功能和生长发育的作用。缺锌会影响味蕾细胞更新，使唾液中磷酸酶减少，从而导致食欲和味觉的下降，孩子出现诸如厌食、偏食的情况，甚至也会出现异食症，有的孩子还会出现口腔溃疡。所以对于食欲不好的孩子可以尝试补锌。锌含量丰富的食物有贝壳类海产品（如牡蛎、蛏干、扇贝）、红色肉类及动物内脏，必要时也可补充含锌的营养素补充剂。

20.如何判断孩子是否肥胖？

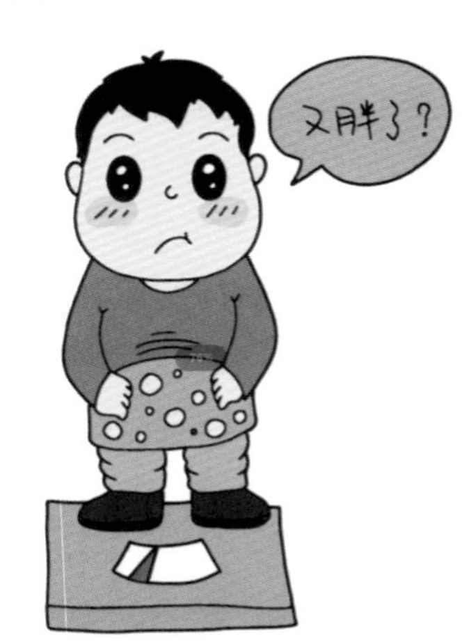

目前，我国儿童和青少年的超重和肥胖问题日益严重，及早干预对于促进儿童和青少年身体健康，以及降低慢性病的发生风险具有十分重要的意义。判定超重和肥胖的方法主要有两个：一是按照我国卫生行业标准《学龄儿童青少年超重与肥胖筛查》规定的“6 岁～18 岁学龄儿童青少年性别年龄别 BMI 筛查超重与肥胖界值”进行判定，身体质量指数（BMI）＝体重（kg）/身高（m）^{2}。

不同年龄的男生和女生各有超重和肥胖的判定界值，BMI大于或等于相应性别、年龄组“超重”界值点，且小于“肥胖”界值点者为超重。BMI大于或等于相应性别、年龄组“肥胖”界值点者为肥胖。二是按照世界卫生组织(WHO)推荐的身高标准体重法进行判定，即以同等身高、营养良好的儿童和青少年体重为标准体重(100%)，标准体重±10%的范围为正常，+(10%～19%)为超重，+(20%～29%)为轻度肥胖，+(30%～49%)为中度肥胖，+50%及以上为重度肥胖。

21.如何给牛奶蛋白过敏的患儿选择奶粉?

人乳喂养儿发生牛奶蛋白过敏时应采取如下措施：

(1)母乳喂养的婴儿一般不建议停喂母乳，但建议母亲行试验性膳食回避(如回避食用牛奶及其制品)2周，部分过敏性结肠炎儿童的母亲需持续回避4周。

(2)若母亲试验性膳食回避后婴儿过敏症状明显减轻，母亲则可逐渐加入回避的食物，如症状未再出现，则可恢复正常饮食；如症状再现，则母亲在哺乳期间均应进行膳食回避，并在断离人乳后给予氨基酸或深度水解配方乳粉。

(3)因牛奶是钙的主要来源，母亲在膳食回避期间应注意补充钙剂，每日额外补钙800～1000 mg。

配方奶喂养儿若发生牛奶蛋白过敏，则要根据具体情况加以处理：

(1)对2岁及不足2岁的婴幼儿，应完全回避含有牛奶蛋白质成分的食物及配方乳粉，换成低过敏原性配方乳粉。

(2)对超过2岁的幼儿，由于其食物来源丰富，一般饮食就可以满足幼儿的生长发育需要，故可给予无奶饮食，但要注意补充钙剂。

22.怎样正确使用母乳强化剂?

母乳强化剂必须加入母乳中使用。添加母乳强化剂会使母乳渗透压增高，并呈剂量效应关系。为保证母乳强化剂使用的安全性，大家要按母乳强化剂使用说明进行常规添加。母乳强化剂用量需遵医嘱，添加剂量要准确，使用前需充分溶解、混匀。添加母乳强化剂使母乳能量密度达到(80～85)kcal/100 mL为足量强化，母乳能量密度为(72～74)kcal/100 mL为半量强化。我国相关指南建议母乳强化从半量强化开始，随后根据早产儿的耐受程度，在3～5天内增加母乳强化剂用量达到足量强化，从开始母乳强化到足量强化的过渡时间不宜过长，以免导致其生长落后甚至影响远期预后。

23.如何给糖尿病患儿调整饮食?

对糖尿病儿童进行营养治疗应做到以下几点：

(1)明确诊断后应及时咨询专业营养师，以便获得营养教育和指导。

(2)要控制每日总能量的摄入量，可按照以下公式估算：总能量(kcal)＝1000＋年龄×系数(系数为70～100，具体数值需要根据儿童本身的情况来计算)。能量营养素的供能比例一般是碳水化合物占50%～55%，脂肪占25%～35%，蛋白质占15%～20%。

(3)碳水化合物的种类和数量是影响血糖的决定性因素，需要严格控制。多糖被消化的时间长，血糖上升缓慢，应作为碳水化合物的主要组成部分，可由谷类、薯类、根茎类蔬菜和豆类等提供。膳食纤维可以延缓碳水化合物的消化和吸收，且高膳食纤维食物可以增加饱腹感，因此应多吃富含可溶性纤维的蔬菜、水果、豆类、薯类、全谷类食物。推荐14岁以下儿童的膳食纤维摄入量为10 g/1000 kcal(2.4 mg/MJ)。

(4)优质蛋白质摄入量应占总蛋白的1/3～1/2，故儿童要多吃动物性食品和豆制品等。对脂肪、矿物质和维生素等也要均衡摄入，以保证儿童的正常生长发育。

(5)当糖尿病儿童开始按照制订的营养方案进行治疗后，应当每天记录血糖，以及各餐的食物种类及数量、进餐及加餐的时间，同时要记录与之匹配的胰岛素种类、剂量、用药时间，此外还要记录运动的时间和强度等其他影响血糖水平的因素，用以调整营养治疗方案，评价糖尿病儿童的依从性。

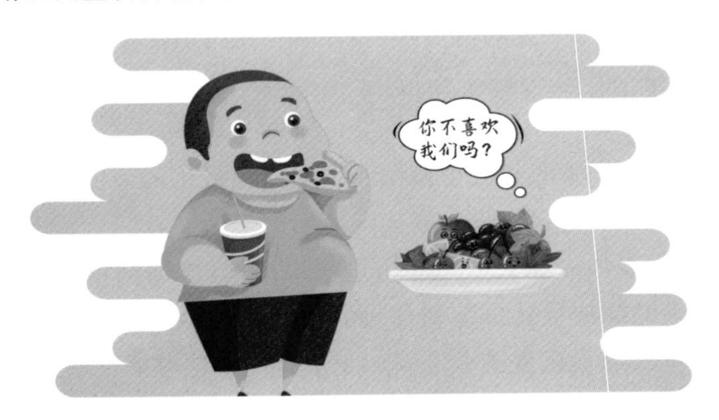

24.如何给肾病综合征患儿调整饮食?

低盐、低脂、优质蛋白质饮食是肾病综合征患儿营养治疗的总原则。

(1)主食以高碳水化合物、低植物蛋白的食物为主,如麦淀粉、玉米淀粉、马铃薯淀粉、藕粉、粉丝、粉皮、凉粉、藕、山药、红薯、荸荠、菱角等。因为植物性食物(大米、面粉、红豆、绿豆、芸豆等)中主要含植物蛋白,不利于人体吸收利用,故要少食用米面制品,避免食用杂豆食物。

(2)适当限制蛋白质的摄入量,主要从配方奶粉、鸡蛋清、精瘦肉、鸡胸肉(去皮)、鱼肉、虾等动物性食物获得优质蛋白质。

(3)烹调油以植物油为主,少吃含脂肪、蛋白质、钾、磷较高的坚果类食品,适当限制高胆固醇食物的摄入,如动物内脏(猪肝等)、脑、蛋黄、肥肉、猪皮、鸡皮、鱼子、蟹黄、贝类、鱿鱼等。

(4)若患儿存在水肿及少尿情况,需暂时限制含钠、钾高的蔬菜和水果,等尿量恢复正常、水肿消失后,不需再限制。

(5)患儿有显著水肿和严重高血压时应短期限制水和钠摄入,食盐每日摄入量控制在 1 g 以内(2 g 盐约为 1 牙膏盖的量,5 mL 酱油相当于 1 g 盐),不能吃咸菜、泡菜、榨菜、咸面包等腌制加工食物,忌食辛辣刺激性的食物及调味品,病情缓解后可不必继续限制。

25.如何给便秘患儿调整饮食?

调整患儿饮食结构的重点是强调增加膳食纤维的摄入量,因为膳食纤维具有吸收水分、软化粪便、增加粪便量的作用。新鲜的蔬菜、水果、全谷物食品如粗杂粮类、杂豆类等都含有较为丰富的膳食纤维。预防功能性便秘,做到足量饮水至关重要。饮水应根据年龄及体重而异,并随季节、气温及运动量适度调节。适当的运动能促进肠道蠕

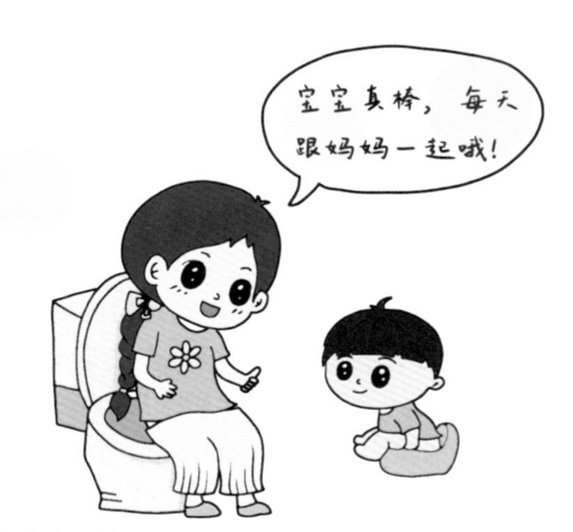

动,是缓解便秘的重要手段,应鼓励患儿多进行室外活动。对 27 月龄以后的幼儿需进行排便训练,人为地对儿童排便行为进行有规律的强化训练,使其养成

规律性的排便习惯。

26.如何给肠绞痛患儿调整饮食？

婴儿肠绞痛是指婴儿早期出现长时间哭闹和难以安抚的一种行为综合征。其病因还不明确，可能与饮食因素、胃肠道气体过多，以及不成熟的胃肠神经系统对外界刺激的高度敏感等因素有关。对于母乳喂养的患儿，应在专业人员监护下，尝试去除某些食物的短时间试验性治疗，比如让母亲回避牛奶、鸡蛋、豆类等易致敏的食物。对非母乳喂养的患儿，可考虑选择低乳糖部分水解配方粉。对于肠绞痛婴儿，如果是配方乳粉喂养，可转变为水解蛋白配方粉。临床研究证实，低乳糖部分水解配方粉可减少胃肠胀气、缩短婴儿哭闹时间。

27.如何给贫血患儿调整饮食？

《铁缺乏症和缺铁性贫血诊治和预防的多学科专家共识(2022 年版)》对于婴幼儿人群缺铁性贫血的预防给出如下建议：

(1)对于早产、低出生体重儿，提倡母乳喂养。纯母乳喂养的婴儿应从 2 周龄开始补铁，剂量为 2～4 mg/(kg・d)(最多 15 mg/d)，直至 12 月龄。不能母乳喂养的婴儿应采用铁强化配方乳，一般不需额外补铁；1 岁以内的婴儿不宜采用单纯牛乳喂养。

(2)母乳喂养足月儿，4 个月开始补充铁剂，剂量为 1～2 mg(kg・d)(最多 15 mg/d)，至能够摄入足量富含铁的辅食。未采用母乳喂养、母乳喂养后改为混合部分母乳喂养或人工喂养的婴儿，应采用铁强化配方乳(铁含量 6～12 mg/L)，并及时添加富含铁的食物。

(3)满 6 月龄的婴儿应添加辅食，从富含铁的泥糊状食物开始，每次只添加一种新食物，由少到多、由稀到稠、由细到粗，循序渐进。

(4)6～8 月龄母乳喂养的婴儿最低辅食喂养频次为每日 2 次，9～23 月龄母乳喂养的婴儿为每日 3 次，6～23 月龄非母乳喂养婴儿奶类和辅食的最低喂养频次为每日 4 次，以保证充足的能量及营养素的摄入。

(5)每日添加的辅食至少应包括七类基本食物中的四类，其中必须有谷类和薯类、动物性食品、蔬菜和水果，另一类可以是奶类或豆类等其他食物。

(6)根据铁营养及贫血状况，可使用膳食营养素补充剂。6～36 月龄婴幼儿个体应补充营养素补充剂，6～12 月龄婴儿应每日补充 1.5～9.0 mg 元素铁，13～36 月龄婴儿应补充 1.5～10.8 mg 元素铁。

(7)根据铁营养及贫血状况，可使用辅食营养补充食品，比如营养包等。

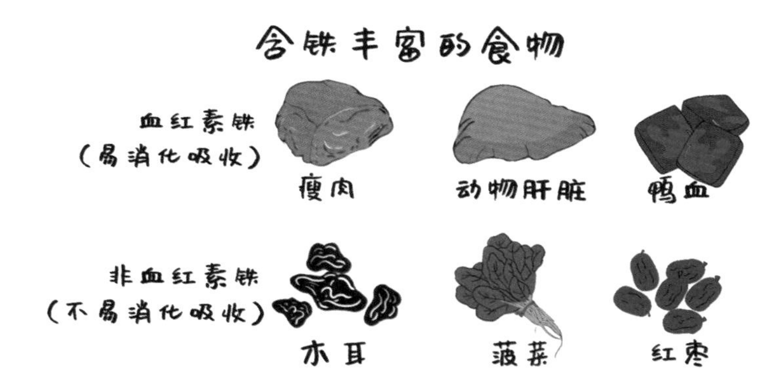

28.如何帮助孩子改变不爱吃饭的习惯?

（1）熟悉儿童膳食指南：每个年龄段的孩子都有理想的食物选择，家长应该清楚让孩子食用哪些种类的食物，吃多少才能满足孩子的生长发育需求。

（2）陪伴孩子多运动：想要孩子好好吃饭，必须让孩子多活动，促进能量代谢，要引导和陪伴孩子运动，如跑动、蹦跳、踢球、骑车、跳绳等，体力消耗后，孩子的食欲会增加。

（3）不要让零食替代一日三餐：不要给孩子吃很多高糖、高油的零食，只可用少量健康零食（如原味坚果、新鲜水果、奶及奶制品等）暂时充饥，否则等到该吃饭的时候孩子又不饿了。家长应让孩子养成定时、定量进餐的习惯，用餐超时可收走餐盘。

（4）要做好“吃得香”的示范：在吃饭时家长要耐心做好表率，展示自己“吃得香”，可以运用一些夸张的言语和吃饭动作来感染孩子，促进孩子吃饭的欲望，引导他们愉快地进餐。

（5）营养搭配与色香味形兼顾：在给孩子准备饭菜的时候，除了做好营养搭配，还应该注意选用色彩鲜亮的食物，把它们切成各种形状，并用不同造型的餐具盛放，以增加对孩子的吸引力。必要时把食物烹制得软烂一些，使孩子能轻松咀嚼，消除对生硬食物的恐惧感。

（6）让孩子参与饭菜的制作：儿童对任何新鲜事物都存在好奇心理，家长可以引导儿童接触食物，如一起探究食物的特点，了解食物如何生长、怎样制作，从而激发儿童想要品尝的欲望。还应给孩子提供参与食物加工的体验机会，如带孩子到超市采购食品，让孩子帮忙择菜、洗菜等。对于自己动手参与烹制的饭菜，孩子通常更喜欢食用，吃起来感觉更香甜。

（孙青）

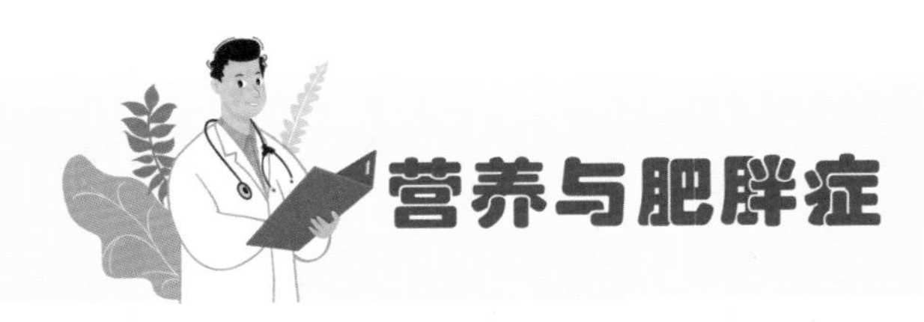

营养与肥胖症

1.什么是肥胖症？

肥胖症是一种慢性代谢性疾病，系由于机体摄入能量过多而导致的脂肪堆积或分布异常的状态。在日常生活中，BMI 是评判肥胖症最常用的指标，当 BMI≥28 kg/m^2时即可判定为肥胖症，但该指标数值不适用于孕妇、肌肉型个体和其他人种。

肥胖症的发生机制复杂，目前临床上常根据发生的时间及部位将其分为单纯性肥胖、继发性肥胖、中心性肥胖和外周性肥胖。单纯性肥胖系由遗传和生活行为因素所导致，占肥胖症的绝大多数；继发性肥胖是由某些疾病导致的，约占肥胖症的 1%；中心性肥胖又称“腹型肥胖”，其体内脂肪主要聚集在躯干部和腹腔内，也被形象地称为“苹果形肥胖”，此类肥胖患者更易患糖尿病、心血管疾病等代谢综合征；外周性肥胖又称“全身性肥胖”，其体内脂肪主要积聚在四肢及皮下，下半身脂肪较多，也称为“梨形肥胖”。

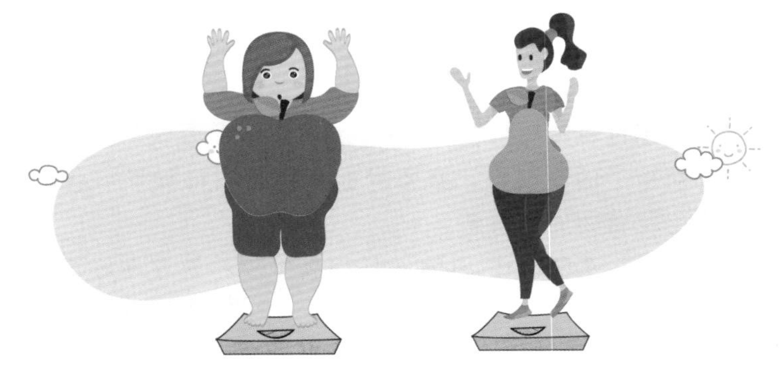

中心性肥胖(苹果形肥胖)　　外周性肥胖(梨形肥胖)

2.肥胖症的主要危险因素有哪些？

肥胖症的发生原因非常复杂，多是以下因素共同作用的结果：

(1)遗传因素：占肥胖症发病率的30%～40%，可影响个体的基础代谢率、食物热效应和运动能量消耗率。

(2)膳食因素：膳食模式的改变，如动物性食物摄入超量，高油、高糖、高脂、高盐食物摄入过多，精制谷物和加工类食品摄入过多，大量饮酒，高盐饮食，新鲜蔬菜和水果摄入不足等。

(3)行为因素：身体活动减少，久坐少动，吸烟饮酒，外出就餐频繁，睡眠及生物钟节律紊乱等。

(4)心理因素：如抑郁、焦虑、压力过大都可能会导致饮食行为异常及身体活动减少等，进而促发肥胖。

(5)生命早期因素：若孕妇孕前BMI较高、孕期体重过度增加、生命早期宫内营养不良等，容易导致腹中胎儿在儿童、青少年时期发生肥胖症。

(6)环境因素：预包装食品、深加工食品、外卖餐食等高能量食品的消费量加大。

(7)文化因素：受传统观念影响，人们将能吃、富态与身体好画等号，不科学的喂养导致儿童肥胖症，过多进补导致孕产妇体重过度增加。

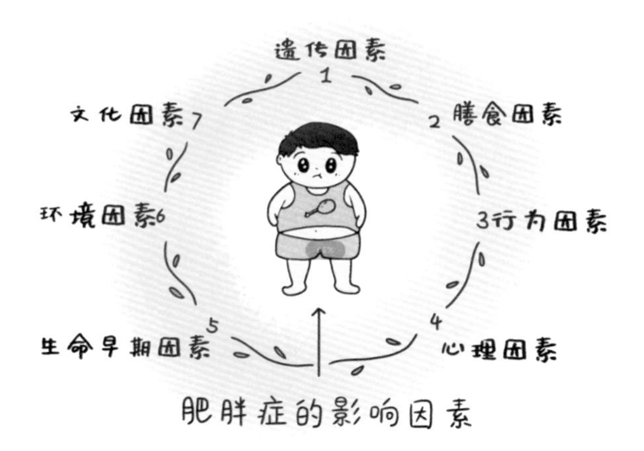

肥胖症的影响因素

3.肥胖症有哪些危害?

肥胖症已成为全球重大公共卫生问题，我国的超重和肥胖发生率持续升高，是世界上超重和肥胖人数最多的国家。肥胖症会引发一系列健康问题，如增加高血压、糖尿病、血脂异常、冠心病、脑卒中、睡眠呼吸暂停综合征、骨关节炎等疾病的发生风险，女性长期肥胖易导致月经不调、多囊卵巢综合征、子宫内膜癌、乳腺癌等疾病。肥胖症也可导致社会和心理问题，中、重度肥胖症患者容易产生自卑、焦虑、抑郁等情绪，这会进一步增加医疗卫生体系的负担。

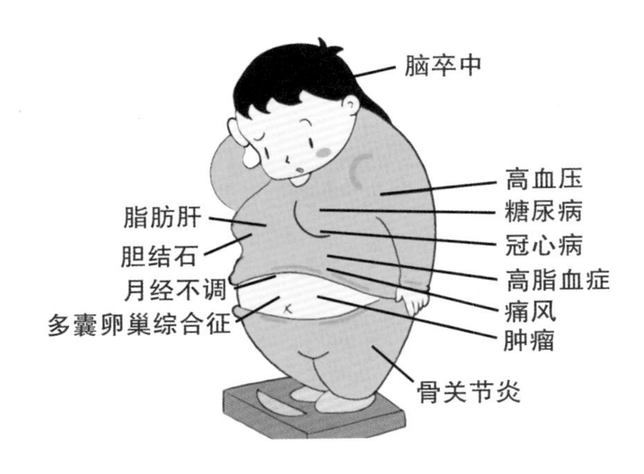

4.医学营养减重的秘籍在哪里？

科学有效地减重需要在专业人员指导下，从整体生活方式入手，遵循循证医学指南，制定全面科学的减重方案，尤其是要在“迈开腿”的同时也要“管住嘴”，且持之以恒，才能达成理想的减重目标。

(1)秘籍一是限制能量膳食：在平衡膳食模式基础上减少总能量摄入，一般在每日目标能量摄入的基础上减少2100～4200 kJ(500～1000 kcal)，或推荐摄入量减少1/3的能量，其中碳水化合物供能比为每日总能量的55％～60％，脂肪供能比为每日总能量的25％～30％。

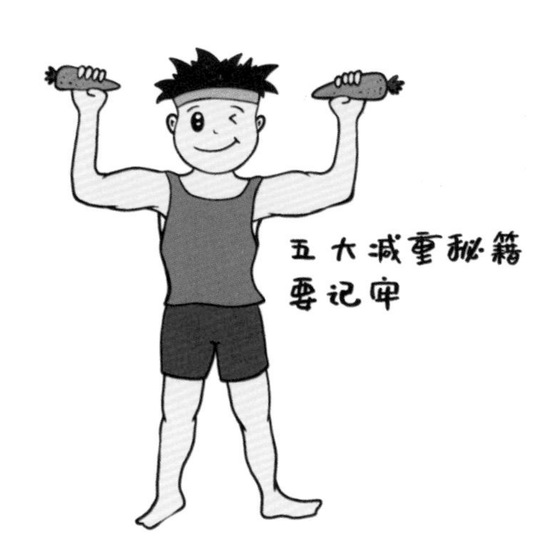

(2)秘籍二是高蛋白质膳食：在限制总能量摄入的基础上，提高膳食中优质蛋白质的比例。高蛋白质膳食通常指每天蛋白质提供的能量超过每日总能量的20％，或摄入量为1.5 g/(kg·d)，但蛋白质供能比一般不超过30％，或摄入量不超过2.0 g/(kg·d)。

(3)秘籍三是低碳水化合物膳食：通常指膳食中碳水化合物供能比不超过40％，脂肪供能比大于30％，蛋白质摄入量相对增加，限制或不限制总能量摄入的一类膳食。

(4)秘籍四是轻断食:间歇性能量限制,是指按一定规律在规定时期内禁食或摄入有限能量的膳食模式。目前常用的方式包括隔日法、“4+3”间歇性能量限制法和“5+2”间歇性能量限制法,即连续或非连续每周禁食 2~3 天。

(5)秘籍五是低血糖指数膳食:低血糖指数食物具有低能量、高膳食纤维特性,可使胃肠道容受性舒张,增加饱腹感,有利于降低总能量的摄入。限制总能量的低血糖指数膳食可减轻肥胖症者体重,且短期应用的减重效果优于高血糖指数膳食。

5.怎样制备减重营养餐?

在制备减重营养餐时要参考平衡膳食宝塔提供的膳食结构建议,其要点是:

(1)保证食物多样,平均每天摄入 12 种以上食物。

(2)主食勿精细,其中要包括全谷物、杂豆类、薯类。

(3)餐餐有蔬菜,保证每天摄入 500 g 蔬菜,其中深色绿叶蔬菜应占 1/2 以上。

(4)水果适量,保证每天摄入 250 g 新鲜水果,不能用果汁代替鲜果。

(5)应选择低脂牛奶或无糖酸奶,每日摄入量相当于液态奶 300 g。

(6)适量吃鱼、禽、蛋和瘦肉,吃鸡蛋不弃蛋黄,少吃肥肉、烟熏和腌制肉制品。

(7)养成清淡饮食的习惯,不吃或少吃高盐、高糖和油炸食品,不喝含糖饮料。

(8)足量饮水,提倡饮用白开水和淡茶水。

(9)改变进餐顺序,先吃蔬菜类,再吃鱼虾肉类,最后吃主食类。这种吃饭顺序既能保证蔬菜的足量摄入,又减少了荤菜和主食的数量,更为重要的是饱腹感强,有利于控制总能量。

6.吃瘦肉也能减重吗?

蛋白质是生命的物质基础,没有蛋白质就没有生命。中国营养学会建议成年人每日蛋白质摄入量为 70~90 g,孕妇每日增加 20 g,乳母每日增加 25~30 g。瘦肉类是蛋白质的重要来源,蛋白质在减重中的作用如下:

(1)减少进食量:蛋白质属于低血糖指数的食物,摄入后不会刺激血糖骤升骤降,从而减少饥饿感,控制进食量。

(2)能量转化率低:在三大产能营养素中,每克碳水化合物、蛋白质在代谢过程中提供 17 kJ(4 kcal)能量,比每克脂肪提供能量 38 kJ(9 kcal)要低很多。

(3)消耗能量多:与同等重量的脂肪和碳水化合物代谢相比,在蛋白质代谢过程中要消耗多一倍的能量。

(4)保持或增加肌肉:减肥的本质是减脂肪,从动物瘦肉中获取大量蛋白质有助于保持身体肌肉量不丢失,可以实现减重的根本目标。

基于以上特点,可以说吃瘦肉有一定的减重效果,但需注意控制瘦肉中的肥肉量,尽量多选牛肉、猪里脊肉、鱼虾、去皮鸡肉等。

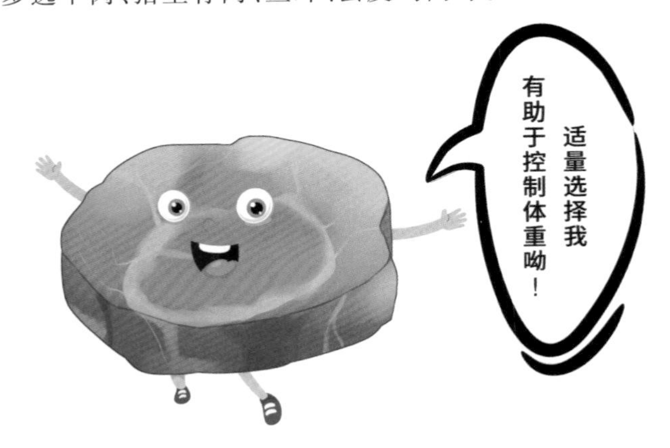

7.在减重期间如何选择零食?

最健康的零食当属新鲜、天然、少加工的食物。在减重期选择零食也要遵循低能量、低糖、低脂肪、高蛋白质的膳食原则,推荐零食如下:

(1)奶制品:低脂牛奶和低糖酸奶。

(2)豆制品:无糖豆浆、豆干、豆皮等。

(3)肉制品:牛肉干、鸡胸丸、鱿鱼丝。

(4)新鲜蔬果:黄瓜、西红柿、圣女果、柑橘、橙子等。

(5)原味坚果:开心果、腰果、杏仁等,但坚果类食品多数含油脂较高,每日摄入量最好不要超过 15 g。

8.在减重期间如何选吃水果?

前文提到过,不同水果有不同的 GI,吃高 GI 的水果后,血糖升高很快,摄入能量也相对偏高。对于减重的人,推荐食用低 GI 的水果,如樱桃、杨桃、李子、柚子、桃子、草莓、蓝莓、苹果等。水果所含糖类高低不一,为机体提供的能量也不等,最好选择能量相对较低的水果,且不宜大量摄入,还要注意与其他食物的均衡搭配。

9."喝水也长胖"的缘由是什么?

任何减重食物都或多或少含有一定能量,只有水是最罕见的几种真正无能量的食物之一。所以,喝水是绝不会长脂肪的,"喝水也长胖"只是一种夸张的说法而已。真正让人长胖的原因,一是因为其基础代谢率过低,身体消耗的能量小于摄入的能量,多余的能量便转化成脂肪堆积起来,于是身体就胖起来了;二是有些人的胃肠道消化和吸收能力比较强,对摄入的同等量食物有更高的利用率,进而从中获得比一般人要高的能量。水不仅不提供能量,若在饭前喝些水,占据较多胃容量,还可以减少进食量,避免过多的能量摄入,有助于减重。

10."隐形糖"是什么糖?

所谓"隐形糖"主要是指添加糖,即在食品生产和加工制备过程中被添加到食品中的糖和糖浆,并不包括主食、蔬菜和水果中天然含有的碳水化合物。口感不甜的食物就不含糖了吗?事实并非如此,以下这些不甜的食品都隐藏着很多"隐形糖":

(1)焙烤食品和面点:大部分面包、甜饼干中含糖量通常都在15%~20%。

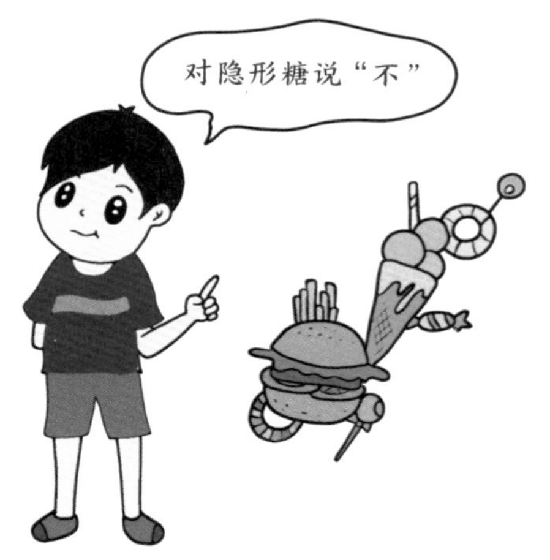

(2)饮料和乳制品:各种碳酸饮料、果汁、乳酸菌饮料、乳饮料和含糖酸奶等为含糖较高的饮品。

(3)酱汁调料:番茄酱、沙拉酱等都会添加不少糖来调味提鲜。

(4)零食:如各种水果干、山楂片、果脯等为含糖较高的零食。

(5)家常菜:红烧肉、红烧排骨、糖醋里脊、鱼香肉丝等大都含糖较高。

(6)冲调粉:核桃粉、芝麻糊、藕粉等也是含糖较高的食物。

所以,肥胖症患者要关注食品标签上配料表和营养成分表里的相关信息,避免摄入过多"隐形糖"。

11.光靠运动来减重靠谱吗?

通过运动锻炼可以促进减重,但只运动不控制饮食对体重的影响是有限的,必须要进行生活方式的管理。机体能量主要消耗在三个方面,即基础代谢、食物热效应和体力活动。运动锻炼是主要体力活动,其耗能多少在减重过程中是唯一可控的,无论是有氧运动还是无氧运动,增加运动量时都可以增加能量的消耗。但是,仅仅依靠运动而不控制饮食,几乎不能减重或减重效果小于预期。进行大量运动时,随着运动熟练程度的提高,身体会让能量代谢更加有效率,结果导致能量消耗减少。同时,大量运动也会促进胃肠道激素的分泌,进而提升食欲,增加食物摄入量,因此抵消了运动时的能量消耗。因此,为了有效减重,既要"增耗",也要"节食",双管齐下才靠谱。

科学减肥要
全面管理饮食、
运动、睡眠等生活方式

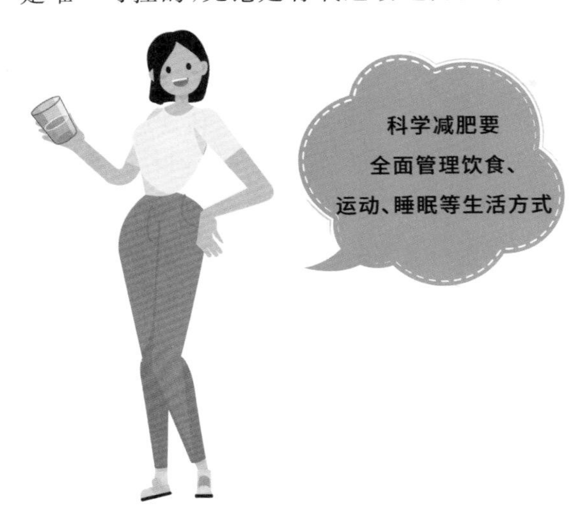

12.在平台期如何突破减重瓶颈?

所谓"减肥平台期",即减肥停滞期,是指在减少能量摄取一段时间后,身体产生的自适应现象,对此应当做到以下几点:

(1)理性面对:出现减肥平台期是正常现象,克服平台期最好的方法是理性面对,最重要的是维持现有体重,防止反弹。

(2)调整饮食和运动:在能量摄入小于消耗的情况下维持"饱腹感",减轻饥饿感,适量增加优质蛋白质的摄入,增加运动量,维持基础代谢率。

(3)保持良好作息习惯:良好的睡眠对于维持减重非常重要,睡眠不足会降低基础代谢率,影响激素分泌,危害身体健康,因此要放松心情,保持规律作息的好习惯。

(4)自我激励:随时随地激励自己,就算遇到平台期也不松懈自己的减重意志,直至减重成功。

13.为什么减重要坚持 3～6 个月?

在减重过程中,体重于短时间内快速下降时,身体为了维持平衡,会启动自我保护机制,降低新陈代谢,加速脂肪的合成,这就是快速减重时出现快速反弹的根本原因。如果想有效减重,那就需要长期坚持和自律,套用一句话说就是“成功路上没有捷径”。减重是一个很漫长的过程,人体脂肪细胞每 90～180 天更新一次,所以减重至少要坚持 3～6 个月,让身体记住现有的细胞状态,便于形成易瘦体质。

14.如何防止体重反弹?

体重反弹现象确实存在,通常都与减重意志松懈有密切关系。防止体重反弹的关键就是要严格落实各项减重措施,即在控制总能量的基础上增加优质蛋白质的摄入量,保持每餐只吃七八成饱的饮食习惯,并做到三餐定量进食、细嚼慢咽、多吃有较强饱腹感的食物(如全谷、蔬菜和肉蛋奶等制品),坚持运动锻炼,保证充足睡眠和规律作息。

15.减重期间长期不吃晚饭会有什么危害?

不吃晚饭被很多人视作减重良方,事实也证明不吃晚饭在短期内确实可以达到快速瘦身的目标,但是采取不吃晚饭来减重的方法并不科学。如果不吃晚饭,晚间饥饿感明显增加,进而可能会在第二天早餐和午餐时引起报复性摄食,反而导致能量摄入超标,无益于减重,甚至导致体重反弹。另外,不吃晚饭加大了两餐的间隔时间,很容易导致低血糖反应,出现心慌、气短、出冷汗等表现,损害全身健康。另外,不吃晚饭无疑会打乱消化器官的功能节律,很容易导致消化系统疾病。

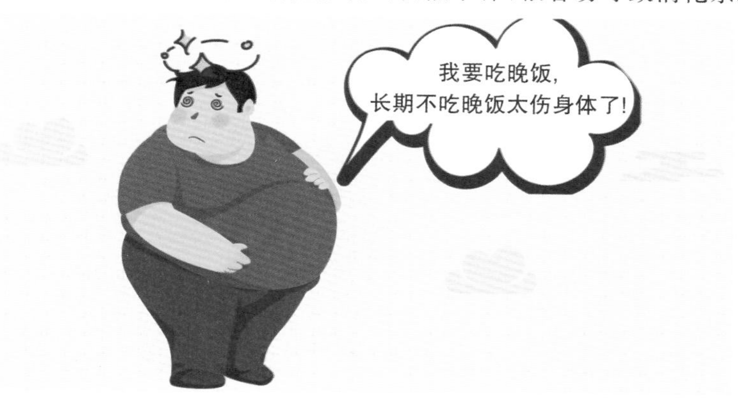

16.睡眠与减重有关吗?

睡眠本身不能减重,但睡眠和昼夜节律会影响血浆瘦素水平与体内生长激素水平。生长激素是人体自行分泌的一种天然激素,主要作用是促进骨骼和肌肉的生长,同时也能加速体内脂肪的分解。在晚间22点至凌晨2点之间,生长激素分泌最旺盛。人体进入睡眠后,新陈代谢功能仍会持续进行,积存于体内的能量也在不停地代谢消耗,从而减轻体重。

瘦素是脂肪组织分泌的肽类激素,它进入血液循环后会参与碳水化合物、脂肪及能量代谢的调节,促使机体减少摄食,增加能量释放,抑制脂肪细胞增加,进而使体重减轻。在体内瘦素缺乏时,人们难以抵挡易导致发胖的高碳水化合物类食物的诱惑。

17.老年人如何合理控制体重?

俗话常说“千金难买老来瘦”。实际上,老年人若过度消瘦,一方面可能存在某些消耗性疾病,另一方面可能存在营养不良的情况。《中国居民膳食指南(2022)》建议老年人的BMI数值以20～26.9为宜,倡导老年人保持微胖体形。但对于超重老年人可以通过以下方法来控制体重:

(1)均衡饮食,少食多餐,增加低能量的蔬果摄入。

(2)增加优质蛋白质食物的摄入量,减少脂肪摄入,增加全谷类和蔬菜等低能量食物的摄入。

(3)不喝或少喝含酒精饮料。

(4)每天坚持适量运动锻炼。

(5)定期监测体重,防止超标。

(李沙沙)

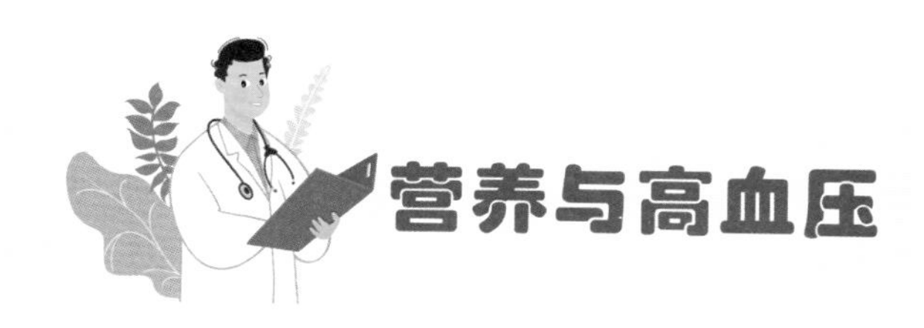

营养与高血压

1.为什么吃太咸的食物会引发高血压?

有些人说自己一直口味重，做菜时喜欢多加食用盐、多放酱油，在外就餐也专挑咸味重的饭菜吃。那喜欢吃咸食对血压水平有什么影响呢？医学研究发现，长期吃盐分比较高的食物，就会导致血压升高，在这群人中，高血压的患病率高于一般人群。这是因为人体摄入过多的盐分，会使体内的钠离子含量升高，久而久之，在体内不断积蓄的钠离子就会激活肾素-血管紧张素-醛固酮系统，在激素的作用下，出现血管收缩、血压升高的情况，而且这一过程是不可逆的。所以，有高血压家族史的患者，或者已经发生轻度高血压的患者，一定要注意低盐饮食，减少钠的摄入量。

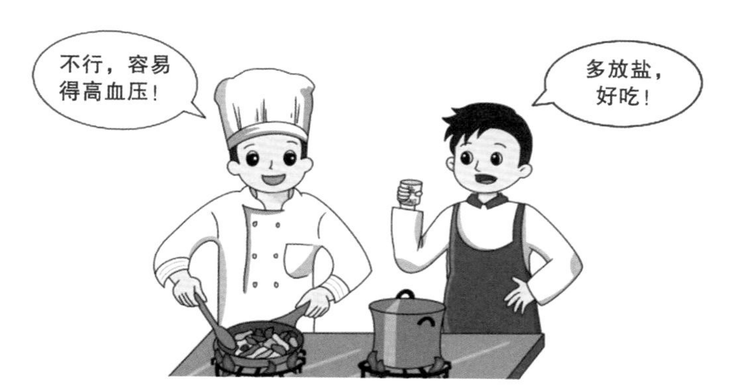

2.为什么肥胖症患者更容易患高血压?

肥胖症患者更容易患高血压这一说法源自一系列调查和研究。据统计，轻度肥胖症患者患高血压的概率是普通人的 2 倍，中度肥胖症患者患高血压的概率是普通人的 5 倍，而严重肥胖症患者的高血压患病率高达 50%以上。高血压和肥胖症密切相关，可以说是“狼狈为奸”的“好兄弟”，因此肥胖症被公认为是引起高血压的独立危险因素。

肥胖诱发高血压是一个慢性过程，在诸多促发因素中，其作用机制包括交感神经系统的过度激活、肾素-血管紧张素-醛固酮系统激活、代谢调节异常、血管结构及功能改变、钠潴留等。这些因素或独立，或联合作用于肥胖诱发高血压的过程中。肥胖症患者脂肪组织大量增加，扩充了血管床，血液循环量相对增加，亦使小动脉的外围阻力增加，心脏必须通过加强做功，增加心搏出量，以保证外周组织的血液供应，由此而致小动脉硬化及左心室肥厚，促使高血压发生。另外，肥胖症患者常伴有高胰岛素血症，胰岛素的过度分泌致使高浓度的胰岛素增加钠离子的重吸收，同时提高交感神经兴奋性，进而促成高血压状态。

总之，肥胖是通过容量负荷、胰岛素抵抗、外周血管阻力加大、肾素-血管紧张素-醛固酮系统被激活等作用机制，促使了血压升高。研究证实，有大量脂肪堆积在腹部的腹型肥胖症患者得高血压的风险更大，有些肥胖性高血压患者即使体重仅仅减少 10%，也会使其血压水平明显下降，故减肥有助于控制高血压。

3.高血压的危害究竟有多大?

在现代生活和工作中，由于人们体力活动减少和饮食习惯改变，高血压不再仅是发达国家的一种常见病，许多发展中国家的患病率已接近发达国家水平。高血压会对机体造成多种危害，尤其对血管、心脏、肾脏、大脑等部位均有损伤。高血压前期可出现头痛、眩晕、心悸、气短、失眠、肢体麻木等症状，在病程中后期可引发不同器官的并发症。若高血压损害心脏，则会导致冠心病，常表现为心绞痛、心肌梗死；若高血压损害大脑，会导致脑卒中，主要是发生脑出血、脑梗死；若高血压损害肾脏，会出现肾动脉硬化、肾功能不全、肾衰竭等；若高血压损害眼部，可出现眼底动脉硬化、黄斑病变、眼底出血等。可见，高血压是危害全身的重要慢性病，需要引起高度重视。

4.哪些营养素会影响血压水平?

在日常饮食中，有许多营养素与高血压密切相关，如钠、钾、钙、镁、脂类、蛋白质、碳水化合物、膳食纤维等。这些食物成分与血压水平有怎样的关系呢?体内钠主要来自人们每天离不开的食盐，因为其主要成分就是氯化钠，钠被过量摄入后可在体内蓄积，使得体液容量增加，导致血压升高，是促发高血压的主要危险因素。钾能增加尿钠排出、扩张血管、防止血栓形成，从而降低血压，抵抗钠的不利作用。通过增加膳食钙的摄入，可促进钠从尿液中排出，从而起到降低血压的效果。镁可促进血管舒张，降低外周血管阻力，有助于降低血压。增加多不饱和脂肪酸的摄入，少吃含饱和脂肪酸的食物，可缓解血脂异常以及动脉粥样硬化，防止血压升高。食物中的酪氨酸、色氨酸和牛磺酸等对高血压患者具有一定的降压作用。增加膳食纤维的摄入可以增强饱腹感，控制体重增长，降低血清胆固醇含量，对维持正常血压有一定作用。过量摄入葡萄糖、果糖等会对高血压患者产生不利影响。

5.高血压患者如何控制钠盐摄入量？

目前健康饮食已得到越来越多人的关注，人们对低盐饮食尤其关注，那怎样才能够做到合理控盐呢？根据专家推荐，高血压患者每天食盐摄入量不宜超过 5 g，而中度限盐（每日 2～4 g）可有效降低血压，这个食盐量不仅包括烹饪时所加入的食用盐，还包括其他调味品、腌制品等所有含盐食物中的食用盐总量。

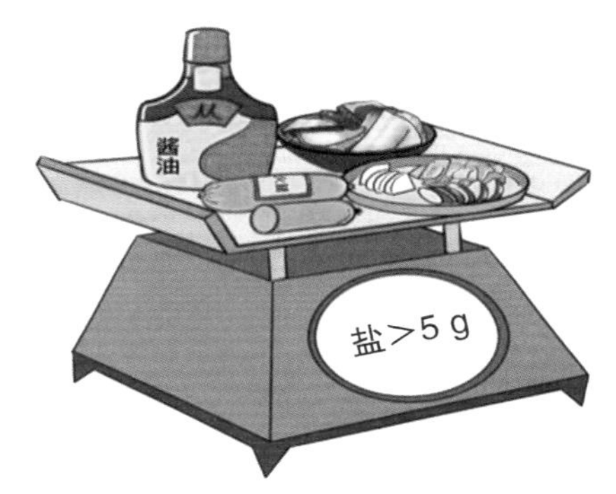

若高血压患者对这些含盐食物不严加控制的话，食用盐的摄入量很容易超过 5 g，因此，一定要重视减少摄入这些“隐形盐”。为了更好地控盐，可以采取以下三种方法：一是建议在烹饪时使用盐勺（一般为 1 g、2 g、5 g）来控制放盐量；二是尽可能在饭菜临出锅前再放盐及其他调味品；三是吃饭时不喝菜汤，少吃腌制食品（如咸菜、香肠、火腿等）、方便面和膨化食品等。

6.饮食疗法对控制高血压真的有效吗？

一些老年人从年轻时就基本吃素食，为什么还会患高血压呢？饮食疗法对控制血压真的有效吗？是的，饮食疗法对控制高血压是有效的。高血压的发生与遗传、年龄、体重、饮食、生活方式、情绪、疾病等多种因素密切相关，其中年龄是不可控的独立危险因素，只要具备上述中的 1～2 条，即可能发病，涉及的因素越多，高血压发生和进展就越快，而控制好上述危险因素，就可以不发病或延缓病情发展。所以，饮食疗法对高血压患者而言是非常必要的。常用的饮食疗法有终止高血压饮食（DASH 饮食）和低盐低脂高钾饮食。对肥胖性高血压患者进行限制能量的减重饮食，也能起到控制高血压的效果。

我才不控制
看，高血压了吧

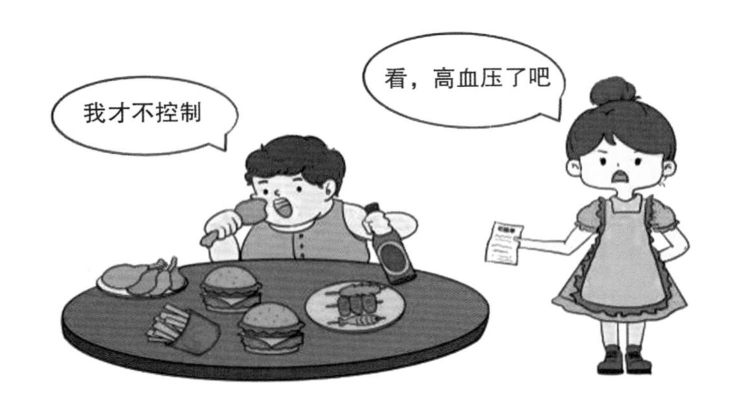

7.什么是“终止高血压饮食”(DASH 饮食)?

DASH 饮食是从一项大型高血压防治计划中发展出来的饮食模式，其特点是多水果、蔬菜、豆类和低脂乳制品，少零食、甜食、肉类、饱和脂肪和总脂肪。在 DASH 饮食中，产能营养素的供能比例为脂肪 26%、碳水化合物 56%和蛋白质 18%。

研究人员为了比较不同膳食对于血压水平的影响，将 459 例轻度高血压患者随机分成水果蔬菜饮食组、DASH 饮食组和对照组，三组的钠摄入量都是每日 3 g。在 11 周的饮食试验后，水果蔬菜饮食组和 DASH 饮食组与对照组相比，血压水平都有所下降。高血压患者吃 DASH 饮食后血压下降更加显著，收缩压和舒张压分别下降 11.4 mmHg 和 5.5 mmHg，并且降压效果在第二周就能显现出来。这种降压水平与患者单独使用一种降压药物的效果相同。进一步研究发现，如果可以将膳食中的钠盐含量继续降低，也就是采用低钠的 DASH 饮食，可以取得更好的降压效果。这项研究成果于 1997 年发表在《新英格兰医学杂志》上，受到业内人士的高度关注和推广应用。

爸爸，您的血压下降了！
我要多吃蔬菜、水果、豆制品，多喝奶
化验单

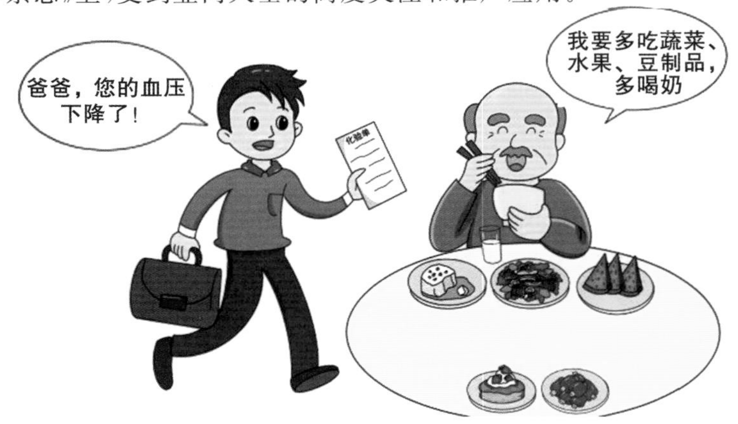

8.高血压患者应如何选择主食?

高血压患者的主食应该进行粗细粮搭配,适当增加一些粗粮、杂粮和薯类的摄入,如全麦、燕麦、荞麦、玉米、红薯等。这些食物中含有丰富的膳食纤维、维生素、钙、磷、钾等营养素,可促进胃肠蠕动,避免患者出现便秘症状。但切忌矫枉过正,不能只吃粗粮而不吃细粮,一般建议粗杂粮摄入量占每日主食摄入量的1/3～1/2。日常饮食中可将粗细粮混合食用,做成二米饭(大米、小米)和三合面窝头(标准面粉、玉米面、黄豆面)等。

9.高血压患者应如何选择动物性食物?

对于高血压患者来说,合理选择动物性食物十分重要,推荐的食物如下:

(1)鱼肉:相对于其他肉类食物,鱼肉中的蛋白质和不饱和脂肪酸含量更加丰富,且胆固醇含量比较低,尤其是一些深海鱼类更适合高血压患者。淡水鱼也含有丰富的营养素,同样有益于高血压患者。因此,鱼肉是高血压患者首选的肉类。

(2)鸡肉:鸡肉的营养价值与鱼肉基本相似,也属于高蛋白质、低脂肪、低胆固醇的肉类。

(3)瘦牛肉:瘦牛肉含脂肪较少,富含蛋白质、维生素、钾、锌、铁等营养素,适合于高血压患者食用。

(4)鸡蛋:鸡蛋中蛋白质的氨基酸比例与人体最为接近,消化吸收率高,虽然蛋黄中胆固醇含量较高,但人体的胆固醇主要由肝脏合成,一天吃1～2个鸡蛋不会对血压、血脂造成不利影响。

(5)牛奶:奶类是优质食品,适合于高血压患者;若有血脂异常,可选用脱脂奶制品。

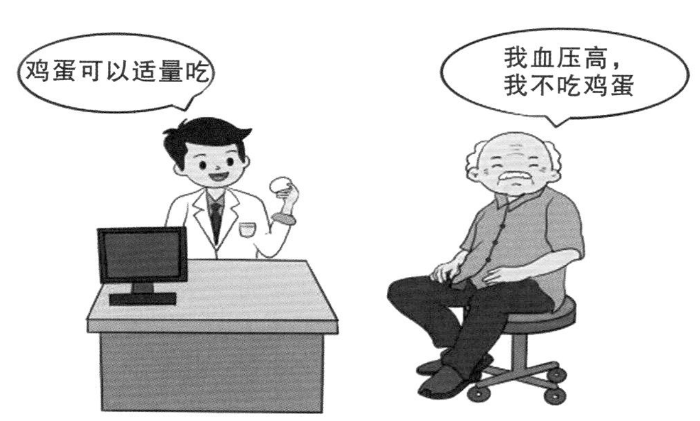

10.高血压患者应如何选择蔬菜和水果?

高血压患者需适当增加维生素C和钾的摄入量。富含钾的蔬果有菠菜、西蓝花、油菜、香蕉、鲜枣等,可为机体补充钾并促进钠的排出,有助于降低血压,还对血管有保护功能,防止动脉壁受血压的影响造成机械性损伤,有预防高血压的功效。富含维生素C的蔬果有菠菜、油菜、菜花、辣椒、西红柿、橘子、鲜枣、猕猴桃、草莓等,维生素C可以改善毛细血管脆性,避免小血管出血,还具有软化血管、降血压等作用。

11.高血压患者应如何选择食用油?

高血压患者容易发生动脉粥样硬化,故平时应注意多吃植物油,少吃动物油。这是因为动物油含有较高的饱和脂肪酸和胆固醇,会使人体器官加速衰老和促使血管硬化,进而引发冠心病、脑卒中等。而植物油如豆油、菜籽油、花生油、玉米油等,因含有亚油酸等不饱和脂肪酸,被认为是高血压患者、动脉粥样硬化患者的“康复油”,因为亚油酸进入人体后可作为体内一种激素——前列腺素的合成原料,而前列腺素除能扩张血管、降低血压外,还能防止血液凝固,预防动脉粥样硬化的发生和发展。此外,高血压患者还要适当食用山茶油、橄榄油、亚麻籽油、紫苏油等,其中含有的单不饱和脂肪酸和α-亚麻酸均有助于心血管健康和控制血压。

12.高血压患者应如何选择零食?

高血压患者要注重选择富含膳食纤维、维生素C、钾、镁、钙等营养成分的零食。患者应每天摄入不低于250 g的新鲜水果,如山楂、香蕉、橙子、苹果、梨、柚子等。另外,患者可适当吃坚果(每天吃10 g左右),如葵花籽、腰果、开心果、巴旦木等,但摄入坚果时要注意控制总能量。对于肥胖的高血压患者则要限制高脂坚果的摄入,不建议食用含精制糖和反式脂肪酸的甜点类,以免增加血液黏稠度,促升血压。对于饮品,高血压患者需限制碳酸饮料、含糖饮料和酒精饮料,可以适量喝淡茶水,如绿茶、红茶,最好多喝温开水。不过需要注意的是,现在较为流行的苏打水中含钠较高,不适合高血压患者饮用。

13.体形肥胖、血脂异常的高血压患者应怎样调整饮食?

有些体形肥胖的高血压患者多合并血脂异常,需要通过合理饮食,进行有氧运动和减脂运动的方法来调控血脂。这类患者在平时一定要忌口，做到不多吃猪肝、猪心、猪肚、猪肾、肥肉，以及其他油腻食品、腌制食品、熏烤食品、油煎油炸食品等，可以多吃芹菜、海带、黑木耳、油菜、菠菜、猕猴桃、橘子、苹果、香蕉等新鲜蔬菜和水果，适当喝一些杂粮粥类，如小米粥、燕麦粥、黑豆粥等。另外，这类患者也应该多参加登山、游泳、骑自行车、散步、快走、慢跑等运动，并适量做一些减脂运动，以利于尽快降低体重，缓解血脂异常和血压水平。

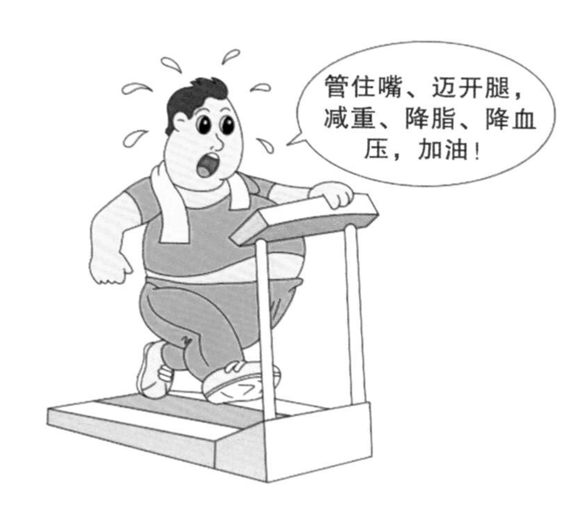

（雷琰）

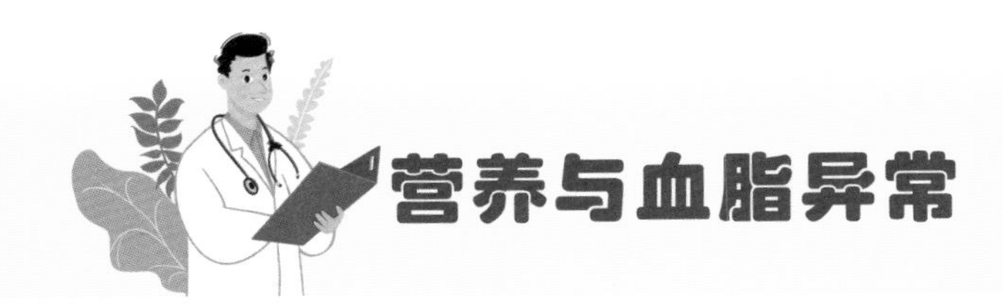

1.血脂异常的危害是什么？

血脂异常即通常所说的高脂血症，是指血清中胆固醇、甘油三酯和低密度脂蛋白胆固醇水平升高。由于患者往往同时还有高密脂蛋白胆固醇降低，所以将高脂血症改称为“血脂异常”更为合适。

研究表明，高脂饮食是导致血脂异常的主要原因。实际上，碳水化合物摄入量过多也会促进体内脂肪堆积和体重增长，同时血液中脂类成分及其含量也随之发生变化，以致出现血脂异常。很多血脂异常患者并无任何症状和异常体征，通常是在进行血液生化检验（测定血液胆固醇和甘油三酯）时被发现。

血脂异常伴有的血液黏稠度增加、血液流速降低，容易促发血栓形成。血液中脂类物质的过氧化反应会损害动脉血管内皮，且逐渐沉积在血管壁上，进而引起动脉粥样硬化。当心脏的冠状动脉、大脑的动脉发生粥样硬化后，其管腔会变狭窄，加之可能有血栓存在，血流量自然会变小。若单位时间里灌注心肌的血量减少，心肌缺血便引发心绞痛、心肌梗死等冠心病的症状。同样道理，颅内动脉粥样硬化导致脑组织缺血时，会引发缺氧性病变坏死，即脑梗死，又称“缺血性脑卒中”。动脉粥样硬化伴有高血压者，容易发生出血性脑卒中。脑卒中是我国居民的第一位死亡原因，也是导致我国成年人残疾的首要原因，而血脂异常这个“潜伏”的杀手是导致心脑血管疾病的独立危险因素。因此，绝不应该忽视对血脂异常这一代谢紊乱疾病的防治。

2.瘦人也会出现血脂异常吗？

血脂异常不是胖人的专利，瘦人也会出现血脂异常，不能通过一个人的胖瘦情况来判定其是否有血脂异常。血脂水平受遗传和环境因素的双重影响，与种族、年龄、性别以及个人生活习惯有关。血清胆固醇水平在70岁前常随年龄而上升，中青年女性低于同年龄男性，但女性绝经后血清胆固醇水平较同年龄男性高。因此，建议 40 岁以上男性和绝经期后女性每年都要检测血脂，而有不良生活方式（高能量、高脂和高糖饮食，长期吸烟、酗酒等）、超重和肥胖症、糖尿病、血脂异常家族史等高危人群应每 3～6 个月测定一次血脂。

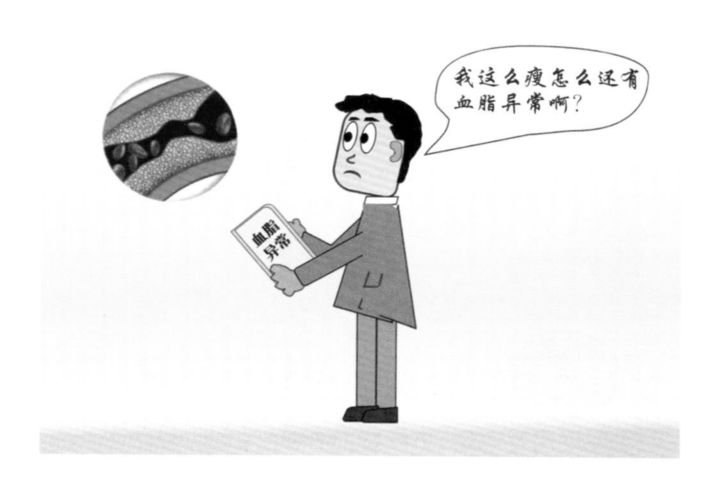

3.血脂异常患者吃素食就可以改善血脂吗？

吃素食是指不食畜禽肉、水产品等动物性食物的饮食方式，有的还会戒食奶类和蛋类食品。该类膳食的特点是以谷薯类、蔬菜、杂豆、大豆制品等食物为主，其饱和脂肪酸、胆固醇含量低，却含有丰富的膳食纤维、植物化学物，具有抑制胆固醇吸收和合成的作用。所以，改吃素食可以降低血脂，对高甘油三酯、高胆固醇患者特别有利。但是，吃素食也不一定都会降血脂，比如素食者吃较多精细米面等食物时，机体很容易将过剩的碳水化合物转化成脂肪，反而进一步升高血脂。另外，有些继发性血脂异常和饮食无关，即便吃素食也难以改善；长期素食还容易导致蛋白质、维生素 B_{12}、钙、铁和锌等多种营养素缺乏，影响身体均衡营养，对此需要加以注意。因此，重要的是做到合理荤素搭配，学会适量“吃肉”，限制饱和脂肪酸和胆固醇摄入，并控制烹调用油。

4.血脂异常患者就不能吃肉了吗？

血脂异常患者是可以吃肉的，但应吃精瘦肉、去皮禽肉等，避免食用肥肉、动物内脏、鸡皮、鸭皮和加工肉制品等食物。瘦猪肉、瘦牛肉、瘦羊肉和鸡胸肉等肉类所含脂肪和胆固醇量相对较低，可为人体提供丰富的蛋白质、微量元素和 B 族维生素等营养素，适量食用不会加重血脂异常，还增益身体健康。所以，血脂异常患者要学会选取食材，控制肉类摄入总量，并将其分散到每天各餐中食用，避免集中食用。血脂正常者，每周畜禽肉摄入量可为 300～500 g，严重血脂异常患者应在此基础上适当减量。烹饪加工时最好采用煮、炖等方式，尽量不要选择红烧、糖醋、油炸等方式，以减少糖和油的摄入量。

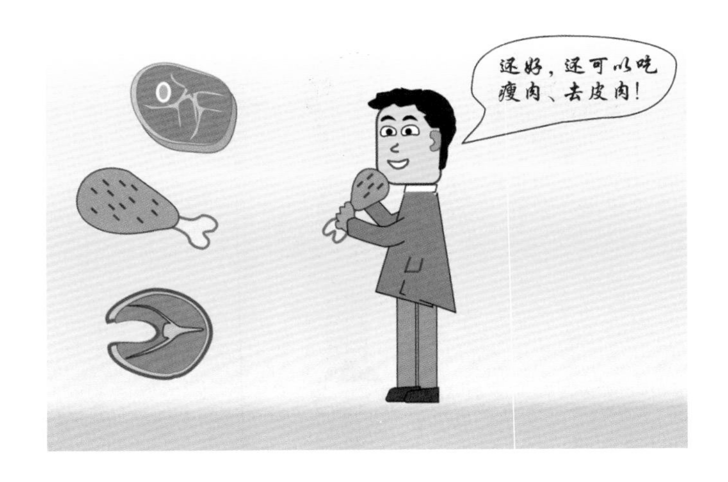

5.血脂异常患者能吃鱼虾蟹贝等水产品吗?

鱼虾蟹贝等水产品含有丰富的蛋白质、脂肪、维生素和矿物质等营养素。血脂异常患者应选择性食用这类食物。建议患者首选深海鱼类，因为这些海产鱼可提供丰富的 ω-3 系列多不饱和脂肪酸，如 EPA 和 DHA，具有降血脂和抗炎等功效。患者每周应吃两次或两次以上深海鱼，如金枪鱼、沙丁鱼、鲑鱼、白带鱼、鳗鱼等；其次是鱼肉、蟹肉，其脂肪和胆固醇含量相对较低；而虾贝类海产品的胆固醇含量相对较高，干制水产品中含量更高，需限制食用。因此，血脂异常患者食用水产品要注意种类和摄入量，不吃水产品的头、膏、黄、鱼子和内脏等部位，烹调时尽量选择清蒸、水煮、熘等方式，不吃煎炸的水产品。

6.血清胆固醇高就不可以吃蛋黄了吗?

人体内胆固醇有两个来源：一是内源性的，由肝脏合成，是体内胆固醇的主要来源；二是外源性的，是由肠道从食物中吸收的胆固醇，仅占每天体内合成总胆固醇的 1/7～1/3。研究表明，鸡蛋摄入与健康人血脂异常关系不大，所以大家每天吃一个完整的全蛋(不丢弃蛋黄)是无害的。实际上，蛋黄卵磷脂有助于降低血清甘油三酯和低密度脂蛋白胆固醇(LDL-C,常称为“坏胆固醇”)水平,提升高密度脂蛋白胆固醇(HDL-C,常称为“好胆固醇”)水平。虽然膳食指南取消了每日胆固醇摄入量上限值(300 mg/d),但并不意味着可以毫无节制地摄入胆固醇,特别是高胆固醇血症患者,每周吃2～3个蛋黄即可,不宜多吃。

你别过来,
我不能多吃!

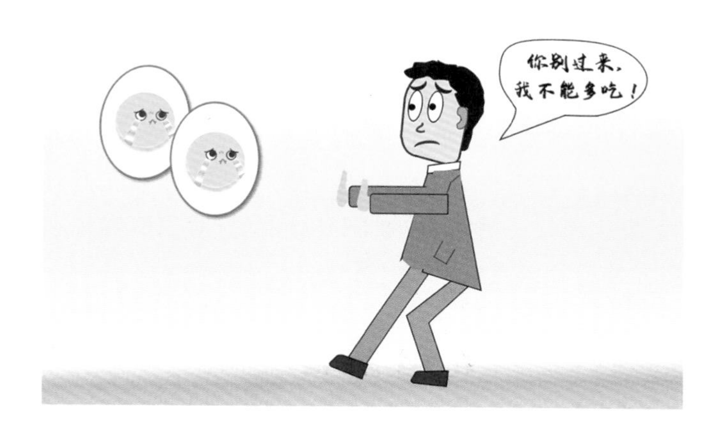

7.血脂异常患者还可以吃零食吗?

零食是对正餐的补充,血脂异常患者在必要时可在控制好总能量、脂肪和胆固醇摄入量的前提下,为满足饮食营养需求而吃一些零食。患者应挑选低能量、低脂肪,且富含膳食纤维、植物固醇、叶绿素和番茄红素等成分的食物作为零食,如用粗粮、薯类、豆类、奶类、蔬果等食物制作的零食;而不要多吃糕点、饼干、饮料、甜品、冷饮和糖果类零食,因其含能量、反式脂肪酸、饱和脂肪酸、胆固醇和糖分较高,会加重血脂异常。

不能吃高脂、高糖食物
冰淇淋
饮料
薯条
饼干
NO

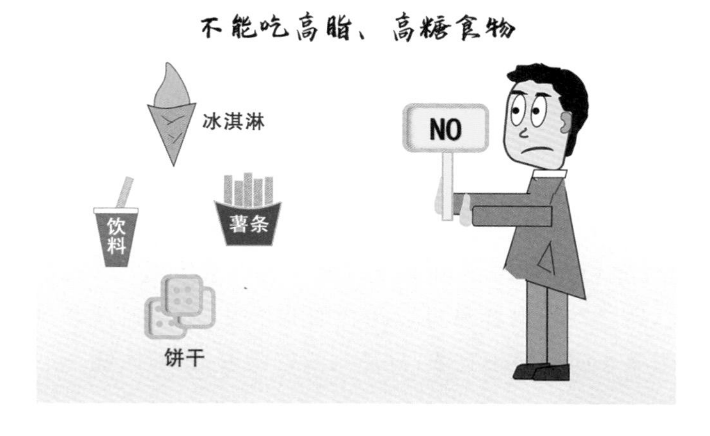

8.喝酒可以降低血清胆固醇吗?

以往有观点认为,少量饮酒有益于健康,特别是说饮红葡萄酒可以提高“好胆固醇”(HDL-C)水平,降低“坏胆固醇”(LDL-C)水平,有助于降低心血管事件的发生风险。而《中国居民膳食指南(2022)》指出,任何形式的酒精饮料对人体都无益处,成年人通过饮酒摄入的酒精量每天不要超过 15 g。有研究显示,即使少量饮酒也可使高甘油三酯血症患者的血清甘油三酯水平进一步升高。很多人可能不知道,其实酒精含能量很高,每克酒精在代谢过程中可释放 7 kcal (29 kJ)能量,所以过多饮酒不仅升高甘油三酯水平,还增加肥胖症、高血压、心脏病和脑卒中的发生风险。另外,饮酒还容易成瘾,对家庭和社会产生严重危害。所以,血脂异常患者应当戒酒或限量饮酒。

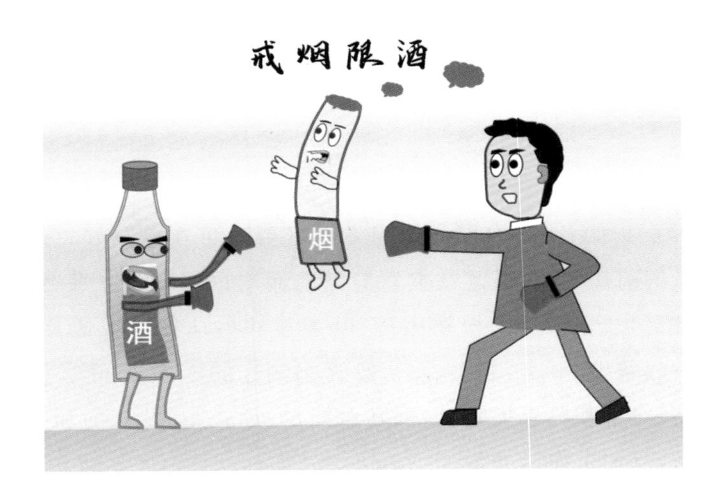

9.喝茶可以降血脂吗?

民间认为,茶叶具有醒脑提神、清热解暑、消食化痰、去腻减肥、降火明目等多种功效。研究发现,茶叶中含有茶多酚、茶色素和单宁酸等有益成分,具有一定的降血脂功效。但喝茶水降脂效果甚微,因为茶水中上述成分含量很低,达不到降血脂的剂量水平。茶叶种类繁多,其中绿茶和白茶所含茶多酚、茶色素、维生素和微量元素相对较多,在降血脂方面会有一定作用。喜好喝茶水的人通常饮水量充足,通过增加血容量可以稀释血脂浓度,降低血液黏稠度。需要注意的是,患者喝茶水时宜淡不宜浓,以免刺激胃肠道、影响休息。

10.血脂异常患者吃鱼油类保健品有用吗?

血脂异常患者,特别是高甘油三酯血症患者,建议食用高纯度鱼油制剂用于降血脂。鱼油中含有 ω-3 系列多不饱和脂肪酸,主要成分为 EPA 和 DHA,具有抑制脂肪酸合成,加速低密度脂蛋白胆固醇代谢的功效,从而降低血清总胆固醇、甘油三酯和低密度脂蛋白胆固醇水平。用于治疗血脂异常的鱼油制剂应为高纯度鱼油产品,建议选择 EPA+DHA 或 EPA 含量在 85%及以上的产品,每日推荐 ω-3 系列多不饱和脂肪酸摄入量为 2~4 g。市场上保健品多为低浓度鱼油,摄入同样有效剂量时会额外多摄入脂肪,增加能量摄入,有加重血脂异常的风险,故购买鱼油时需要咨询相关专家。

11.血脂异常患者注意节食就能好转吗?

血脂异常患者采取节食措施对控制体重和降低血清甘油三酯有一定帮助,但不改变现有的不良生活方式是很难真正解决血脂异常问题的。患者应从改变生活方式入手,多管齐下,既治标又治本,主要应做好以下五点:

(1)管住嘴:要及早改为健康饮食,严格限制高糖、高脂和高胆固醇食物的摄入,截断引起高血脂的源头。

(2)迈开腿:要养成规律性运动锻炼的习惯,将有氧运动和抗阻锻炼相结合,促进新陈代谢。

(3)减体重:超重和肥胖者要减少进食量,控制能量摄入,制订减重计划,逐步减至理想体重。

(4)戒烟:越早戒烟越早受益,同时要避免吸二手烟。

(5)限酒:饮酒不利于降血脂,最好戒酒,或限量饮酒。

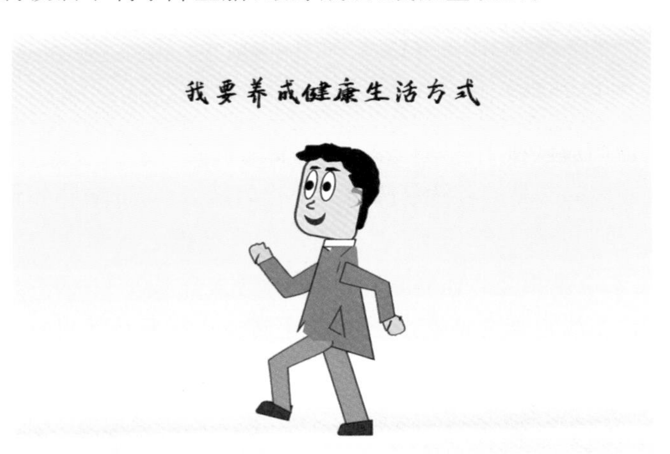

12.快步走可以降血脂吗?

快步走是一种中等强度的有氧运动,心率一般能达到100～140次/分,会使人感到微喘,特别适合肥胖者、中老年人、膝关节有损伤者、孕妇等人群。快步走不仅有助于增强心肺功能、预防骨质疏松,还可以增加能量的运动消耗,达到降低血脂的效果。需要注意的是,快步走之前要做好热身运动,结束时缓慢减速,并进行适量的放松活动。患者可以每天快步走6000步,时间控制在30～60分钟。为了保持理想体重和达到降血脂的目的,患者可每周进行5～7次、每次30分钟中等强度的运动锻炼,如快步走、跑步、游泳、打太极拳、做健身操等,可根据个人的年龄、性别、体形和活动能力进行选择。

13.血脂异常患者该如何调整饮食?

血脂异常与饮食有密切关系,营养治疗是血脂异常治疗的基础措施。血脂异常的营养治疗应遵循以下六条原则:

(1)患者应限制总能量摄入,增加运动耗能,保持健康体重。

(2)患者应每天摄入多种蔬菜和水果,保证机体获得丰富的膳食纤维,既能增强饱腹感,又能达到改善肠道菌群,保持排便通畅的目的。

(3)患者应减少精制米面的摄入,多吃全谷物和杂豆,以获取全面营养素,促进能量代谢。

(4)患者应适量吃精瘦肉、去皮禽肉、脱脂奶和豆类等,增加优质蛋白质来源。

(5)烹调时,患者应多选用大豆油、橄榄油和亚麻籽油等富含不饱和脂肪酸的植物油,避免食用动物脂肪、椰子油和棕榈油等,以减少胆固醇及饱和脂肪酸的摄入。

(6)患者应控制精制能量食品和钠盐摄入,做到限糖、限酒、限盐。

14.血脂是越低越好吗?

健康人的血脂应该在正常范围之内,并非越低越好。一方面,高密度脂蛋白胆固醇,即"好胆固醇",是一种抗动脉粥样硬化的脂蛋白,可将肝外组织中胆固醇运到肝脏代谢,由胆汁排出体外,其含量高反而降低患心血管病的风险。另一方面,胆固醇和甘油三酯都是人体必需的营养物质,太多或太少,都不利于健康。胆固醇是构成细胞膜的重要组成成分,还可代谢转变成胆酸和性激素等。胆固醇缺乏可导致细胞膜的弹性降低,使血管脆性增加,影响组织器官的正常生理功能,可能造成智力发育低下、免疫力下降、抑郁症、脑出血等。甘油三酯是体内储量最大和产能最多的能源物质，可以起到保护身体及内脏、滋润皮肤等作用。

15.血脂恢复正常后就可以放开肚子吃东西吗？

血脂异常患者通过服用降脂药和改变不良生活方式能使血脂恢复正常水平，但这并不意味着万事大吉，可以“放开吃”或“停药”了。良好生活方式只有长期坚持才能获得良好的健康收益。降脂药物需要在医生的指导下调整，一些高危人群或心血管疾病患者可能需要长期服药。所以，患者即使血脂恢复正常或达到目标值也不能放松警惕，还需要定期监测血脂，应每 6～12 个月复查一次，长期达标者可每年复查一次。

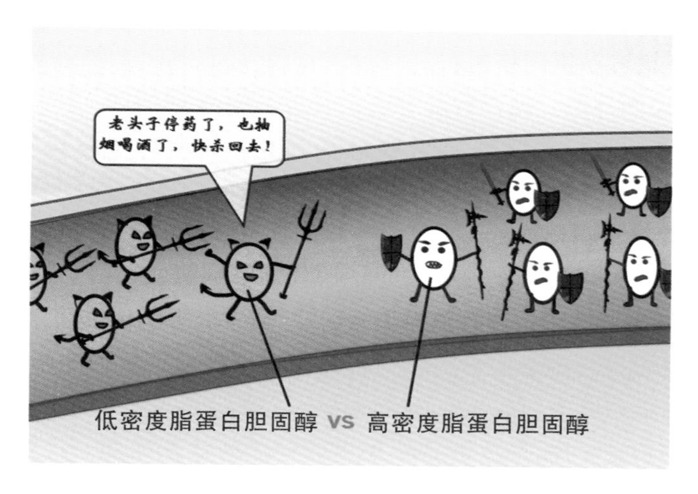

16.血脂低者多吃植物油就能恢复正常吗？

所谓血脂低多是指高密度脂蛋白胆固醇水平低于正常值。血脂低的人不能简单地靠多吃植物油去恢复至正常水平，还可能引发其他血脂成分的异常。血脂低除受遗传因素影响外，营养不良、吸烟、酗酒、增龄、雌激素缺乏、药物、糖尿病、肝炎、肝硬化等都可使高密度脂蛋白胆固醇水平下降。通过合理饮食、加强锻炼、戒烟限酒、治疗原发病等措施可以提升高密度脂蛋白胆固醇水平。血清总胆固醇和甘油三酯低于正常值的情况较少见，多由一些疾病状况或营养不良所引起。

（王子兵）

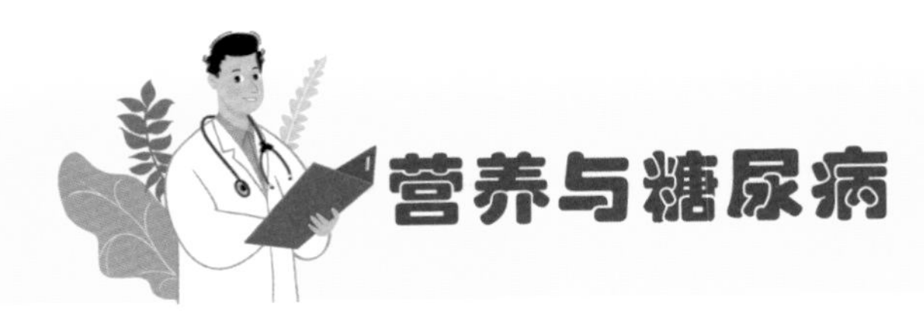

营养与糖尿病

1.什么是糖尿病?

近年来,“谈糖尿病色变”似乎已成为社会现象,因为糖尿病及其并发症确实让患者苦不堪言。听闻糖尿病,很多人会认为它是由日常食物中的糖类直接引起的疾病,实则不然。糖尿病是由遗传因素、免疫功能紊乱、微生物感染及其毒素、自由基毒素、精神因素等各种致病因子作用于机体,导致胰岛功能减退、胰岛素抵抗等而引发糖、蛋白质、脂肪、水和电解质代谢紊乱的综合征。因患者表现为血糖高于健康人群且尿液中含有葡萄糖,故名糖尿病。

糖尿病是一种以慢性高血糖为特征的代谢性疾病,主要包括 1 型糖尿病、2 型糖尿病、妊娠期糖尿病和其他类型糖尿病,通常大家所说的糖尿病是指 2 型糖尿病。对糖尿病的诊断主要是根据静脉血清中葡萄糖值而非指尖自测血糖值。糖尿病前期是介于糖尿病和正常血糖水平之间的一种代谢状态,包括空腹血糖受损和糖耐量受损,即血清指标还未到糖尿病诊断标准,但已存在血糖问题。糖尿病的诊断标准如下表:

糖尿病的诊断标准

诊断标准	静脉血葡萄糖或糖化血红蛋白
典型糖尿病症状:烦渴多饮、多尿、多食及不明原因的体重下降加上	
随机血糖	≥11.1 mmol/L
(或)空腹血糖	≥7.0 mmol/L
(或)糖耐量实验 2 小时血糖	≥11.1 mmol/L
(或)糖化血红蛋白	≥6.5%
若无明显糖尿病典型症状者,需重复检测确认诊断	

2.1 型糖尿病与 2 型糖尿病的区别是什么?

要区别 1 型糖尿病与 2 型糖尿病,首先要了解胰岛素的作用。胰岛素由胰腺 β 细胞分泌,其作用机制是抑制肝脏的葡萄糖合成,加速组织细胞对血液中葡萄糖的摄取、利用,或者转化成脂肪,从而降低血糖水平。当胰腺 β 细胞被破坏、功能缺陷时,体内胰岛素会分泌不足,不能完成降糖任务,这被称为胰岛素绝对缺乏;若胰腺 β 细胞能正常分泌胰岛素,但由于各种原因(如肥胖、激素水平异常等)使机体对胰岛素的敏感性减弱、胰岛素不能正常发挥作用或降糖作用减弱,则称之为胰岛素抵抗。

1 型糖尿病又叫"胰岛素依赖型糖尿病",多在儿童和青少年时期发病,是由于自身免疫因素导致了胰岛素绝对缺乏,一旦发病必须使用胰岛素治疗,且无有效的预防方式。2 型糖尿病可发生于任何年龄段,多见于成人,常在 40 岁以后发病,是由遗传、肥胖、不合理饮食、不良生活习惯等因素造成的以胰岛素抵抗为主要特征的糖尿病,可以通过改善生活方式来进行有效预防。

我得了1型糖尿病,
每天都要打胰岛素
我得了2型糖尿病,
医生让我改善自己
的生活方式

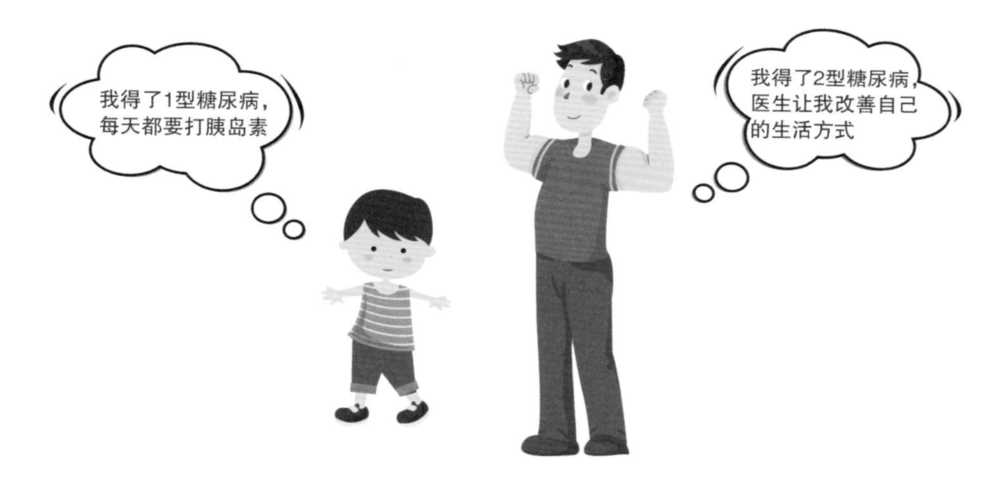

3.什么样的人易患糖尿病?

糖尿病的发病因素多种多样,具有某种因素特征的那些人被称作糖尿病高危人群:

(1)成年人中的糖尿病高危人群:有糖尿病前期史、年龄超过 40 岁、父母有糖尿病史、超重、肥胖尤其是腹型肥胖、缺少体力活动、有巨大儿分娩史或妊娠期糖尿病史、有高血压病史、血脂异常、长期使用治疗精神疾患的药物者等。

（2）儿童和青少年的糖尿病高危人群：自身肥胖、患黑棘皮病、母亲有妊娠期高血糖史、父母或祖辈患有糖尿病者等。

4.糖尿病有哪些主要表现?

糖尿病的症状如下文所述，其中典型症状是"三多一少"，即烦渴多饮、多尿、多食，体重下降。

（1）多饮、多尿、多食：患者血管内血糖升高后因渗透性利尿引起多尿，继而常感觉口干烦渴，饮水量和次数较平时明显增加，同时会感到饥饿难耐，进食后短时间内再次出现饥饿感，而且饭量增大。

（2）体重下降：患者胰岛功能受损，不能正常利用葡萄糖，导致机体能量缺乏，机体便通过分解脂肪和蛋白质产生能量，从而出现疲乏无力，体重明显下降。

（3）视力减退：患者血糖升高较快时，会使眼房水、晶状体渗透压发生改变，引起屈光系数改变，导致视力模糊、近视加重等。

（4）皮肤干燥、瘙痒：血糖过高会使皮肤细菌增生，易发生感染，出现皮肤瘙痒、干燥，发痒部位多在手脚和小腿，涂抹保湿产品不能缓解，女性易出现外阴瘙痒。

1 型糖尿病患者的发病症状更典型，2 型糖尿病多为隐匿性起病。因此，建议 40 岁以上，或糖尿病高风险人群应积极参与筛查，或定期到医院做检查。

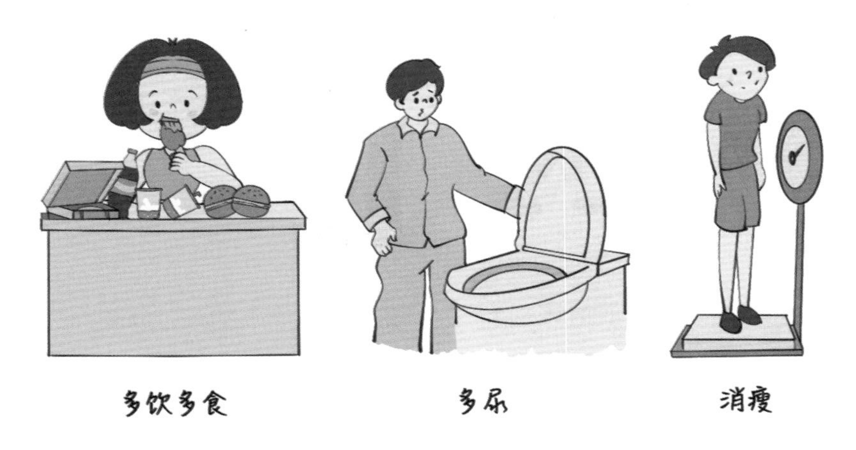

5.高糖饮食会直接导致糖尿病吗?

虽然高糖饮食不会直接导致糖尿病，但糖类在糖尿病的发生和发展中确实扮演着重要角色，因为进食高糖食物会让血糖在短时间内急剧升高，机体对此的反应是迅速分泌更多的胰岛素来降低血糖，这实际上是加重了胰岛的负担。不难理解，胰岛细胞分泌胰岛素的能力是有限度的，而频繁地吃大量高糖食物就是在反复刺激胰岛素分泌，久而久之就会损害胰岛的分泌功能，致使血糖水平居高不下。此外，因经常高糖饮食在促发肥胖后，会导致胰岛素抵抗，通俗地说，就是正常水平的胰岛素不能促使血液中葡萄糖进入肌肉和脂肪细胞内部参与生成能量的代谢过程，以致血糖水平难以降低，结果发生糖尿病。一项长达八年的调查研究发现，每天喝一罐以上甜饮料的人，相比于几乎不喝甜饮料的人，罹患糖尿病的风险增加一倍。所以，合理限制高糖食物对于糖尿病的防控是非常必要的。

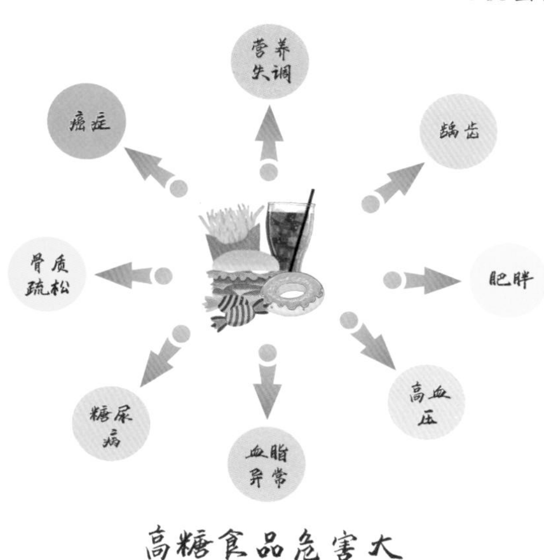

高糖食品危害大

6.吸烟、饮酒对糖尿病有影响吗?

尼古丁是香烟中的主要成分，可作用于胰腺β细胞，影响胰岛素正常分泌。尼古丁暴露也会损害胰岛素的敏感性，增加胰岛素抵抗，因此会增加糖尿病的发病风险。烟雾成分可与血管内皮细胞直接接触，导致血管内皮损伤，加上糖尿病患者长期高血糖对血管刺激，进而造成糖尿病血管并发症的发展。

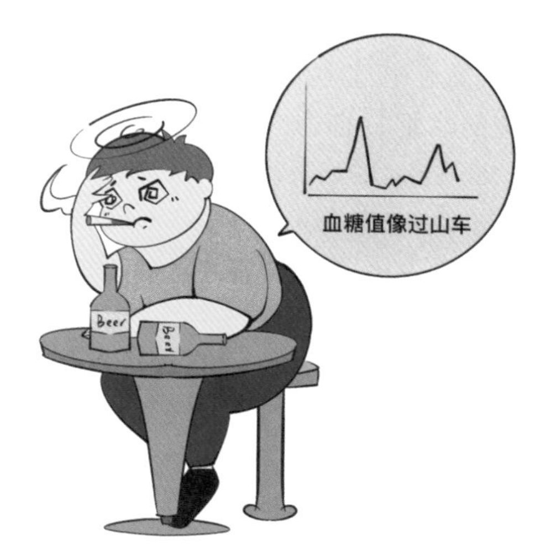

过量饮酒会导致肝脏受损，以及损伤胰腺功能，影响胃肠道消化能力，进而发生糖类、脂质代谢紊乱，导致脂肪肝、胰腺炎，且酒精会影响胰岛素的正常分泌。若患者饮酒的同时吃许多食物，加上酒精本身也含有较高能量，则很

容易导致高血糖。因此,饮酒会使血糖忽高忽低,不利于血糖控制,过量饮酒还可能造成酒精性酮症酸中毒,严重者可致昏迷。

7.若血糖控制不好,会对身体有什么危害?

2 型糖尿病起病隐匿,早期不易被发现,若发现后仍未有效控制血糖,会使机体长期处于高血糖状态,引发诸多不良后果和并发症。一旦出现并发症,特别是慢性并发症,患者的生活质量将大大降低,严重者可能危及生命。

糖尿病的并发症包括急性并发症和慢性并发症:

(1)急性并发症:主要包括糖尿病酮症酸中毒和高渗高血糖综合征。

(2)慢性并发症:主要包括微血管病变和大血管并发症。微血管病变可累及全身各组织器官,主要表现在视网膜、肾、神经和心肌组织,其中糖尿病肾病和糖尿病视网膜病变尤为重要,严重者可进展为尿毒症或失明。大血管并发症包括脑血管病变、心脏病变、下肢血管病变即糖尿病足等。

8.糖尿病可以预防吗?

有糖尿病高风险和处于糖尿病前期的人群,可以通过自我监测、调整饮食、运动及调整生活方式预防糖尿病的发生。

(1)自我监测:处于糖尿病前期的患者,需每年定期检查是否进展为 2 型糖尿病,学习糖尿病相关知识,规律监测血糖和体重。

(2)保持正常体重:肥胖者更易患糖尿病,超重、肥胖症患者多合并高脂血症、高血压、脂肪肝,这都是糖尿病的高危因素。因此,控制总能量摄入,制订合理的减重目标,达到或维持理想体重,保持标准腰围(男性<90 cm,女性<85 cm),禁烟限酒,维持健康生活方式都是预防糖尿病的重要措施。

(3)合理饮食:合理安排餐次,限制精制糖和碳水化合物的摄入量,减少脂肪摄入占比,增加全谷类食物、富含蛋白质食物、高膳食纤维及维生素和矿物质的摄入,可以有效维持血糖稳定。

(4)适量运动:运动可以提高机体对胰岛素的敏感性,降低胰岛素抵抗,改善血脂水平和心血管功能,预防糖尿病。患者每天应进行 30 分钟中等强度的运动,运动时心率可达到 120～150 次/分钟,推荐每周运动 5～7 次。运动时要循序渐进,时间由短到长、运动量由小到大。运动方式为有氧运动结合抗阻运动,有氧运动包括步行、快走、慢跑、游泳、骑自行车,抗阻运动可选择举哑铃、拉弹力带、靠墙深蹲、坐姿抬腿、引体向上等。

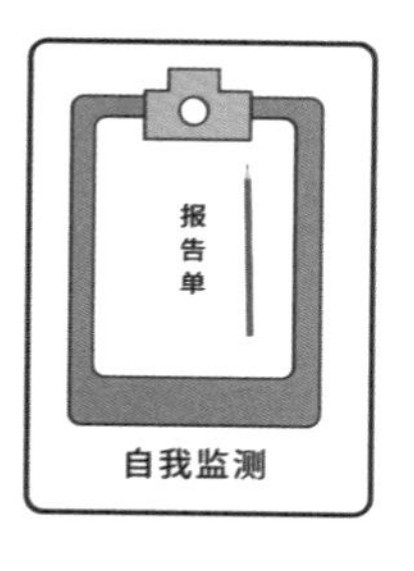

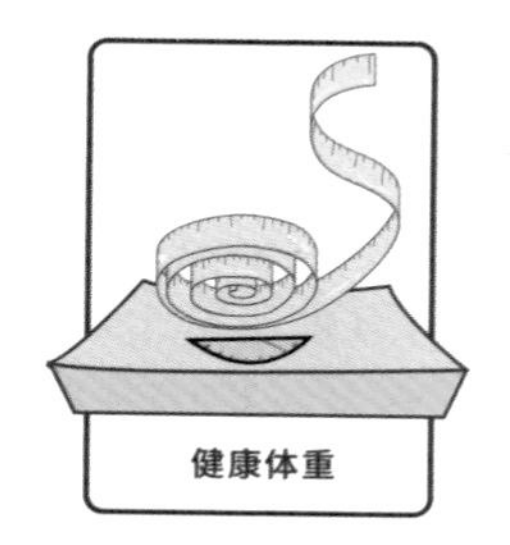

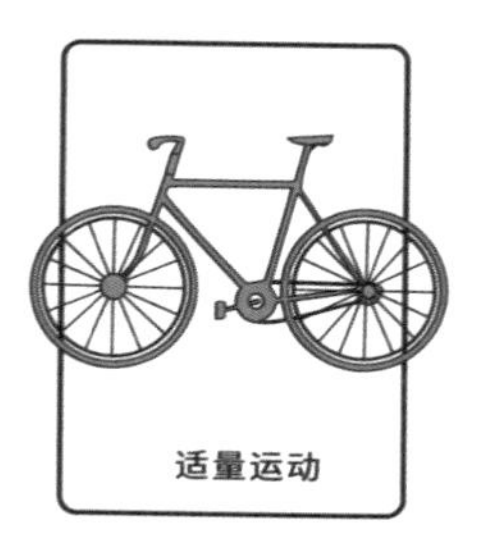

糖尿病预防大于治疗

9.如何进行糖尿病筛查?

日常体检通常只检测空腹血糖,漏诊率较高,应到正规医院内分泌科,由专科医生进行尿常规、空腹血糖、糖化血红蛋白、糖化血浆蛋白,以及口服 75 g 葡萄糖耐量试验 2 小时血糖等指标的检查,并解读结果。若筛查结果为正常,则建议每 3 年复筛一次;若筛查结果为糖尿病前期,则需每年复筛一次,并要接受医学营养治疗指导、生活方式管理和健康知识宣教。

有关糖尿病的主要检测指标的临床意义如下:

(1)尿糖检测:尿糖阳性提示血糖水平超出肾脏对葡萄糖重吸收的上限,尿中出现了葡萄糖。

(2)口服 75 g 葡萄糖耐量试验:检查前连续 3 天正常饮食(每日进食碳水化合物不少于 150 g),进行检查前禁食 8 小时以上,先于早 9 点前检测空腹血糖;检查期间静坐、禁烟,5 分钟内口服含有 75 g 无水葡萄糖粉的溶液 300 mL,分别于服糖后 1 小时、2 小时抽取静脉血测血糖。

(3)糖化血红蛋白和糖化血浆蛋白检测:糖化血红蛋白反映近 8～12 周平均血糖水平,检测时不需空腹,但易受检测方法、贫血、年龄等因素影响,不能反映血糖波动情况或是否发生过低血糖。糖化血浆蛋白反映近 2～3 周内平均血糖水平。

10.减重有利于糖尿病的防治吗?

我国成年人糖尿病的患病率是 12.8%,糖尿病前期人群占成年人的 1/3,糖尿病前期人群中超过 60%属于超重或肥胖体形。从机制上来说,引发糖尿病的相关代谢紊乱因素(胰岛素抵抗和胰腺 β 细胞功能障碍)与脂肪细胞的功能异常密切相关，但代谢紊乱会随着体重减轻而好转。因此，减重对于超重、肥胖的 2 型糖尿病和糖尿病前期人群来说是非常重要的。

美国糖尿病协会（ADA）建议，对于已经超重或肥胖但目前无高血糖风险的人群，通过改善生活方式将体重减轻 7%，将有助于降低糖尿病的发生风险；对于已经处于糖尿病前期的超重或肥胖人群，减重目标应设定为 7%～10%，才能有效降低 2 型糖尿病的患病风险；对于因体重超标问题而导致的 2 型糖尿病患者，建议将体重减轻 15%左右。

建议超重或肥胖人群，尤其是 2 型糖尿病患者到医院减重门诊咨询，营养医师会根据血液检查等指标，给咨询者制订个体化的减重方案。

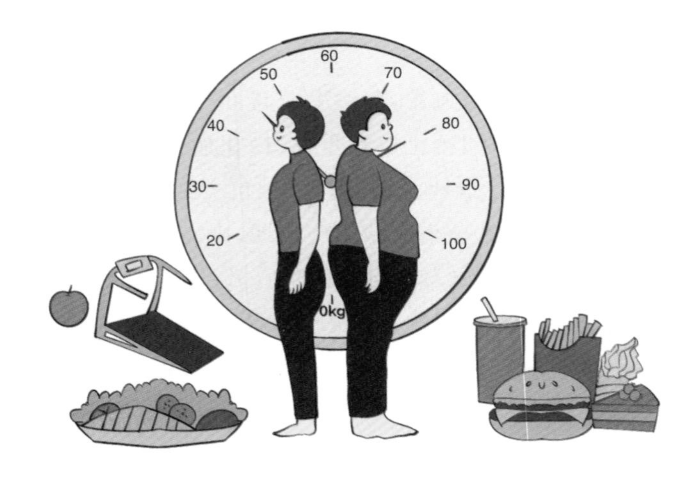

11.糖尿病患者想吃甜食时该怎么办?

若糖尿病患者又想吃甜食，又要避免血糖骤增，可以选择合适的甜味剂（代糖）来代替。常见的代糖按照能否提供能量分为以下两大类：

（1）营养性代糖：包括山梨糖醇、木糖醇和赤藓糖醇等，是来源于果蔬中的碳水化合物，甜度是蔗糖的 0.5～0.95 倍，相较于蔗糖吸收缓慢、升糖幅度低，每克能提供 8.4～16.7 kJ（2～4 kcal）热量，血糖稳定的糖尿病患者可少量食用，食用过量会引起腹胀、腹泻等胃肠道不适。

（2）非营养性代糖：包括糖精、阿斯巴甜、安赛蜜、三氯蔗糖等，有甜度高、能量低的特点，但人工合成甜味剂的安全性较低，已有研究证明可能会增加心血管疾病与癌症的患病风险。代糖食品宣称“零糖、零脂、零卡”，虽然减少了对蔗糖的摄入，但也带来了某些潜在的健康风险。因此，喜欢甜食的糖尿病患者要养成看配料表的习惯，限制添加糖和甜味剂的摄入，并逐渐减少对甜食的依赖。

12.糖尿病患者应该怎样饮食？

合理地控制饮食有益于延缓糖尿病病情的发展，尤其是轻型患者仅控制饮食也可达到控制血糖的目的，具体做法主要有以下几点：

（1）合理控制总能量是糖尿病营养治疗的首要原则：糖尿病患者的每日能量应按照 104～125 kJ/kg（25～30 kcal/kg）标准体重计。标准体重（kg）＝身高（cm）－105。尤其是超重、肥胖的患者，应通过控制总能量摄入来维持合理体重，并在 3～6 个月内减轻体重的 5％～10％。

（2）主食限量，粗细搭配：糖尿病患者必须摄入一定量的碳水化合物，以占总能量的 45％～60％为宜，应选择粗细搭配的主食，白米、白面等细粮与粗粮（黑米、荞麦、燕麦米、玉米糁、藜麦等），或与杂豆（红豆、绿豆、蚕豆、芸豆等）制成二米饭或杂粮馒头，其中粗粮或杂豆应占 1/3～1/2。

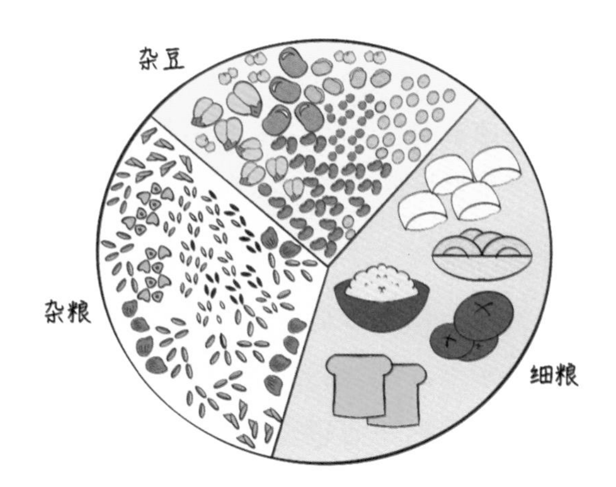

（3）每天吃奶类、大豆及其制品，常吃鱼、禽、蛋和瘦肉：糖尿病患者因对葡萄糖有利用障碍，所以蛋白质的消耗会增加，因此必须保证充足的蛋白质摄入，占总能量的 15％～20％，其中至少 1/3 来自优质蛋白质食物，如奶、蛋、瘦肉及豆制品。患者应每天摄入 300～500 mL奶或相当量的奶制品，25 g 大豆相当量的豆制品；鱼类和瘦肉含蛋白质丰富，易于消化，可多食用；每日吃 1～2 个鸡蛋。若为合并糖尿病肾病的患者，则应根据肾功能损害程度限制蛋白质摄入量，一般为每日0.6～0.8 g/kg。

（4）油脂不超量：多数糖尿病患者都属于超重、肥胖体形，故脂肪供能比不要超过30%，烹饪用油每日为20～25 g，应交替食用含不饱和脂肪酸的橄榄油、菜籽油、花生油、玉米油及坚果等。

（5）多吃富含膳食纤维和维生素的蔬菜、水果：患者每天摄入蔬菜要达到500 g，其中深色绿叶蔬菜要占一半以上；血糖平稳的糖尿病患者，每日可于两餐之间吃200 g低GI的水果。

（6）少食多餐：糖尿病患者不宜每餐过饱，两餐之间可加餐1～2片纤麸饼干，或15 g坚果，或1个黄瓜、西红柿，1杯低脂奶或无糖酸奶。

13.调整进食顺序有利于降低餐后血糖吗？

进食会使血糖升高，同时刺激胰岛素分泌以降低血糖。此外，胃肠道消化吸收某些蛋白质或蛋白质分解生成的氨基酸达到一定浓度时，也能诱导胰岛素分泌。因此，若用餐时调整进食顺序，先吃蔬菜和含蛋白质丰富的低GI食物，不会使血糖快速升高，反而会促使胰岛素提前分泌，等再吃主食时，胰岛素已提前就位，能及时处理吸收进入血液的葡萄糖，使得进餐后血糖会相对平稳。并且，先进食富含膳食纤维的蔬菜，会产生较强的饱腹感，延缓胃排空；蛋白质和脂肪的摄入，会促进肠促胰素（如GLP-1）的分泌，促使胰岛素合成、分泌，抑制胰高血糖素分泌，延缓葡萄糖吸收，抑制餐后血糖骤升。

14.若不吃主食，能更好地控制血糖吗？

南方医科大学南方医院开展的一项包含1.6万人的关于健康与营养的观察性研究表明，每日摄入碳水化合物提供能量的百分比与新发糖尿病的风险有密切关系，当碳水化合物供能比在49%～56%范围内，发生糖尿病的风险最低；碳水化合物供能比过高或过低，都会增加糖尿病的发病风险。由此看出，不吃或只吃少量主食，并不能更好地控制血糖，将碳水化合物供能比控制在50%～60%范围内是较适宜的。

从维持身体健康的角度来说，根据食物中碳水化合物在体内消化吸收后产生的影响，可分为高质量碳水化合物和低质量碳水化合物。高质量碳水化合物是指存在于蔬菜、水果和全谷物等食品中的非淀粉多糖，主要包括纤维素、半纤维素、木质素、果胶、树胶和抗性淀粉等，统称为膳食纤维，这些物质能够延缓肠道对葡萄糖的吸收，提高胰岛素敏感性，改善脂质代谢、促进能量平衡。低质量碳水化合物是指精加工谷物、淀粉类蔬菜和糖类食品中的淀粉和精制糖，它们在肠道很容易被消化吸收，能使血糖快速升高、刺激胰岛素分泌量增加，结果导致脂肪堆积。因此，建议大家在适宜的碳水化合物摄入量范围内，多进食富含高质量碳水化合物的蔬菜、水果和全谷物等食品，从而预防 2 型糖尿病的发生。

15.烹调方式对血糖有影响吗?

同一种食物用不同的烹饪方式，其血糖生成指数也会发生变化。糖尿病患者烹调食物时宜采用蒸、煮、氽、焖、炒、炝等，不宜用煎炸、烘焙、油滑、糖醋等方式，也不宜勾芡。食物出锅前勾芡能使汤汁浓缩、食物色泽更鲜亮，但勾芡的本质是淀粉糊化，增加的淀粉会直接转化成葡萄糖，被消化吸收后可引起血糖快速升高。另外，食物切得越细碎、烹饪时间越长，食物制熟后会越软烂、易于消化吸收，但也会导致餐后血糖快速升高。

16.糖尿病患者能吃什么水果?

水果中含有丰富的糖类、膳食纤维及维生素等营养成分，是必不可少的食物种类。《中国居民膳食指南(2022)》推荐成人每日摄入 200～350 g 水果。因此，血糖水平稳定、餐后 2 小时血糖控制在 10 mmol/L 以下的糖尿病患者，可在两餐之间(餐后 2 小时)根据不同水果的 GI 和血糖负荷(GL)来选择适宜的水果。

GI＞70 为高生糖指数，GI 在 55～70 为中生糖指数，GI＜55 为低生糖指数。GI 高的食物，进入胃肠道后消化快、吸收好，葡萄糖会迅速进入血液；GI 低的食物在胃肠道内停留时间长，葡萄糖进入血液的速度慢、峰值低。

食物的含糖量与 GI 值共同决定了食物的 GL 高低(GL＝摄入食物中碳水化合物的质量×食物的 GI 值/100)，GL 能综合反映食物对血糖的影响。对 GL 值较低的水果，建议每次进食不超过 100 g，每日两次；对 GL 值较高的水果，建议偶尔进食，每天不超过 100 g。

常见水果的 GI 和 GL 如下表：

常见水果的GI和GL

食物名称	GI	含糖量/(g/100 g)	GL	食物名称	GI	含糖量/(g/100 g)	GL
枣(干)	103	67.8	69.83	西瓜	72	6.8	4.90
杏干	31	83.2	25.79	橙子	43	11.1	4.77
菠萝蜜	75	25.7	19.28	石榴	35	13.6	4.76
芭蕉	53	28.9	15.32	梨	36	13.1	4.72
榴莲	49	28.3	13.87	哈密瓜	56	7.9	4.42
枣(鲜)	42	30.5	12.81	柑	43	10.2	4.39
山楂	50	25.1	12.55	甜瓜	56	6.2	3.47
椰子	40	31.3	12.52	火龙果	25	13.3	3.33
山竹	67	18	12.06	葡萄	43	7.2	3.10
香蕉	52	20.8	10.82	桃	28	10.1	2.83
荔枝	57	16.6	9.46	西梅	25	10	2.50
龙眼	53	16.6	8.80	柚子	25	9.5	2.38
猕猴桃	52	14.5	7.54	樱桃	22	10.2	2.24
菠萝	66	10.8	7.13	柠檬	34	6.2	2.11
芒果	55	12.9	7.10	李子	24	8.7	2.09
杏	57	9.1	5.19	草莓	29	7.1	2.06
奇异果	35	14.5	5.08	牛油果	27	7.4	2.00
苹果	36	13.7	4.93	木瓜	25	7.2	1.80
蓝莓	34	14.5	4.93				

注:绿色部分为推荐食用,橙色部分为限制食用,红色部分为不推荐食用。

17.糖尿病患者如何根据食品标签选择食物?

市场上宣称低糖、无糖的食品越来越多,令人眼花缭乱,对此糖尿病患者要学会鉴别。糖尿病患者在选择食品时,一定要注意营养成分表中能量、脂肪的百分含量值及其NRV%。NRV%是指一定量该食品能提供的营养成分占每日营养素参考值(NRV)的百分比。每天能量和营养素摄入量以不超过100%为目标。在购买食品时,应尽量选择能量、脂肪的NRV%值较低的食品。

糖尿病患者还应注意食品中是否含有反式脂肪酸。凡在配料表里标有人造脂肪、人工黄油、人造奶油、氢化植物油、氢化棕榈油、植脂末、起酥油等成分的食品，都含有反式脂肪酸，凡其含量达到一定水平的，必须要标示在营养成分表中。反式脂肪酸可增加肥胖症、心血管疾病、糖尿病等疾病的发病率。若食品标签中出现了上述成分，需谨慎购买。

（路赵硕）

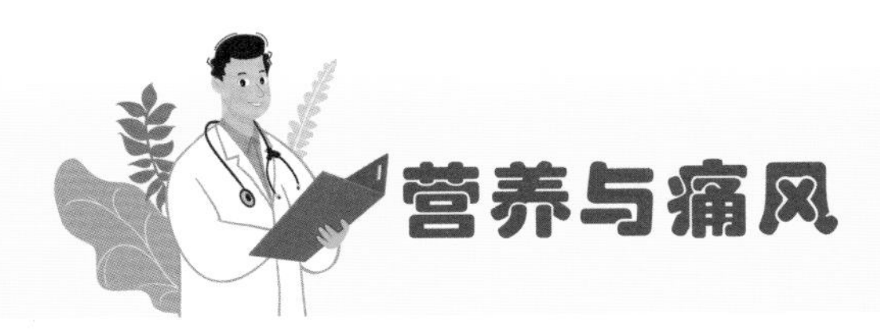

营养与痛风

1.什么是尿酸?

嘌呤是细胞内核酸的组成部分,几乎所有动、植物细胞中都含有嘌呤成分。尿酸是嘌呤代谢的最终产物,主要由细胞代谢分解核酸和其他嘌呤类化合物,以及食物中的嘌呤分解产生。正常情况下,血液中的尿酸会经肾脏和肠道排出体外,每天尿酸的产生和排出量都维持一定的平衡。正常人体内尿酸容纳量约为 1200 mg,每天新产生 750 mg,其中 75%经肾脏清除,35%经肠道排出体外。尿酸生成过多或排泄减少,均会使体内尿酸聚集,发生高尿酸血症或痛风。

嘌呤分为内源性嘌呤和外源性嘌呤,内源性嘌呤由人体代谢产生,占 80%,但内源性嘌呤大多数经过体内代谢后合成核酸,被组织细胞重新利用,仅少部分被分解成尿酸。来自食物的外源性嘌呤虽仅占体内嘌呤的 20%,但大部分被氧化生成了尿酸,很少被机体利用。因此,从食物中摄入嘌呤的多少,会直接影响机体血尿酸浓度。

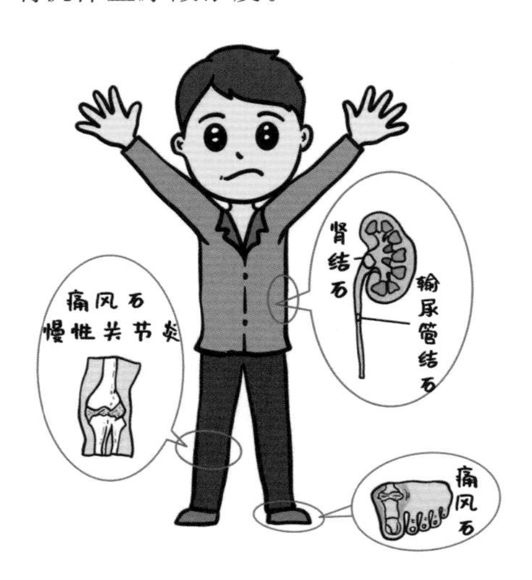

2.什么是高尿酸血症和痛风?

高尿酸血症是嘌呤代谢紊乱引起的代谢异常综合征。无论男女,非同一天内两次血尿酸值大于 420 μmol/L,称之为高尿酸血症。当尿酸超过其在血液或组织液中的饱和度时,可在关节局部形成尿酸钠晶体并沉积,诱发局部炎症反应和组织破坏,称为痛风,临床表现为急性发作性关节炎、痛风石形成、痛风石慢性关节炎、尿酸盐肾病和尿酸性尿路结石等。若无症状的高尿酸血症患者，经关节超声、双能 CT 或 X 线检查发现有尿酸钠晶体沉积和(或)痛风性骨侵蚀，可诊断为亚临床痛风。

3.高尿酸血症等于痛风吗?

高尿酸血症与痛风是同一疾病的不同状态，是一个连续、慢性的病理生理过程。虽然痛风是由于血液尿酸水平长期过高引起的，但尿酸排出量受年龄、性别、身体状况、遗传、肾脏功能等多种因素的影响，有相当一部分高尿酸血症患者终身不出现关节炎等明显症状，称为无症状高尿酸血症。调查研究发现，约有 1/3 的高尿酸血症患者会发展为痛风。

4.痛风的危险因素有哪些?

(1)年龄和性别：痛风发作常见于 40 岁以上的男性。研究表明，雌激素能促进尿酸排泄，并可抑制关节炎发作，而雄激素会抑制肾脏对尿酸的排泄，导致尿酸在体内堆积，形成尿酸盐结晶。因此，男性痛风患者的比例远高于女性。但绝经后的女性，雌激素水平降低，尿酸水平接近男性，发生痛风的概率也会增加。

(2)饮食：过量吃肉类和海鲜等食物会增加外源性嘌呤摄入，使体内尿酸增多；酒精会使体内乳酸增加，与尿酸产生竞争，抑制尿酸排出；含糖饮料、果汁中的果糖具有同样竞争性，进而抑制尿酸排出，增加患痛风的风险。

(3)超重和肥胖：超重、肥胖者体内多有内分泌紊乱，激素水平异常，会抑制尿酸排泄，使体内尿酸聚集超过正常水平，导致高尿酸血症和痛风。研究显示，体重增加是痛风发生的独立危险因素，减轻体重可降低发病风险。

(4)基础性疾病：高血压和糖尿病、心血管疾病、肾功能不全等慢性病，都会增加患痛风的风险。

(5)某些药物：常用于治疗高血压的噻嗪类利尿剂、低剂量的阿司匹林都可能升高尿酸水平。

(6)家族史：高尿酸血症和痛风是遗传和环境因素共同作用导致的复杂性疾病，是一种多基因相关的疾病，具有一定的家庭聚集患病现象。内在遗传与外在环境因素两者的比例约为 55%和 45%，尤其是痛风的发生，与环境因素的关系更为密切。

5.无症状的高尿酸血症需要治疗吗?

对于无症状的高尿酸血症患者,首选营养治疗,如调整饮食、控制体重等。若无症状的高尿酸血症患者,血尿酸水平超过 540 μmol/L 或血尿酸水平超过 480 μmol/L 且有下列并发症之一,如高血压、脂代谢异常、糖尿病、肥胖症、脑卒中、冠心病、心功能不全、尿酸性肾石病、肾功能损害(CKD≥2 期),就应开始用降尿酸药物治疗。

临床观察发现,血尿酸水平长期控制在 360 μmol/L 以下时,不仅可以使尿酸盐晶体变小、溶解,还能避免新的结晶生成。因此,建议痛风及亚临床痛风患者要将血尿酸水平控制在 360 μmol/L 以下,严重痛风患者要控制在 300 μmol/L 以下,但不推荐将血尿酸控制在 180 μmol/L 以下。

6.高尿酸血症只会引起痛风吗?

血尿酸过高除了导致痛风外,还可在肾脏沉积引发急性肾病、慢性间质性肾炎或肾结石,称为尿酸性肾病。许多证据表明,高尿酸血症和痛风是慢性肾病、高血压、心脑血管疾病和糖尿病等疾病的独立危险因素,是过早死亡的独立预测因子,也是导致全身多系统损害的致病因素。

7.痛风发作的诱因有哪些?

痛风是否发作取决于以下多种因素:

(1)酗酒:酒中的乙醇可促使嘌呤加速分解而使尿酸增多,同时乙醇代谢可使乳酸浓度增高,抑制肾脏对尿酸的排泄,加之酒本身就含有嘌呤,所以酗酒常引起急性痛风发作,故应严格限制饮酒。

(2)暴饮暴食:一次性摄入大量高嘌呤食物,如海鲜、啤酒、牛羊肉等,可使血尿酸快速升高。此外,食物的烹饪加工方式也影响嘌呤的摄入量,如肉汤中嘌呤含量远高于肉本身,因此痛风患者应避免食用肉汤、火锅等汤类。

(3)维生素和矿物质:维生素与痛风有着密切的关系,当 B 族维生素、维生素 C、维生素 E 缺乏时,容易导致尿酸排出减少,诱发痛风发作,过量摄入维生素 B_1 和维生素 B_2 也会干扰尿酸的正常排泄,使之排出量减少。矿物质严重缺乏,如钙、锌、碘、铁等缺乏可引起核酸代谢障碍,使嘌呤生成增加,诱发痛风发作;但是铁摄入过量或铁在体内过多积蓄也可影响尿酸合成与排泄,诱发痛风。

(4)着凉:关节局部温度较低时,血液中的尿酸容易在关节处析出形成尿酸盐结晶,进而导致痛风发作。醉酒后着凉是痛风发作的常见诱因。

(5)关节损伤:关节受到损伤时,关节腔中白细胞增多,尿酸刺激白细胞产生炎症因子,诱导炎症发生,引发痛风。

(6)高强度工作:熬夜、持续高强度工作可使机体疲劳、作息紊乱,导致能量消耗增多、免疫力下降、代谢废物堆积、干扰尿酸排泄,结果诱发痛风。

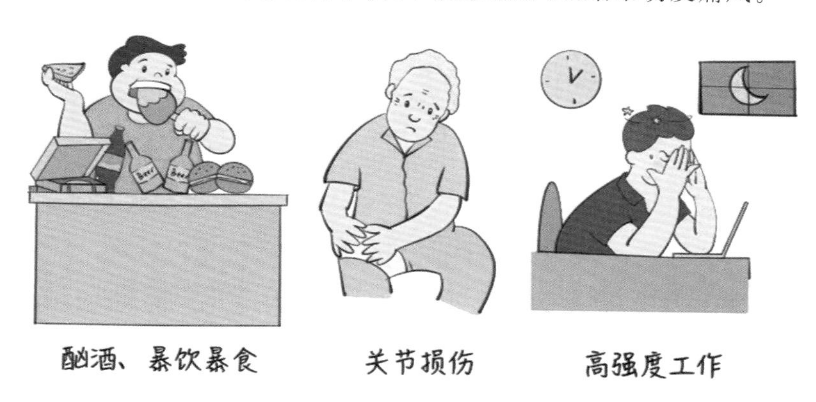

8.为什么痛风患者也需要减体重?

身体处于超重和肥胖状态的患者会增加痛风发生的风险。研究表明,减少能量摄入和减重,即使没有过分限制富含嘌呤的食物摄入,也可以降低血尿酸水平,减少痛风发作次数,同时减重也减少了体重对关节的整体压力。身体超重、肥胖的高尿酸血症、痛风患者在减重时应循序渐进,不宜采用生酮膳食和剧烈运动的方式减重,以避免脂肪过多分解产生酮体等酸性代谢产物和剧烈运动后产生的乳酸堆积,这些酸性物质会竞争性抑制肾小管的尿酸分泌,诱导痛风发作。

9.高尿酸血症和痛风患者应如何饮食?

高尿酸血症和痛风是与饮食密切相关的慢性病,所以在饮食上要做到:

(1)控制能量摄入:超重、肥胖的痛风患者应适当减重,每日能量摄入按104～125 kJ/kg(25～30 kcal/kg)计。

(2)低脂肪、低蛋白饮食:大约有70%的痛风患者伴有高脂血症,且高脂饮食同样影响尿酸排泄,导致血尿酸升高,故应低脂饮食,每日脂肪摄入量限制在40～50 g,占总能量的20%～25%;同时,应通过限制蛋白质摄入量来控制外源性嘌呤的摄入,蛋白质每日摄入量可按0.8～1.0 g/kg计。建议优先选择牛奶、鸡蛋及植物蛋白质。

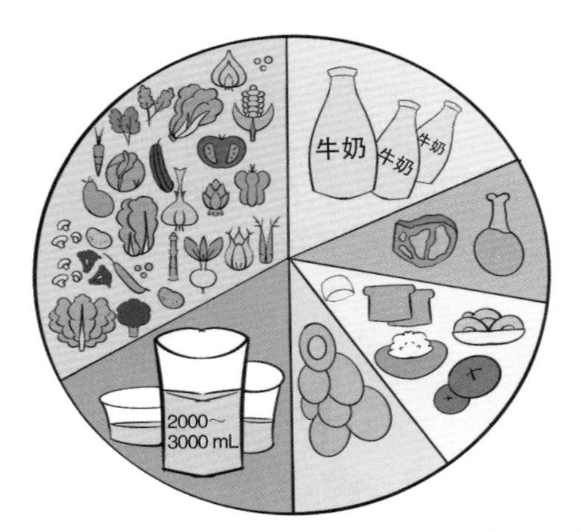

(3)低盐饮食：痛风患者多伴有高血压，故宜少盐饮食。食盐摄入过多后尿钠增加，在肾内与尿酸结合形成尿酸钠，易沉积于肾脏造成肾脏损害，每日食盐摄入量不要超过 5 g。

(4)低嘌呤饮食：痛风发作急性期应严格限制嘌呤摄入量，不超过 150 mg/天。

(5)足量饮水：尿酸水溶性较低，必须保证有足够的尿量才能促使尿酸排出。建议无肾脏病、心力衰竭等禁忌的患者，少量多次饮水，每天饮水量 2000～3000 mL，尿量维持在 1500 mL 以上。睡前或半夜适量饮水可防止尿液浓缩，可以有效预防尿路结石形成。

(6)限酒：血尿酸高、痛风患者应严格限酒，尤其要限制喝啤酒和蒸馏酒(白酒)。

10.高尿酸血症和痛风患者可以吃豆制品吗？

许多高尿酸或痛风的患者认为豆类食品嘌呤含量高，不能吃。但研究表明，食用豆类及其制品并不会导致痛风发作，植物性食物中嘌呤比肉类嘌呤造成痛风的风险要低。因此，对于高尿酸、痛风人群来说，可少量吃豆类及其制品。在豆制品的加工制作、烹煮过程中，一部分嘌呤会溶于水而被去除。所以，患者在吃大豆及其制品时，可将其提前用水浸泡数小时，弃水后再烹制，但不宜对其进行长时间熬煮，也不要搭配大量肉类或其他高嘌呤食物。

11.高尿酸血症和痛风患者能吃动物性食品吗？

高尿酸血症和痛风患者是可以吃动物性食品的，但要熟知其中嘌呤的含量水平，做到合理食用：

(1)禁忌食用高嘌呤的动物性食品：要忌食动物脑、肝脏、肾脏等，部分海鲜(凤尾鱼、沙丁鱼、牡蛎、小虾、鱼干等)和浓汤(浓肉汤、浓鸡汤、鱼汤、火锅汤等)。

(2)少吃加工肉类：加工肉类中盐分、嘌呤含量均较高，痛风患者不宜大量食用。

（3）适量食用中嘌呤的动物性食品：对猪、牛、羊等畜肉，水产品（鳝鱼、鳊鱼、鲈鱼、鲤鱼、三文鱼、螃蟹等），禽肉（鸡、鸭、鹅、鸽子）等，可进行焯水弃汤处理后适量食用。若痛风患者处于急性发作期，需避免食用畜肉和鱼虾类，但可少量食用禽肉（50～100 g/d）。

（4）放心食用低嘌呤的动物性食品：对蛋类、奶及奶制品、海参、海蜇皮等可放心食用，其中奶类、蛋类是痛风患者所需优质蛋白质的主要来源。

12.痛风患者能吃调味品吗?

在烹饪加工食品中必然要使用调味品，但需要慎重选用以下含嘌呤较高的调味品：

（1）蚝油：蚝油是由牡蛎浓缩加工制作而成，在烹饪过程中适当放入蚝油会有提鲜的作用。但耗油其实是“嘌呤大户”，100 g 耗油中嘌呤含量大于 150 mg，若在烹饪菜肴时经常使用耗油，就会增加嘌呤的摄入量，易诱发痛风。

（2）豆豉酱：豆豉酱的原料为黄豆，黄豆本身嘌呤含量较高，加工过程中添加了大量的盐，易生成尿酸盐晶体沉积，造成肾脏损伤。

（3）鸡精：鸡精通常由味精、有机酸盐、呈味核苷酸二钠、糖及香辛料制成，每100 g 鸡精含嘌呤 518 mg，且核苷酸最终代谢产物为尿酸，食用过多会加重尿酸堆积、痛风发作。

（4）黄酒：黄酒是料酒之一，其含有的酒精会抑制尿酸排出，增加痛风发作的风险。酒精饮料中嘌呤含量从高到低依次为陈年黄酒、啤酒、普通黄酒、白酒。

13.痛风患者应如何进行运动锻炼?

运动和锻炼是高尿酸血症和痛风患者的非药物治疗措施之一。研究表明，低强度的有氧运动可降低痛风发病率，而高强度运动可使尿酸排泄减少、血尿酸水平升高，反而增加痛风的发病风险。高尿酸和痛风患者应养成规律运动的习惯，从低强度开始，逐渐过渡至中等强度，避免剧烈运动；中等强度运动时的心率＝（220－年龄）×（60％～70％）。剧烈运动可致大量出汗，血容量和肾血流量会随之减少，导致尿酸的排泄减少，甚至诱发痛风发作。剧烈运动还会导致乳酸生成增加，因此痛风急性期应避免运动，以静养为主。

痛风患者的运动频次以每周 4～5 次为宜，每次 0.5～1 小时，可选择有氧运动，如慢跑、打太极拳、长距离低速游泳、练习瑜伽等。运动期间或运动后，应适量饮水，促进尿酸排泄。运动后应避免洗冷水澡和吹空调，以免因低温而诱发痛风急性发作。有心血管、肺部基础性疾病者，应适度降低运动强度，缩短运动时间。

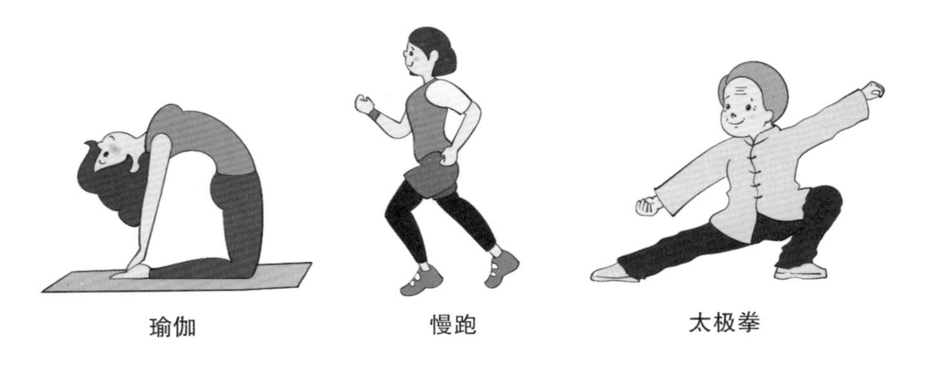

瑜伽　　慢跑　　太极拳

（路赵硕）

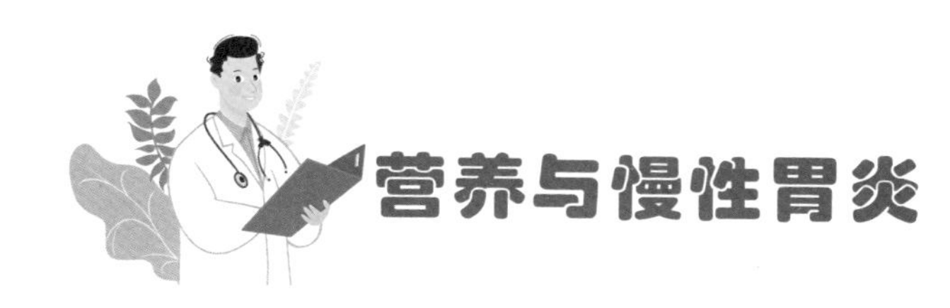

营养与慢性胃炎

1.哪些因素会引起慢性胃炎?

慢性胃炎是由多种病因引起的胃黏膜慢性炎症,其发病原因主要有:

(1)幽门螺杆菌感染:90%的慢性胃炎患者存在幽门螺杆菌感染,是慢性胃炎的主要病因。

(2)自身免疫:自身免疫因素能造成以胃体萎缩为主的慢性炎症。

(3)药物:长期大量服用阿司匹林、吲哚美辛等非甾体消炎药会破坏黏膜屏障,促发胃黏膜炎症。

(4)不良饮食习惯:长期饮用浓茶、浓咖啡、烈性酒,经常吃过热、过冷、过于粗糙的食物,均可导致胃黏膜的反复损伤。

(5)大量吸烟:烟草中的尼古丁不仅可以影响胃黏膜的血液循环,还可导致幽门括约肌功能紊乱,以致造成胆汁反流,胆汁的反流可破坏肠黏膜屏障。

(6)年龄:慢性胃炎的发病率会随着年龄增加而升高。

慢性胃炎发病原因主要有哪些?
幽门螺杆菌感染?
免疫因素?
药物因素?
年龄因素?
饮食和生活习惯?

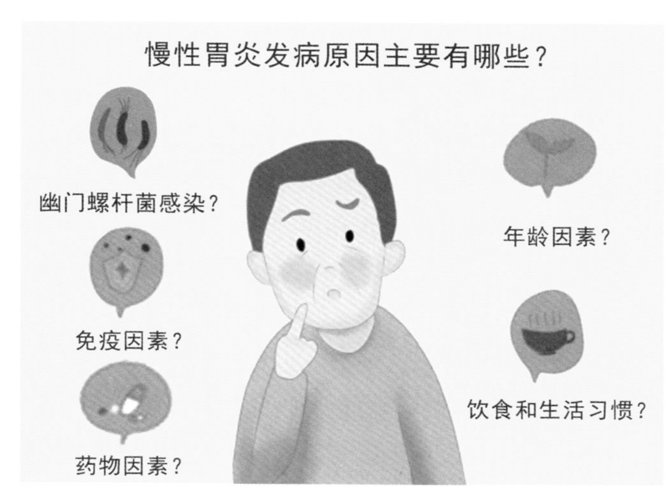

大家知晓了慢性胃炎主要发病原因,就应在日常生活中采取有针对性的防治措施,尤其要彻底治疗幽门螺杆菌感染,还要通过使用公筷、公勺进行分餐饮食,切断口-口传播途径,以减少感染幽门螺杆菌的机会,从而降低慢性胃炎的发病率。

2.慢性胃炎的临床症状有哪些?

慢性胃炎一般病程较长,大多数患者无明显症状,常在做胃镜检查时发现和确诊。根据炎症发生部位分为慢性胃窦炎和慢性胃体炎,根据病理学特征可分为慢性浅表性胃炎和慢性萎缩性胃炎。慢性胃窦炎的主要症状表现为胃胀、嗳气、反酸、恶心、呕吐、上腹隐隐作痛。慢性胃体炎主要表现为全身症状,如厌食、消瘦、营养不良、贫血等。浅表性胃炎易反复性发作,不易治愈,主要表现为上腹部无规律隐痛、嗳气、腹胀、食欲下降、恶心、呕吐、便秘等症状。慢性萎缩性胃炎可致胃酸缺乏,进而引发食欲不振、消化不良、消瘦、缺铁性贫血等,随着病情发展,萎缩性胃炎很容易演变成胃癌。

3.慢性胃炎会导致哪些营养缺乏症?

慢性胃炎患者常并发营养缺乏症,主要由食欲不振、消化不良、呕吐等症状造成。慢性胃炎患者因频繁呕吐、长期食物摄入过少等原因,会出现水及电解质紊乱,大量矿物质和水溶性维生素丢失容易造成低血钠、低血钾、低血氯,以及维生素 C、维生素 B_{12}、叶酸等缺乏。慢性胃炎患者因胃部不适而进食量较少,长期食物摄入不足会造成能量及蛋白质代谢负平衡,以致蛋白质-能量营养不良和营养性贫血。然而,若突然增加进食量又会加大胃部负担,不利于病情缓解。因此,合理调整患者饮食,是改善病情的关键所在。

4.慢性胃炎患者为什么要选择清淡饮食?

清淡饮食主要强调低油、低盐、低糖、无辣等,这样饮食可以减少进食对胃部的刺激,有利于慢性胃炎患者的康复。清淡饮食也要注意食物多样化,绝不是只吃素不吃荤,更不等同于吃生食(如吃三文鱼刺身、生拌牛肉)等。食物多样化能够保证机体获得全面的营养素,有助于控制炎症。合理烹调是保证清淡饮食的关键,多选择蒸、煮、炖、拌等方法烹制食物,少用、巧用调味料,不用油煎、油炸、熏烤等加工方法,尤其是要避免使用辛辣刺激性的食物,从而充分体现食物本身的固有味道,同时可以最大限度地保存食物的营养成分。清淡饮食是慢性胃炎的基础疗法,患者需要持之以恒地施用。

少盐
少油
少糖

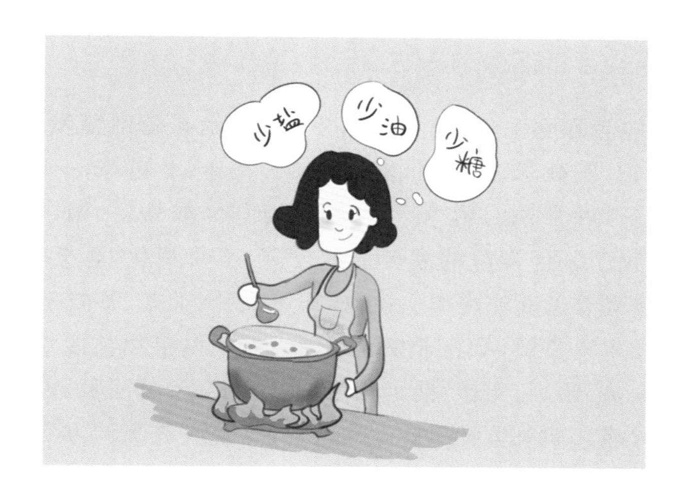

5.慢性胃炎患者的饮食禁忌是什么?

(1)尽量减少饮食对胃黏膜的刺激并促进受损黏膜的修复,故应避免喝烈性酒、浓咖啡,不吃过热、过冷、过咸、辛辣和粗糙的食物,特别是要避免食用油腻、难以消化的食物和高淀粉类食物,以免因刺激胃酸分泌增加而进一步损伤胃黏膜。

(2)切勿饮食不规律、暴饮暴食,否则会增加患者胃肠负担,不利于慢性胃炎的康复。

(3)避免吃煎、炸、烤、熏和腌制类食物,这些食物硬度高,很容易刺伤胃黏膜,而且该类食物含致癌物质较多,有可能加剧病情恶化。

患者应该做到
1.清淡饮食
2.细嚼慢咽
3.忌烟酒、浓茶、咖啡
4.少吃过酸、过甜的食物
5.避免吃烟熏和腌制类食物
6.多选择蒸、煮、炖、拌等食物
7.提倡公筷及分餐制

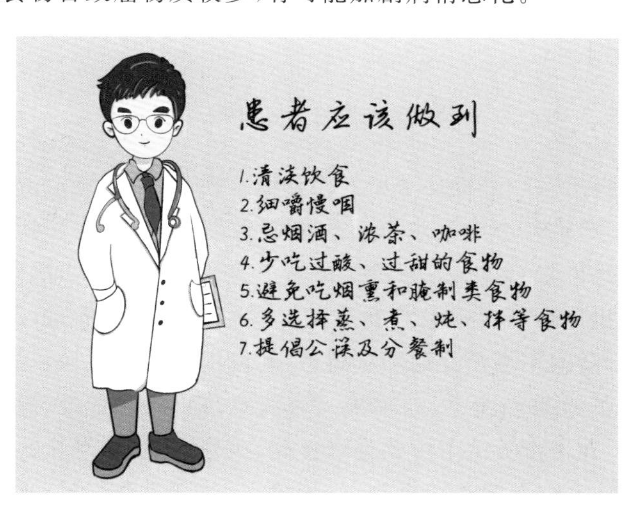

6.慢性胃炎患者如何选择主食?

慢性胃炎患者在吃主食时,应多选择细软易消化的细粮和经过发酵的面食,如细面条、馄饨、软米饭、白面馒头、发糕、花卷、蒸包等,少吃未经发酵的面食,也就是老百姓常说的用“死面”制作的面食,如烙饼、馅饼、面皮、蒸饺、锅贴等。这是由于未经发酵的面食硬度较高,不易消化,还会造成胃胀。尤其重要的是,患者要忌食油炸类主食,如炸馒头片、油条、炸糕等,这类主食更不易消化,会加重胃负担,不利于炎症好转。有些粗粮和黏性较大的主食,如玉米饼、杂粮窝头、汤圆、年糕、糯米糕等,在胃内停留时间长,不容易被消化,常引起胃胀、胃痛。如果患者需要进食粗粮,则要改进烹调方法,使之尽可能软烂、易消化。

7.慢性胃炎患者如何选择优质蛋白质食物?

慢性胃炎患者因胃部不适可致长期摄入食物不足,极易造成营养不良,故应适当增加优质蛋白质的摄入量。动物性食品,如蛋、奶、鱼、虾、鸡肉、鸭肉、嫩牛肉、瘦猪肉等都是优质蛋白质的来源。优质蛋白质中氨基酸种类齐全、比例适宜,生物利用率高,有利于受损胃黏膜组织的修复。但在烹饪制作时,仍然需要对这些食物进行精心加工,如蒸蛋羹、把肉切成碎块、研磨食物成泥糊状,以利于机体消化、吸收,在烹调方法上要以蒸、煮、炖为主,禁忌用煎、炸、烤法。对于合并缺铁性贫血或其他类型贫血的患者,可适当多吃动物肝脏、动物血、红肉等富含血红素铁的食物,必要时需在医生或临床营养师指导下补充铁制剂。

8.慢性胃炎患者如何选择蔬菜和水果?

因慢性胃炎患者经常摄食不足或伴有呕吐症状,结果会造成水溶性维生素及矿物质缺乏,严重者会导致水电解质平衡紊乱,从而加重病情。蔬菜和水果中含有丰富的维生素 C、叶酸、钙、铁、镁等营养素,所以,适当增加蔬菜、水果的摄入量可满足机体对维生素及矿物质的需求。需要注意的是,蔬菜、水果含有较多膳食纤维,会因不易消化而加重胃负担,同时损伤胃黏膜。所以,患者应选择粗纤维较少的水果和蔬菜,如苹果、香蕉、梨、猕猴桃、冬瓜、丝瓜、西葫芦、茄子、西红柿等。在进食方法上应该细嚼慢咽、少量多次,禁忌生冷、坚硬,可将蔬菜切成细丝、小丁,经蒸煮后再食用,对水果应去皮、去核,不可直接进食冷藏后的水果，应放至常温或蒸煮后再食用；对于无法进食蔬菜、水果的患者，可用料理机榨汁或打成糊浆再喝下去，也可在医生或临床营养师指导下选用复合维生素和复合矿物质补充剂。

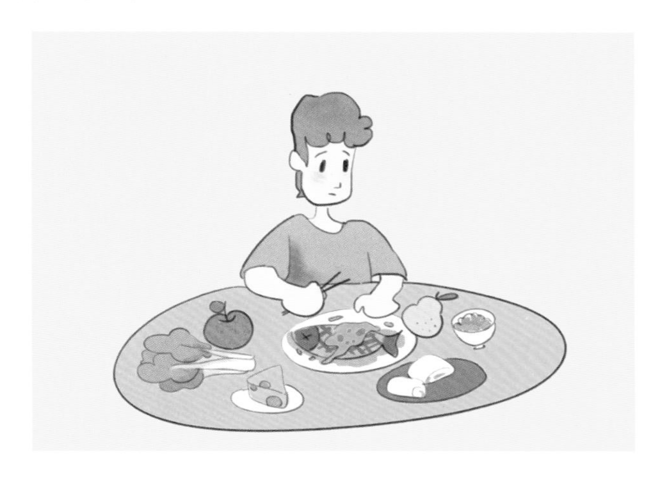

9.慢性胃炎患者可以饮茶吗?

长期喝浓茶是导致慢性胃炎发生的重要因素之一，因为茶叶中所含的茶多酚具有使胃黏膜细胞收敛的作用，茶多酚越多，胃收缩越严重，从而导致胃绞痛。而且，茶叶中所含的咖啡因能促进胃酸分泌，可加重对胃黏膜的刺激和损伤，极易诱发慢性胃炎的发生。所以，慢性胃炎患者最好不要饮浓茶，不管是红茶、绿茶，还是其他茶类。但是，也有研究表明，茶多酚具有预防慢性胃炎和胃癌的作用，所以患者可根据自身不同情况喝一点淡茶水，以不出现明显的上腹部不适、隐痛、嗳气、恶心、反酸、呕吐等症状为准。茶多酚和咖啡因含量在不同茶叶中高低不等，随着发酵度的增大，茶多酚的含量会降低，由多到少排序依次为绿茶、白茶、黄茶、青茶、红茶、黑茶，对于慢性胃炎患者来说，绿茶刺激性最强，红茶和黑茶较温和，但也不宜多喝。

10.不同类型慢性胃炎的营养治疗方案相同吗?

不同类型慢性胃炎的营养治疗原则基本相同，均应遵循规律饮食、细嚼慢咽、少食多餐、禁忌辛辣等原则，但根据慢性胃炎类型的不同，在具体营养治疗过程中也要差异性实施。对于浅表性胃炎患者，其胃酸分泌较多，饮食上应选择可中和胃酸的食物，如苏打饼干、馒头、青菜、牛奶等，忌食可刺激胃酸分泌的食物，如浓肉汤、浓鱼汤等。对于因胃酸分泌过少而引起的萎缩性胃炎患者，则应给予可促进胃酸分泌的食物，如浓肉汤、浓鱼汤等。这是由于浓肉汤、浓鱼汤中含有的大量含氮浸出物可促进胃酸的分泌，也可在烹调食物时选择糖醋汁等以促进胃酸分泌，缓解胃炎病情。

（冯建）

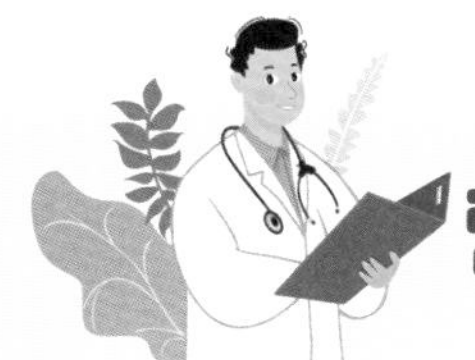

营养与消化性溃疡

1.消化性溃疡的发病原因有哪些？

消化性溃疡是指发生于胃和十二指肠的慢性溃疡，主要由胃酸和胃蛋白酶对消化道黏膜的消化作用引起。胃酸分泌过多、幽门螺杆菌感染和胃黏膜保护作用减弱、神经系统功能紊乱等因素是引起消化性溃疡的主要原因。消化性溃疡的发生与遗传、精神状态、生活环境、饮食、药物、化学品等因素有关。其中在饮食和生活习惯方面，吸烟、高盐饮食、过冷过热饮食、粗糙食物、咖啡、浓茶、烈酒、辛辣食品等都是促进消化性溃疡发生的因素，因为这些不良的生活和饮食习惯能够刺激消化道黏膜，降低消化道黏膜的保护作用。

消化性溃疡的发病原因
1.遗传和精神状态
2.生活和饮食习惯
3.药物以及化学品的使用

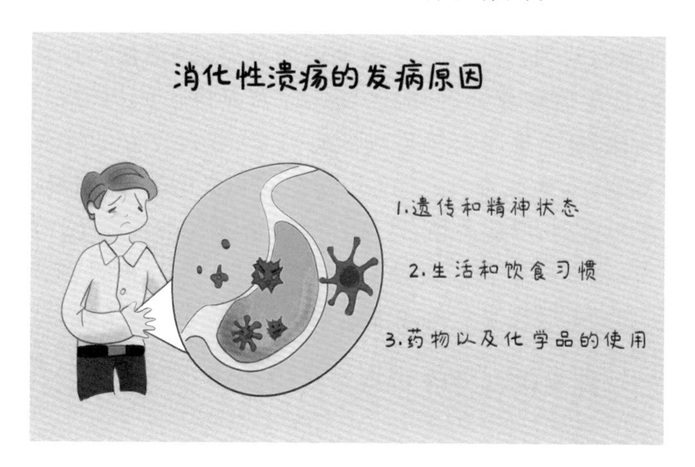

2.消化性溃疡的主要临床表现有哪些？

疼痛是大多数消化性溃疡患者的主要表现，以中上腹长期性、周期性、反复发作的节律性疼痛为主，可表现为胀痛、灼痛、绞痛等症状，且与进食之间有明显关联。少数患者无症状，部分患者还可能出现唾液分泌增多、胃灼热、反胃、恶心、呕吐等常见胃肠道症状。十二指肠溃疡患者多伴有胃酸反流现象。长期的严重消化性溃疡很可能会出现上消化道出血、穿孔、幽门梗阻等并发症。有些胃溃疡可能会演变成癌症，发生率为1%～3%，但十二指肠溃疡不会引起癌变。

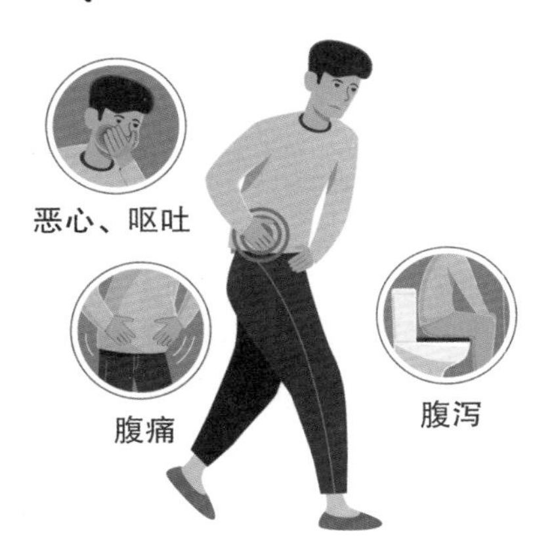

3.消化性溃疡的营养治疗原则是什么？

消化性溃疡的营养治疗目的是减少胃酸分泌，减轻食物对胃黏膜的刺激，保护黏膜屏障，促进溃疡愈合，同时还要保证营养摄入的均衡充足。消化性溃疡的营养治疗原则是为患者提供恰当的营养素，养成良好的饮食习惯，包括规律饮食、细嚼慢咽、不暴饮暴食、不过分节食以及禁忌辛辣、粗糙、产气的食物。另外，患者可适当运动，舒缓心情，保证良好的精神状态。消化性溃疡患者应选择细软、易消化、营养较全面的食物，急性发作后应少量多餐，定时、定量进食，每日可进食5～7次，尽量避免出现营养不良的情况。

4.出现消化性溃疡并发症时需要禁食吗？

总体来说，在溃疡急性发作期有大量出血或出现其他严重并发症时均需要禁食。患者大量出血时，通过禁食可以减少胃酸、胃蛋白酶的分泌，减缓胃肠道蠕动，禁食后胃肠道处于相对休息的状态，能缓解出血现象的恶化，如果禁食时间较长，则可以通过肠外营养方式进行营养补充。幽门梗阻严重、急性或慢性穿孔的消化性溃疡患者同样需要禁食，使胃肠道得以修整，同时进行药物治疗。总之，在胃肠道处于严重的疾病状态时，都需要通过禁食给予胃肠道自我修复的时机，当营养供给不能满足机体需求时，必须进行肠外营养支持。

5.消化性溃疡患者能喝牛奶吗?

关于消化道溃疡患者是否可以喝牛奶，一直存有争议。牛奶中的蛋白质及某些抗溃疡因子可中和胃酸、保护胃黏膜、修复溃疡面，但过多的蛋白质摄入，其消化过程又会促进胃酸的分泌，并且有研究发现牛奶中的钙质也可促进胃酸分泌，所以牛奶该怎么喝、喝多少，均需要引起重视。一般来说，患者在非急性和非溃疡出血阶段可以适量喝一点牛奶，但不要超过 250 mL；在急性发作、溃疡出血、出现梗阻时，应禁用牛奶，防止因刺激胃酸分泌而加重病情或影响康复。另外，患者尽量不要空腹喝牛奶，可在两餐之间进食，也可用酸奶代替部分牛奶。酸奶既可以补充蛋白质、钙等营养素，其所含的乳酸菌还可以缓解因使用药物带来的胃肠道不良反应，从而保护胃黏膜。

6.对胃黏膜有损伤的食物有哪些?

(1)刺激性食物：粗粮、韭菜、坚果等粗糙坚硬的食物会刺激、损伤胃黏膜；辣椒、胡椒、大蒜、咖喱、浓茶、浓咖啡、浓肉汤、浓鱼汤、白酒等辛辣刺激的食物会刺激胃酸分泌增加。

不能再吃大量辛辣、
刺激、高盐、高脂食物了
胃溃疡

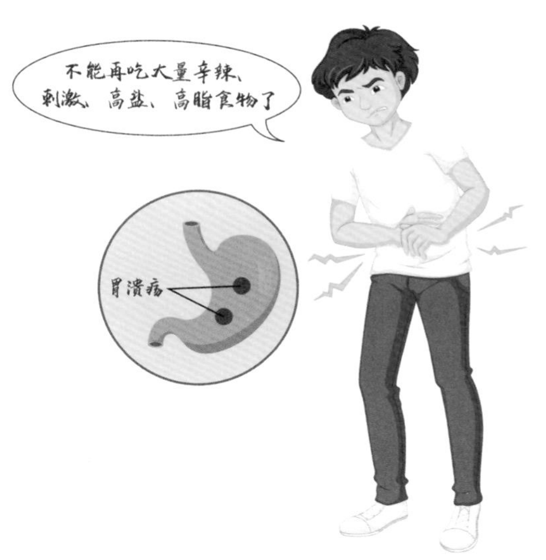

(2)高脂食物：膳食中的脂肪能抑制胃排空，使食物在胃中停留过久，抑制胃肠道蠕动，但可促进胆囊收缩，加剧胆汁反流，并刺激胃酸分泌，能诱发或加重溃疡，还可能有反酸表现。

(3)产气类食物：马铃薯、红薯、洋葱、生萝卜、蒜苗、大蒜等食物，在胃肠道消化代谢过程中会产生气体，加重胃肠胀痛。

(4)生冷食物：生鱼片、冷饮、雪糕等食物会刺激、诱发溃疡症状。

(5)高盐类食物：火腿、酱菜、腊肉、香肠等高盐食物，不利于溃疡面的修复愈合。

7.消化性溃疡患者如何摄取营养素?

消化性溃疡患者在缓解病情和获取营养物质的取舍上面临诸多矛盾,需要综合考量,可参照以下分析加以解决:

(1)碳水化合物:消化道溃疡患者因进食量少、能量摄入不足,易造成营养不良。碳水化合物对胃酸分泌无明显影响,既不促进分泌也不抑制分泌,所以消化性溃疡患者应适量增加碳水化合物的摄入,以获得足够的能量,一般建议每天宜摄入 300～350 g。

(2)蛋白质:消化性溃疡患者对蛋白质摄入尤为纠结,一方面,蛋白质可中和胃酸,保护胃黏膜,促进溃疡面的愈合;另一方面,膳食蛋白质在消化过程中又会促进胃酸的分泌,加重症状。因此,蛋白质的摄入量不可过多也不可过少,一般建议每天蛋白质摄入量为 1 g/kg。

(3)脂肪:消化性溃疡患者易出现必需脂肪酸及脂溶性维生素缺乏,故不可过分限制脂肪的摄入,但过量脂肪摄入也会造成胃潴留,刺激胃酸分泌,引发胃痛。患者摄入脂肪时可选用的食物应以植物油、蛋类、奶制品为主,少吃动物油,一般建议脂肪的每日摄入量为 70～90 g。

(4)维生素和矿物质:应注意评估微量营养素摄入是否充足,仔细观察有无缺乏症表现,必要时需适当补充维生素 A、维生素 D、维生素 B_1、维生素 B_2、维生素 C、铁、锌和钙等制剂。

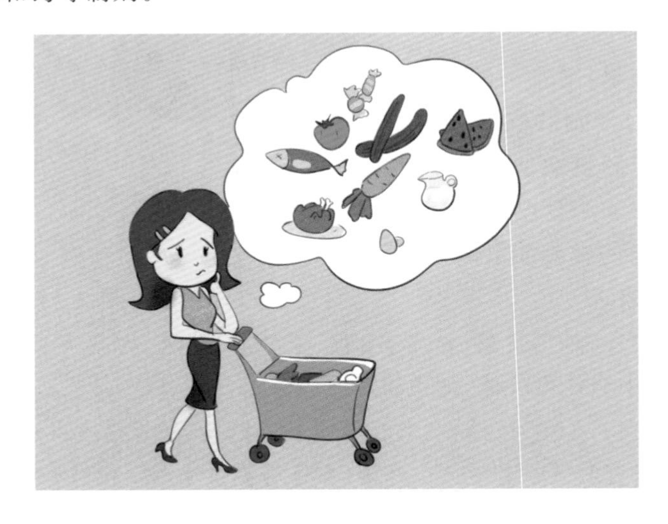

8.消化性溃疡患者应如何摄入膳食纤维?

患者对膳食纤维进行充分咀嚼时能促进唾液分泌,降低胃酸浓度,对胃黏膜起到保护作用,有助于溃疡愈合,其需求量与常人一致,每天为 25～35 g。但需要注意的是,溃疡发作期患者应适当减少膳食纤维的摄入量。在膳食纤维的种类选择上,应以可溶性膳食纤维为主,此类纤维较细腻、亲水性强,不易因粗糙而造成对胃黏膜的损伤,富含可溶性膳食纤维的常见食物有魔芋、马铃薯、红薯、苹果、柑橘、桃子、西瓜、西蓝花、蘑菇、海带等。患者可将这些食物煮软、煮烂或榨汁,以软食、半流质、流质状态食用。患者应少选或不选不溶性膳食纤维,此类纤维较粗糙、口感差、不易消化吸收,会加重胃肠道负担、损伤胃黏膜,富含不溶性膳食纤维的常见食物有粗粮、豆类、韭菜、芹菜、茭白、竹笋等。

9.消化性溃疡在不同病期的饮食原则有哪些?

消化性溃疡在不同病期有不同临床表现,在营养治疗上需要遵循不同的饮食原则:

(1)急性发作期:消化性溃疡患者在急性发作期或并发出血时应严格禁食,在出血停止 12～24 小时后可开始少量进食清流质、流质食物,注意温度一般以 40～45 ℃为宜,不可使之过冷或过热。常用的清流质有去掉米粒后的米汁,除去油脂后的清炖肉汤、鱼汤,滤渣后的菜汤,煮水果的水等;常用的流质有稠米汤、冲藕粉、冲鸡蛋、鸡蛋羹、去油肉汤、去油鱼汤、蔬菜榨汁、水果榨汁;不可选用牛奶、豆浆等易产气的流质。

(2)病情缓解期:在急性发作期后的病情好转阶段,可吃少渣半流质饮食,这类食物有面条、面片、疙瘩汤、馄饨、鱼泥、瘦肉泥、煮烂的蔬菜和水果等。

(3)恢复期:在恢复期应吃少渣软食,可选择的食物有少渣的蔬菜如冬瓜、西红柿、黄瓜等,熟透的水果,软米饭和发面糕,禽、畜、鱼的肉末等;在烹调方法上多用清蒸、炖煮法,忌用煎、炸、烤法,并少用调味品,保证食物具有细软易消化的特性。

(冯建)

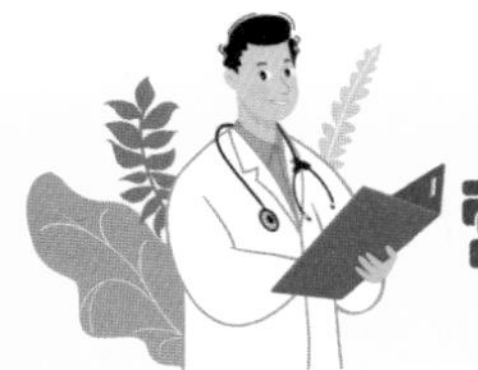

营养与炎症性肠病

1.炎症性肠病的发病原因有哪些?

炎症性肠病(IBD)是一组慢性非特异性肠道炎症性疾病,包括溃疡性结肠炎和克罗恩病。溃疡性结肠炎临床表现为持续或反复发作的腹痛、腹泻、黏液脓血便、里急后重和不同程度的全身症状。克罗恩病临床表现呈多样化,可累及全消化道,出现肠外表现和并发症。

炎症性肠病的发病原因和发病机制尚未完全明确,目前研究表明,环境因素、饮食、肠道病菌感染、压力和生活方式均与炎症性肠病的发病率增加有密切关系,可能是多因素相互作用所致。除了环境因素与基因易感个体的肠道微生物群之间有相互关联,饮食因素在炎症性肠病发病中的作用越来越受到关注,主要观点有:

(1)以摄入过多红肉、甜点、高脂食物和精制谷物为主的西方饮食模式中,相关食物和营养素与增加黏膜炎症有关,故推测饮食或营养因素可能促进炎症性肠病进展。

(2)饮食是影响人体肠道微生物群组成和微生物代谢产物的重要因素,而肠道微生物在炎症性肠病发病中起关键作用。

(3)一些动物实验研究表明,饮食成分可以调节肠黏膜屏障功能,而此屏障功能是决定炎症性肠病病理改变的关键因素。因此,饮食或营养因素对炎症性肠病发病进展起着重要作用。

2.炎症性肠病患者出现营养不良的原因是什么?

炎症性肠病患者中存在营养不良的情况较为普遍,其原因有:

(1)进食量减少:炎症性肠病患者在进食过程中可能诱发或者加重腹痛、腹泻等症状,由进食带来的身体不适感会进一步加重患者对进食的抵触情绪,从而使患者出现自我限食的情况，导致食物长期摄入不足。

（2）吸收量减少：在疾病发作期，疾病引起的肠道黏膜吸收面积减少和肠道微生态改变等都会降低肠道的消化和吸收功能，导致营养素的吸收量减少。

（3）消耗和丢失量增加：克罗恩病和溃疡性结肠炎都导致身体处于高分解状态，会增加机体对能量的消耗以及营养素需求量相对增加。同时，肠道炎症又会增加营养物质的丢失，加重营养不足状态。长此以往，炎症性肠病患者很容易出现营养不良。

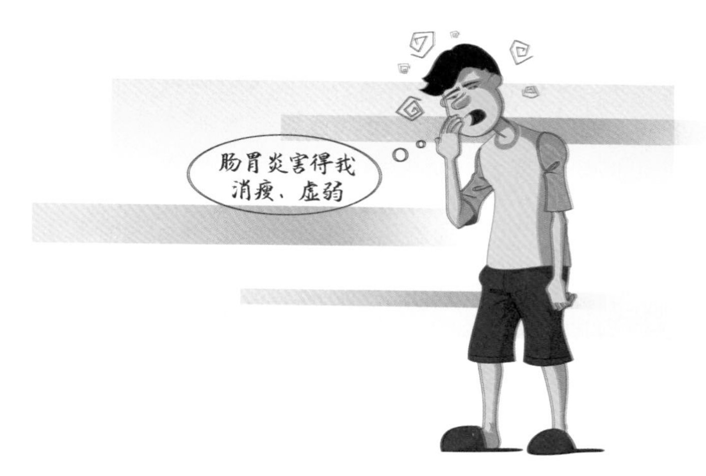

3.高脂饮食会增加炎症性肠病的发病风险吗？

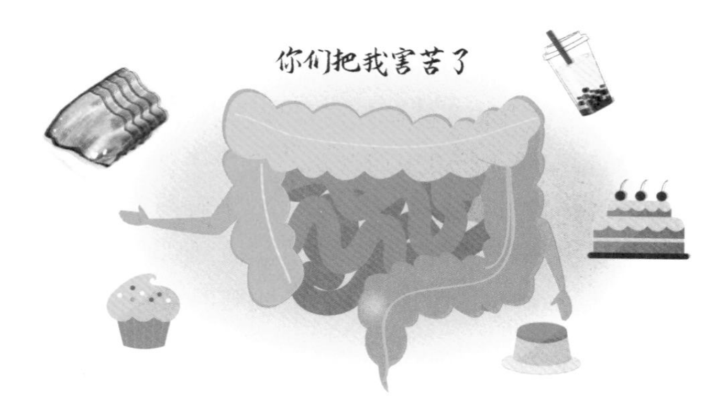

研究表明，脂肪中ω-6多不饱和必需脂肪酸具有促炎作用，过多摄入会导致机体处于炎症状态，增加炎症性肠病发生风险。另外，脂肪中长链甘油三酯能促进肠道淋巴细胞增殖并上调促炎介质，也会加重身体炎症状态。此外，长期高脂饮食可使肠道内有益菌群减少、有害菌群增加，引起肠道微生物群改变、肠道菌群失调，以致肠道黏膜屏障功能降低和肠道通透性增加，从而引发炎症性肠病。人们平时喜欢的炸鸡、红烧肉、油炸食品和奶油蛋糕等都属于高脂食物，不宜经常摄入和大量摄入。

4.高蛋白质饮食会增加炎症性肠病的发病风险吗?

高蛋白质饮食在一定程度上会增加炎症性肠病的发病风险。有些研究提示，大量摄入包括红肉、鱼、鸡蛋、牛奶、奶酪、坚果在内的高蛋白质食物，可能是增加炎症性肠病发病率的因素之一。另外，高肉类摄入量与显著增加炎症性肠病复发的风险高度相关。高蛋白质饮食对炎症性肠病的影响，主要是源自蛋白质的分解产物，如氨和硫化物等能引起细胞损伤和黏液增加，对肠道黏膜屏障功能有破坏作用。蛋白质分解产生的胺类物质还可被肠道内病原体利用，增加了病原体的定植率。也就是说，高蛋白质饮食通过增加肠道病原体定植率、破坏肠道黏膜屏障功能，增加了炎症性肠病的发病风险。

5.高糖饮食会加重炎症性肠病的发病风险吗?

高糖饮食的危害性已受到大众的广泛关注。长期高糖饮食会加重肥胖症、糖尿病等慢性病，大量饮用含糖饮料也会增加死亡风险。那么高糖饮食会增加炎症性肠病的发病风险吗？答案是肯定的。需要说明的是，这里说的高糖饮食主要是指高葡萄糖饮食和高果糖饮食。人们对葡萄糖都比较熟悉，但对果糖可能相对陌生。果糖是一种天然存在于水果和蜂蜜中的碳水化合物，也是高果糖玉米糖浆的重要成分，广泛用于生产甜味食品和饮料，如烘焙食品、加糖酸奶、水果饮料、奶茶，这些食品中都含有果糖成分。有研究显示，较高的葡萄糖摄入会加重炎症性肠病的病情。动物实验表明，高葡萄糖饮食会加剧小鼠结肠炎的发生和发展。以高葡萄糖和高果糖摄入为代表的高糖饮食还会通过改变肠道微生物组成，增加肠道中的黏液降解菌丰度。也就是说，这些饮食会使肠道分泌黏液降解酶的细菌越来越多，这样降解酶就会把肠道内黏液降解掉，没有了黏液的保护，结肠黏液层就会受到侵蚀，使肠道通透性增加，并减少肠道中的短链脂肪酸，加剧小鼠肠道内中性粒细胞的浸润，最终导致炎症性肠病的发展。

6.低膳食纤维饮食会增加炎症性肠病的发病风险吗?

膳食纤维对人体肠道健康具有重要作用，低膳食纤维摄入量与炎症性肠病发病率增加有密切关系。因为膳食纤维主要在结肠内发酵，在那里它们可以促进细菌多样性、维持肠道黏膜屏障，并促进短链脂肪酸的产生，进而调节肠道稳态。相反，如果患者长期低纤维饮食，体内膳食纤维摄入量达不到人体需要量标准，肠道内细菌就不能获取足够的滋养物质，就不利于肠道菌群多样性的维持以及肠道黏膜屏障的正常存在，进而引起肠道稳态失衡，最终增加炎症性肠病的发病风险。

7.食品添加剂会诱发炎症性肠病吗?

随着食品工业的迅速发展，食品添加剂越来越多地用于食品加工中，以达到延长食品保存期、提高食品质量、改善食品风味等目的。近年来，食品添加剂在炎症性肠病演变中的作用受到研究人员的广泛关注。有研究表明，增稠剂卡拉胶具有高黏性，过量食用不易消化，可能会增加胃肠道消化负担，引发腹泻、腹痛等不适症状，甚至有诱发胃肠道炎症的风险。乳化剂羧甲基纤维素和聚山梨酯-80 广泛存在于加工食品中，动物实验研究显示，它们可能会导致肠道黏膜层变薄和功能失调，从而导致微生物群的改变，促发结肠炎症。增稠剂麦芽糊精也会影响肠道微生物群，损害黏膜层，与坏死性小肠结肠炎的发生有关。许多常见于饮料中的人工甜味剂可引起肠道生态失调和黏膜炎症。着色剂二氧化钛会破坏肠道菌群构成，可能会促进肠道炎症，加重炎症性肠病患者的疾病进展或复发。因此，患有炎症性肠病的患者应少吃含有此类食品添加剂的食物，健康人群更应及早远离这类食品，预防发生炎症性肠病。

8.食用益生菌产品对炎症性肠病有改善效果吗?

益生菌是一类具有活性的微生物，可以在人体肠道内定植，可通过抗氧化应激、促进肠道黏膜修复、调节肠道菌群平衡、改善营养代谢等途径，发挥抗炎、维持肠道稳态的作用，对炎症性肠病有辅助治疗作用。当然，益生菌由于具有生物活性，各类菌种也各有自身特点，加

炎症性肠病
可以用益生菌吗?
评估后
才可以用哦~

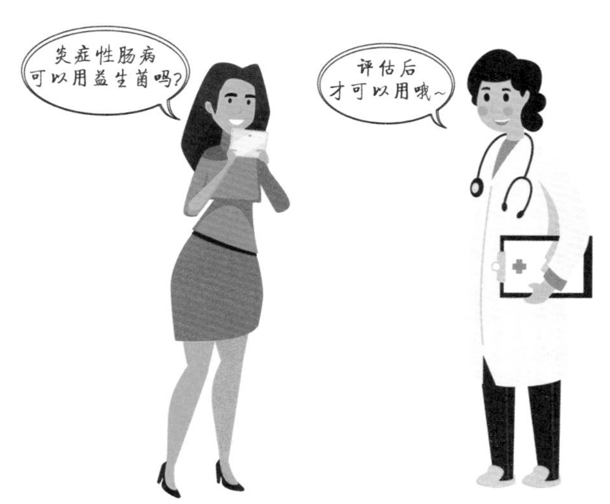

上炎症性肠病患者现有的病态肠道黏膜环境，炎症性肠病患者在食用益生菌产品时也存在一定风险，比如在一些出现严重肠黏膜受损的患者中有引起菌血症

的风险，也可能增加对抗生素的耐药性。因此，在应用益生菌产品改善炎症性肠病患者病情时，必须要兼顾考虑可能存在的潜在风险，需要经过专业人员进行评估，不宜盲目补充。

9.无谷蛋白饮食有助于治疗炎症性肠病吗？

与药物治疗相比，患者可以自我调整饮食，绝大多数患者可通过改变饮食来应对炎症性肠病的症状。无谷蛋白饮食也叫无麸质饮食，就是在饮食中去除麸质成分，不含麦胶蛋白。无谷蛋白饮食在控制炎症性肠病患者乳糜泻方面有明显作用，可以改善炎症性肠病的症状。无谷蛋白饮食有助于治疗炎症性肠病的机制是：

（1）谷蛋白存在于许多谷物，如小麦、大麦和黑麦的淀粉胚乳中，大量谷蛋白肽中的许多不同的氨基酸序列可能导致参与谷蛋白相关疾病发病机制的免疫反应的激活。小麦等谷类含有的淀粉酶-胰蛋白酶抑制剂，可以激活先天免疫反应，进而引起腹胀、腹痛、肠胃胀气等症状。另外，小麦中含有的胚芽凝集素也被证明具有免疫介导的作用，同样小麦胚芽凝集素可激活免疫系统导致胃肠道症状。无谷蛋白饮食由于不存在谷蛋白，这样就在一定程度上避免了上述提及的谷蛋白引起的免疫反应的激活，进而避免了炎症性肠病的发生与复发。

（2）食物中含有一些难吸收和高可发酵的碳水化合物，而这类碳水化合物可能导致大肠生态失调、炎症、水分泌和管腔膨胀。在这类食物中，以谷类居多。通过无谷蛋白饮食一定程度上可减少这类化合物的摄入，进而消除了类碳水化合物引起的肠道不适。需要提醒的是，无谷蛋白饮食虽然有助于炎症性肠病的治疗，但由于可引起微量营养素和膳食纤维缺乏等潜在的影响，因此，需要在专业营养师及临床医生指导下使用。

10.抗炎饮食对炎症性肠病有改善效果吗？

红肉、加工食品、高糖、高油食物容易导致身体发生更多炎症，属于促炎饮食。相反，有些食物中则含有能够改善慢性炎症的成分，可以减轻人体内炎症状态。炎症性肠病的致病机制涉及体内慢性炎症及免疫功能低下状态，食用抗炎饮食的目的是通过摄入抗炎植物营养素以及 ω-3 多不饱和脂肪酸来增强机体免疫力，从而在一定程度上控制患者的病情。那么，具有抗炎作用的食物有哪些呢？蔓越莓、葡萄、石榴、草莓、酸奶等都属于抗炎食物，这类食物含有丰富的烟酸、维生素 B_6、维生素 E、维生素 C、胡萝卜素、锌和镁，具有一定的抗氧化作用，可通过改善患者体内炎症状态而促进病情好转。所以，炎症性肠病患者可适当多吃这类食物。

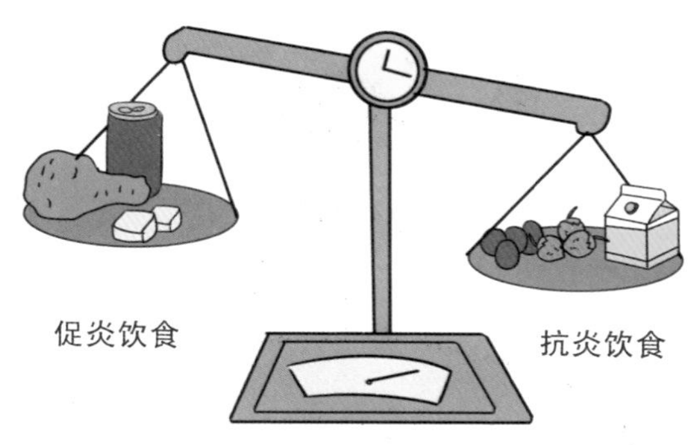

11.地中海膳食模式适用于炎症性肠病患者吗?

地中海膳食模式一直被视为健康饮食的标杆，与其他膳食模式相比，该膳食模式的显著特点是，以食用全谷物、新鲜蔬菜、水果、豆类和坚果等植物性食物为主，每天食用适量奶酪和酸奶，每周食用适量的鱼、禽肉和蛋，每月只食用几次红肉，橄榄油是主要食用油。这种膳食可以提供较多的复合碳水化合物、不饱和脂肪酸(尤其是ω-9单不饱和脂肪酸)、抗氧化物质、膳食纤维和钙等营养成分。这种健康的膳食模式除了对心血管疾病、糖尿病有防控功效外，采用这种饮食还可以降低体内炎症标志物。因此，地中海膳食模式对于炎症性肠病患者是有益的。

12.得了炎症性肠病可以喝茶或者咖啡吗?

炎症性肠病的患者尽量不要喝茶，特别是在炎症性肠病活动期，更要禁忌喝茶。因为像常见的绿茶、红茶等一般都含有咖啡因类物质，它具有兴奋神经的作用，可以刺激胃肠蠕动，这在一定程度上会加重或者诱发炎症性肠病患者的腹痛、腹泻以及腹胀等不适症状。如果非要喝茶的话，建议在炎症性肠病缓解期，适当选取温性的红茶或者普洱茶，而且尽量在饭后少量饮用。现在的年轻人越来越喜欢饮用咖啡，对于炎症性肠病的患者来说，由于咖啡中含有更高浓度的咖啡因，因此，也不建议饮用，特别是在炎症性肠病活动期。

炎症性肠病患者的饮料选择

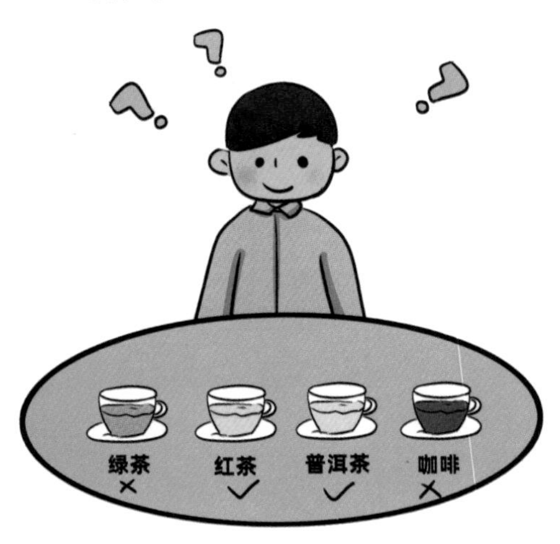

13.有适合炎症性肠病患者的特殊医学用途配方食品吗?

特殊医学用途配方食品是一类为满足进食受限、消化吸收障碍、代谢紊乱，或者为特定疾病状态人群对营养素或膳食的特殊需要而专门加工配制成的配方食品。目前，在国内已被批准上市的特殊医学用途配方食品中还没有声称与炎症性肠病相关的产品。不过，有些含有短肽类、不含乳糖的特殊医学用途配方食品在一定程度上可以辅助改善炎症性肠病患者的营养不良症状，为患者提供较好的营养支持。随着特殊医学用途配方食品的不断开发与优化，相信在未来会有适合炎症性肠病的产品问世，广泛应用于患者的营养治疗。

（王永俊）

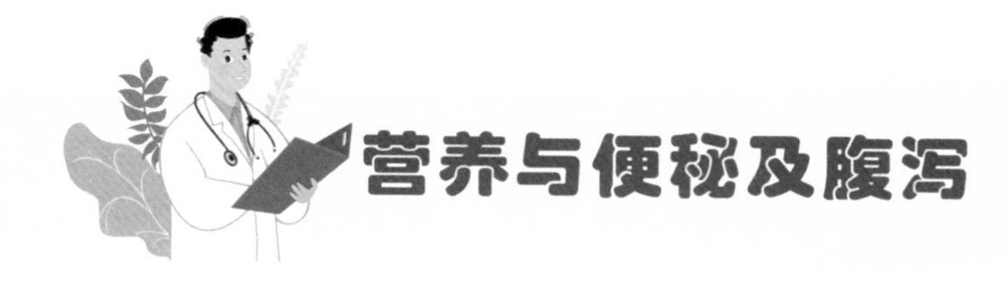

1.便秘的发病原因有哪些?

便秘是指大便次数减少,一般每周少于3次,且患者伴排便困难、粪便干结。便秘的分类及其发病原因主要有以下两种:

(1)器质性便秘:指因器官的器质性病变或使用相关药物引起的便秘,如结肠肛门疾病、肠外疾病引起的肠道功能紊乱,还有使用吗啡、抗胆碱药、抗抑郁药造成的便秘。

(2)功能性便秘:目前病因尚不明确,但与不良的个人习惯有关,如饮食中膳食纤维的含量较少、平时饮水量较少、经常有意抑制便意、上厕所时间过长等。此外,作息不规律、压力过大、环境变化等因素,都会诱发便秘。

2.如何通过饮食手段来缓解便秘?

为了缓解便秘,在饮食上应该做到以下两点:

(1)充足饮水:成年人每日饮水应在1500～1700 mL,充足的饮水不仅可以湿润粪便,还可以保持肠液的分泌,使肠道保持润滑,适量饮点冷水也可刺激胃肠内壁,促进胃肠蠕动。

(2)摄入充足膳食纤维:膳食纤维虽然不被人体消化吸收,但可以吸收水分软化大便,滋养肠道益生菌群,起到缓解便秘的作用。

3.清淡、精细饮食会引发便秘吗?

一般清淡饮食是不会引起便秘的,但平时饮食过于精细,如常吃精米、精面,且少吃水果和蔬菜,就导致膳食纤维摄入不足,很容易引起便秘。若平时喜欢暴饮暴食,短时间内摄入大量的食物,超出肠道负荷,也会引发便秘。所以,要养成良好的饮食习惯,在饮食上做到粗细搭配、荤素搭配、深浅搭配,保证摄入充足的膳食纤维。

4.为什么吃富含膳食纤维的食物可以缓解便秘?

虽然膳食纤维属于多糖物质,但它既不能被胃肠道消化吸收,也不能产生能量。膳食纤维的重要特性是具有较强的吸水性,吸水后膨胀。基于这个特性,膳食纤维能够促进胃肠道蠕动,加快食物通过胃肠道,在肠道中软化大便,同时滋养肠道益生菌、调整肠道菌群,进而起到缓解便秘的作用。

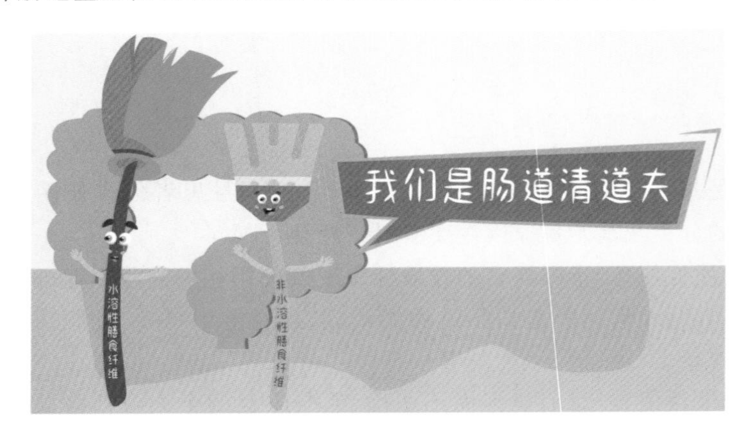

5.怎么调整饮食才能保证摄入足量膳食纤维?

根据是否溶于水将膳食纤维分为可溶性膳食纤维与非可溶性膳食纤维。可溶性膳食纤维包括果胶、海藻胶、植物黏胶和葡甘聚糖等,常见于蔬菜、水果、薯类和魔芋等食物中。非可溶性纤维存在于全谷物中,如麦麸、全麦、燕麦、豆类、糙米、各种杂粮等。所以,想要从饮食中摄入足够的膳食纤维,就要以全谷类食物为主,并辅以大量蔬菜和水果类。成人每天宜摄入各类谷物 200～300 g,其中全谷类需占 50～150 g,同时要吃蔬菜类 300～500 g,水果类 200～350 g。

富含膳食纤维的食物

能溶于水

果胶、树胶、海藻多糖

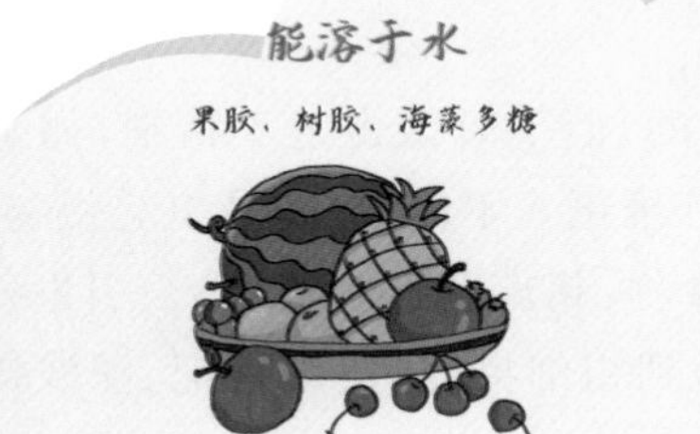

不溶于水

纤维素、半纤维素、木质素

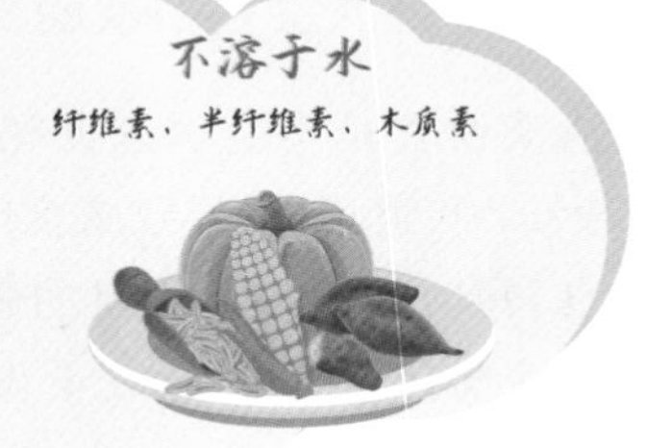

6.补充B族维生素可以缓解便秘吗?

B族维生素是身体内新陈代谢的重要参与者,它帮助碳水化合物、脂肪、蛋白质代谢以释放出能量。B族维生素不仅可以增加肠道细胞的能量供给、维持正常的神经活性、增加肠道蠕动、促进肠液分泌,同时还可以缓解压力、消除疲劳、使人精力充沛,从而缓解便秘的产生。

7.长期靠喝蜂蜜水缓解便秘可行吗?

蜂蜜的主要成分是果糖,除此之外还含有少量蛋白质、维生素、矿物质、活性酶类、乙酰胆碱、芳香物质等营养成分。长期喝蜂蜜水可以起到补充能量、加强营养的作用,对缓解便秘也有一定的辅助功效。但是仅靠服用蜂蜜的方法来缓解便秘是不可行的,必须同时采取其他饮食措施。如果便秘者患有糖尿病,服用蜂蜜时更需慎重。

8.为什么菊粉可以缓解便秘?

菊粉是主要存在于菊科植物中的易溶于水的多糖物质,由于人和动物体内都缺乏分解菊粉的酶类,因此不能被胃肠道消化吸收,但在结肠可被肠道益生菌利用,属于水溶性膳食纤维。所以,菊粉能吸水膨胀、软化大便,具有增强胃肠道蠕动、提高胃肠功能、缓解便秘的作用。

9.老年人便秘时应如何进行调理?

随着年龄增加,老年人的生理变化主要体现在代谢能力下降,表现为肠道内壁更加脆弱,消化系统的消化和吸收能力逐渐减弱。由于老年人胃肠蠕动减慢、肠道分泌减少,外加咀嚼能力和运动能力的减弱,使得老年人发生便秘的风险明显加大。

针对老年人的生理特点,在饮食调整尤其是膳食纤维的摄入上,应做到粗粮细作、精细烹调,主要从以下三方面入手:

(1)煮软烧烂:对谷物类可粗粮细作,做成软饭、稠粥和细软面食等。

(2)切小切碎:要把肉类、蔬菜和水果等食材切小切碎,甚至切成细丝、小丁或碎末,烹调时间要长一些,保证煮软炖烂、易于消化。

(3)渣汁同饮:对质地较硬、纤维较多的水果,一是切成小块再食用,二是把水果打碎榨汁，但不要丢弃主要由膳食纤维构成的果渣，应将其与果汁混匀，一起喝下去。

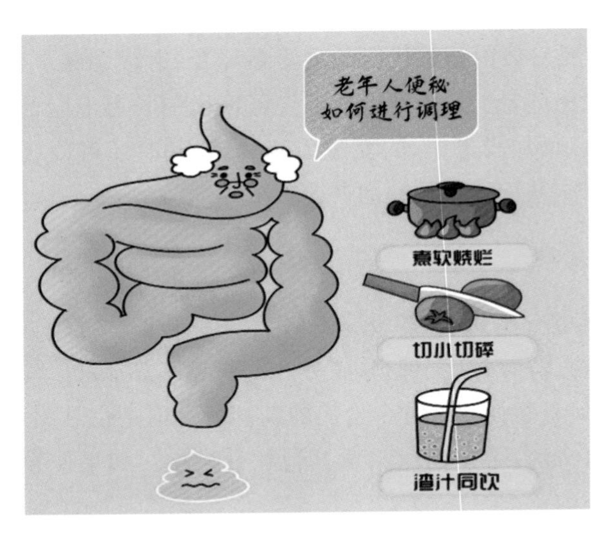

10.导致腹泻的原因有哪些？

腹泻是指多种因素损害胃肠道功能而导致的排便次数频繁、排便量增加的常见病症。其发病原因主要有以下几点：

(1)饮食因素：吃了难以吸收的食物，或对某些食物不耐受。

(2)物理刺激：如腹部或肠道受到寒冷刺激，包括吃过量冷饮。

(3)疾病因素：各种病原体感染，如细菌、病毒、寄生虫、真菌等；疾病本身引起的腹泻，如功能性腹泻、胆囊切除后引起的胆源性腹泻、乳糜泻、炎症性肠病、肿瘤、放疗、自身免疫性疾病、甲亢等；肠神经病变，如糖尿病并发症等。

(4)药物因素：许多药物可引起腹泻，如抗菌药物、非甾体抗炎药、脱水剂、某些中药等。

(5)精神或心理因素：如肠易激综合征。

11.在腹泻期间应如何调整饮食？

在腹泻期间，应根据腹泻的具体原因和情况进行如下饮食调整：

(1)乳糖不耐受者应避免食用含乳糖的食物或使用乳糖酶补充剂；麦胶性肠病患者应剔除膳食中的麦胶成分，避免摄入含有大麦、小麦、黑麦、燕麦等原料的食品；过敏性腹泻时应避免食用过敏原食物，如牛奶、鱼虾等海产品。

(2)高渗性腹泻时,患者应停止服用导致高渗的药物或食物。

(3)患者存在胰腺功能不全情况时,应调整膳食中脂肪的摄入量及脂肪的类型,采用低脂饮食,并优先选择易消化吸收的中链甘油三酯。

(4)患有腹泻型功能性肠病时,应避免摄入可诱发或加重腹泻症状的食物,尤其是不耐受的食物,如富含难吸收的短链碳水化合物(例如果糖、乳糖、多元醇、果聚糖、低乳半聚糖等)的食物、寒凉食物,以及高脂肪、辛辣、麻辣和重香料的食物等。

12.婴幼儿喝母乳或配方奶粉后出现腹泻的原因是什么?

有的婴幼儿喝母乳或配方奶后出现腹泻,究其原因可能有以下几方面:

(1)存在对乳糖不耐受的情况:这部分婴幼儿肠道中缺乏消化乳糖的乳糖酶或乳糖酶活性较低,当饮用含乳糖的母乳或配方奶时,机体无法消化吸收乳糖,乳糖被肠道菌群酵解,其产物刺激肠壁,增加肠蠕动,就会发生腹泻。

(2)存在对牛奶蛋白质过敏的情况:母乳及配方奶粉中含有丰富的牛奶蛋白质,当婴幼儿对牛奶蛋白质过敏时,机体免疫系统对于大分子牛奶蛋白质发生过度反应,表现为腹泻、湿疹等一系列症状。

(3)存在胃肠道功能娇弱的情况:当乳母膳食中含有刺激性、不易消化、寒凉的食物时,容易导致婴幼儿消化不良,进而发生腹泻。

13.吃母乳或配方奶粉后出现腹泻的婴幼儿该食用什么奶粉?

当婴幼儿吃母乳或配方奶粉后出现腹泻时,可能是存在对乳糖不耐受或牛奶蛋白质过敏的情况。如果孩子是对乳糖不耐受,应食用不含乳糖的配方奶粉;如果孩子对牛奶蛋白质过敏,应根据过敏严重程度,选择食用蛋白深度水解或部分水解的配方奶粉,如氨基酸配方的奶粉或肽类配方的奶粉。同时,家长要注意按比例冲调奶粉,冲得过浓或过稀,都不利于婴幼儿的健康。

14.如何调整腹泻儿童的饮食?

儿童出现腹泻,多是由病原体感染或消化不良导致的,应在饮食上做出如下相应的调整:

(1)膳食应提供充足的能量,选择清淡、易消化的食物,避免油腻、高糖、高纤维的食物,补充足量液体,必要时口服补液盐。

(2)当患儿存在低钾血症时,应多吃含钾丰富的食物,如香蕉、橙子、草莓、猕猴桃、苹果、鲜枣、毛豆、菠菜、芹菜、苦瓜、菜花、辣椒、平菇等食物。

(3)可适当服用益生菌制品，益生菌制品要发挥功效通常需要活菌数达到足够的数量，因此要注意冲调水温不要超过 40 ℃，以防止益生菌失活。如果服用了抗菌药物，还需间隔 2 小时以上再服用益生菌制品。

15.腹泻患者应当关注预包装食品配料表中的哪些成分?

很多食物成分不适合腹泻患者摄入，故应高度关注预包装食品配料表，不吃或少吃含有以下成分的食品：

(1)糖醇：糖醇中的麦芽糖醇、山梨醇、木糖醇、乳糖醇、甘露醇、赤藓醇、异麦芽酮糖醇等已被多个国家批准应用，是国际公认的蔗糖替代物。对作为甜味剂的糖醇要适量食用，摄入太多会导致腹泻，因为糖醇在胃肠内不被吸收，或可被吸收的量小，大部分未被吸收的糖醇积聚在肠道内时，容易加重腹泻。

(2)糖类：大量摄入高糖食物会增加肠道内的渗透压，刺激肠道蠕动，从而加重腹泻。

(3)脂肪：腹泻时摄入过多油脂会加重胃肠道负担，结果加重腹泻。

(4)蛋白质：高蛋白质食物不易被消化、吸收，有可能加重腹泻。

(5)辛辣刺激性食物：这类食物能使胃肠道蠕动速度加快，可直接导致腹泻。

(6)咖啡因：大量喝咖啡、喝浓茶时，其中的咖啡因可刺激胃肠道黏膜，也会加重腹泻。

(7)膳食纤维：不能被消化酶分解的膳食纤维在肠道内吸收大量水分后，明显促进肠蠕动，进而加重腹泻。

16.益生菌对肠道有什么作用?

益生菌与肠道功能的关系非常密切，主要表现为：

(1)促进消化和吸收：食物通常会在肠道内停留 12 个小时以上，在此期间，益生菌可合成消化酶，并刺激机体分泌消化酶，促进肠道营养物质的消化和吸收。

(2)维持肠道菌群结构：益生菌的生长和代谢有助于维持肠道菌群结构的平衡，比如双歧杆菌、乳酸杆菌能酵解乳糖，有利于减轻乳糖不耐受症状。

(3)增强肠道的免疫力：肠道是人体重要的免疫器官，益生菌可刺激肠道增强免疫细胞的活跃度和杀伤力，同时保护肠道黏膜屏障的完整性，从而阻挡或抑制致病菌对肠黏膜的侵袭。

(4)降低患癌风险:肠道中的大肠杆菌等能促使食物中的亚硝酸盐与胺结合成具有较强致癌作用的亚硝酸胺,而双歧杆菌、乳杆菌等益生菌却能将亚硝酸胺分解为亚硝酸盐与胺,从而降低患癌的风险。

(5)减少胆固醇吸收:益生菌的代谢过程能够阻碍胆固醇在肠道内吸收,促进体内胆固醇的排泄,从而降低血液中胆固醇的浓度。

(6)润肠通便:正常粪便的性状依靠益生菌的作用,可保持70%~80%的水分含量,质地柔软,因此在排出时非常顺畅。

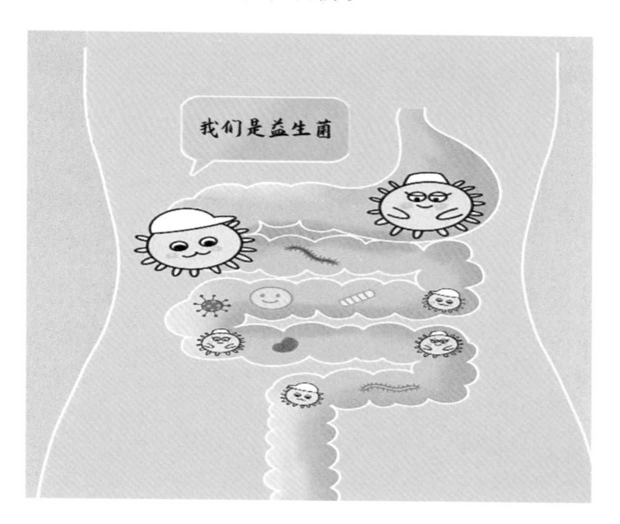

17.如何正确选择益生菌食品?

正确选择食用益生菌食品对于促进身体健康十分重要,需关注以下信息:

(1)选择获得权威监管机构或食品安全机构批准的益生菌食品。

(2)仔细看产品标签内容,包括菌种属名、种名及菌株号,活菌数量(菌落形成单位,CFU),适用人群及食用量,潜在风险,存储要求,产品保质期等信息。

(3)有针对性地选择适合自己的益生菌食品,应在临床医生、营养师的指导下,根据不同的临床症状选择已证明具有明显临床效果的益生菌。益生菌种类繁多,各有不同的功能,只有有针对性地补充,才能使其发挥相应的功效。

(4)选择能够承受胃肠环境的益生菌菌株,食品中要有足够数量的活性强、耐胃酸、能“活”着到达肠内的益生菌。

(5)选择能在肠道中定植的益生菌菌株。益生菌的主要作用是能够定植于人体肠道内，从而改变肠道环境并抑制有害菌生长。所以，益生菌食品使用的菌株必须通过严格测试以证明能够做到这一点。

（6）益生菌除了可抑制肠道内潜在的致病微生物外，还能显著改变肠道微生物的整体结构。

（7）不选择添加了过多香料、蔗糖、甜味剂的益生菌食品。

（8）需要考虑产品的性价比，并不是价格越高越好。

18.吃益生菌食品时需要注意什么?

益生菌食品不同于一般食品，其中必须要有足够数量的、具有活性的特定细菌，而且需要连续食用，这样才能使益生菌充分发挥作用，食用要求有：

（1）食用方法和用量要正确：食用量要合适，保证摄入足够数量的活菌，需按规定连续食用。

（2）食用时间要恰当：应在餐后 30～60 分钟食用益生菌食品，也可以在两餐之间食用。

（3）保存方法要合规：活菌一般都有怕光、怕热、怕湿等特点，温度越高，湿度越大，则活菌存活时间越短，所以要按照食品标签要求妥善保存益生菌食品。

（4）不吃过期产品：要注意产品的生产日期和保质期，一定要在保质期内吃完，不能吃过期产品。

（袁媛）

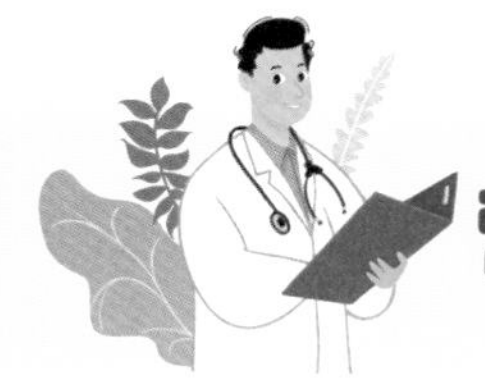

营养与肝胆胰腺疾病

1.肝炎患者的饮食禁忌有哪些?

肝脏是人体最大的解毒器官,它就像一个最前线的“缉毒警察”,能及时发现和甄别有害物质。当肝脏发生炎症时,它就消极怠工甚至罢工,肝脏的“缉毒”能力就会下降,所以在日常饮食中需要有所禁忌:

(1)忌酒:俗话说“喝酒抽烟,损肺伤肝”,酒精对肝脏的损害是最直接的,因此肝炎患者一定要忌酒,以防病情反复或加重。

(2)忌高脂肪、高胆固醇食物:肝炎患者肝功能不好,胆汁分泌减少,无法消化过多的脂肪,易堆积形成脂肪肝,应忌食动物肝脏、油炸食物、肥肉、蛋黄等。

(3)少吃腌制食物:松花蛋、豆腐乳、泡菜等食物,都含有不同程度的亚硝酸盐,对肝细胞有一定毒性,可加重肝损伤,而且此类食物往往盐分较高,摄入过多易发生水肿。

(4)忌过硬食物:松子、核桃等坚果类食物,因其质地较硬、粗糙而会划伤食道血管,增加消化道出血的风险。

(5)忌暴饮暴食:肝炎患者的消化功能会减弱,宜少食多餐,切忌一次饮食过饱,以免加重肝脏负担。

2.肝炎患者是否需要高能量、高蛋白质饮食?

肝炎患者对于能量的需求并不是越高越好,而是以维持正常营养状况和体重为准。肝炎患者的消化、吸收与代谢功能减退,能量过多反而会加重肝脏负担,造成脂肪肝,所以肝炎患者不宜采用高能量饮食,能量供给应根据患者活动强度大小调整。但是对蛋白质的摄入必须要充足,尤其是优质蛋白质,比如瘦肉、鱼虾、牛奶等食物,有利于肝组织修复,改善肝功能。蛋白质摄入量为 1.5~

2.0 g/(kg·d),或每日 90～100 g,其中 50%应为优质蛋白质。所以,肝炎患者应吃含有适度能量、充足蛋白质的膳食。

3.肝炎患者只能吃“素食”吗?

很多人认为,一旦得了肝炎就应该忌食油腻,要清淡饮食,甚至只能吃素食,其实这种理解是片面的。世上没有任何一种食物能够满足人体所需要的全部营养素,必须要从多种多样的食物中获取营养物质以满足身体需求,肝炎患者也不例外。所谓素食多是指植物性食物,如水果、蔬菜、豆制品等,而荤食多指肉、蛋、鱼类等动物性食物,后者富含钙、磷、维生素 A 和维生素 D 等营养素,更容易被人体吸收利用。如果单纯吃素,会造成蛋白质、磷脂、无机盐等营养素摄入不足,长期下去可能会导致体重减轻、贫血、浮肿、免疫力下降、并发感染性疾病等不良情况的发生。肝炎患者应注意荤素合理搭配,把握好荤食的进食量也有助于稳定病情。

4.肝炎患者如何控制糖和盐的摄入量?

精制糖和食盐是人们生活中必不可少的物质,这里所说的精制糖是指白糖、冰糖、红糖,它们属于碳水化合物,通常被加入甜食和饮料中,因此又被称为“添加糖”。碳水化合物的作用是为机体补充能量,可增加肝细胞的活力,有利于受损肝细胞的修复与再生,所以,民间就有了“吃糖保肝”的说法。为了缓解低血糖或用于调味,可以用适量白糖佐餐,但是,精制糖的摄入对肝炎患者而言并非多多益善,假若超过机体需要的限度,就会造成能量摄入过剩,容易引起超重甚至脂肪肝。因此,肝炎患者吃糖贵在适量,应根据需要来控制添加糖的摄入,以每天 20～30 g 为宜。

出现肝腹水的患者需要限盐,无论是肝癌还是肝硬化患者,过多摄入食盐将直接导致腹水。如果患者没有出现腹水,是不需要刻意限盐的,慢性肝炎患者和健康人一样,每天食盐量不超过 5 g 即可。需要强调的是,肝炎患者最好不要吃腌制食品,因为腌制食品在制作过程中易被细菌污染,并且因为增香、防腐等工艺需要,食品中会添加亚硝酸盐,所以,吃腌制食品无疑会给肝脏增加负担。

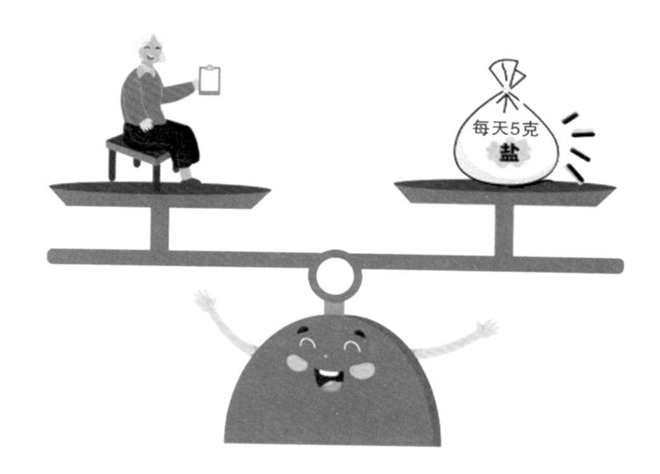

5.肝性脑病的营养治疗原则有哪些?

肝性脑病的营养治疗原则主要是采用低蛋白质、高碳水化合物、充足维生素和适量能量的膳食。很多患者有这样的疑问,补充蛋白质不是能够修复受损的肝细胞吗?为什么还要采用低蛋白质饮食呢?那是因为蛋白质在人体分解代谢过程中会产生氨等有害产物,加重肝性脑病病情,所以患者要控制蛋白质的摄入量。

(1)能量:依据病情,每日能量摄入宜为5021~8368 kJ(1200~2000 kcal),蛋白质摄入量为20~30 g/d,碳水化合物供能比可为70%~75%,剩余能量由脂肪提供。

(2)蛋白质:如患者是在急性期,就得严格禁食蛋白质,以多摄入碳水化合物为主,随着病情好转,恢复期的患者对蛋白质的摄入量可从20 g/d逐渐增加至40 g/d,一般每隔3~5天调整一次,每次递增10 g左右,达到蛋白质的日常摄入量为止,以植物蛋白质为宜。需要强调的是,要避免一次大量摄入蛋白质,若增加蛋白质摄入量后肝病症状再次出现,应立即减少摄入量。

(3)脂类:脂类摄入不可过高,以免增加肝脏负担,每日供给量在50 g左右,注意要食用含必需脂肪酸和维生素E的植物油。

(4)维生素:肝功能衰竭时会导致各种维生素吸收障碍、丢失增多,所以对于维生素的补充必须充足,最好联合补充,以免影响维生素之间的平衡。

6.为什么肝性脑病患者须慎食坚果类、带骨带刺的肉类等食物?

这是为了防止粗糙食物和坚硬的骨渣或鱼刺造成消化道出血。由于疾病的原因，患者食管、胃底血管会发生曲张，吃进的粗硬食物在经过食管时很可能与曲张突出的血管发生摩擦，很容易造成静脉损伤，甚至导致静脉大出血。食管、胃底静脉出血时，大量血液滞留在肠道内，会将蛋白质分解成氨，导致肝性脑病病情加重。所以，肝性脑病患者应该积极预防上消化道出血，慎食坚果类、带骨带刺的肉类等食物，应尽量选择软质、易消化的菜泥、肉末等食物，并且在进餐时做到细嚼慢咽，最大限度地避免因进食而导致的上消化道出血。

7.为什么肝性脑病患者应优选植物性蛋白质食物？

肝性脑病患者应优先选择含植物性蛋白质的食物，这是因为来源不同的蛋白质对肝性脑病的影响是有一定差距的。一般认为肉类蛋白质导致肝性脑病的风险最大，牛乳蛋白质次之，植物蛋白质最小。因为植物蛋白质中含有较丰富的亮氨酸、缬氨酸和异亮氨酸三种支链氨基酸，在肠道被吸收后可增加其血液中含量，纠正支链氨基酸和芳香氨基酸的比值，竞争性抑制芳香氨基酸通过血-脑屏障进入脑，从而抑制假神经递质的形成，改善大脑功能。植物性食物中含有的不溶性膳食纤维可促进肠道蠕动，加速肠道中氨等毒性物质的排出，膳食纤维被肠道细菌酵解后可降低结肠内 pH 值，有利于减少氨的吸收量，缓解患者病情。所以，肝性脑病患者不宜采用高动物蛋白质膳食，应多吃植物性食物。

8.脂肪肝的发病原因有哪些？

脂肪肝是俗称的“富贵病”之一，是现代人过食肥甘厚味的结果，其发病年龄逐渐年轻化，发病病因主要是：

(1)过度饮酒：长期过量饮酒会使肝功能受到损害，甚至出现酒精中毒，导致脂肪在肝内堆积过多。慢性嗜酒者中 75%～90%有脂肪肝，20%～30%的酒精性脂肪肝最终将发展为肝硬化甚至肝癌。

(2)肥胖：有人说“脂肪肝是胖人的专利”，此话不假。长期吃大鱼大肉、油炸食品和甜食，除了表现为形体肥胖，同时会使肝脏中的脂肪合成过多，使肝脏负担增大，当超过肝脏代谢处理的限度时，就会打破脂肪在肝脏的输入输出平衡，造成其在肝内堆积，形成脂肪肝。

(3)蛋白质缺乏：当身体出现消瘦、蛋白质缺乏时，会导致低密度脂蛋白合成减少，肝内甘油三酯代谢也会发生障碍，使脂肪在肝内堆积，形成脂肪肝。

(4)糖尿病和高脂血症：这些患者血液中脂类、糖类过多，一旦超过了肝脏的代谢限度，也会造成脂肪在肝内堆积，引起脂肪肝。

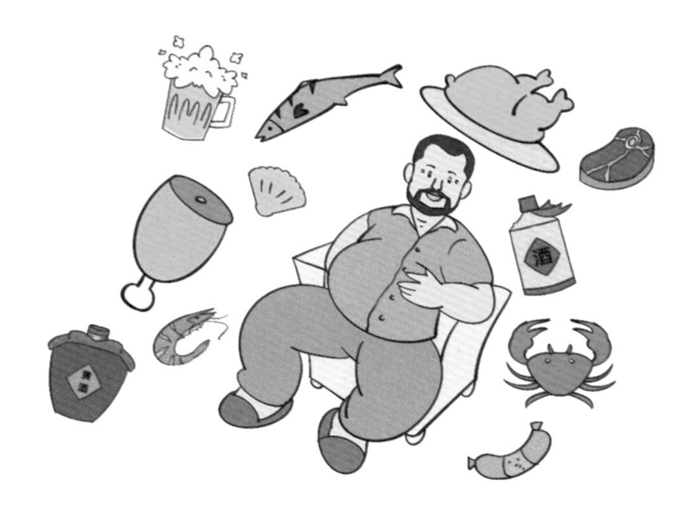

9.素食者也会得脂肪肝吗?

人们通常认为,只要天天粗茶淡饭,不吃大鱼大肉,脂肪肝就与自己无关。其实,素食者也会得脂肪肝。这是怎么回事呢?其原因主要有三方面:一是长期吃素食的人会导致体内优质蛋白质、必需脂肪酸等营养物质不足,造成肝脏中负责转运脂肪的蛋白质数量减少,使肝内脂肪不能运出肝脏,反而促发脂肪肝形成;二是脂肪代谢过程必须有胆固醇的参与,完全吃素者可能出现胆固醇摄入不足的情况,不利于脂肪的正常代谢;三是长期饮酒者即使只吃素食,肝内脂肪酸和甘油三酯也会堆积,从而导致酒精性脂肪肝。另外,素食者有时为了增加食物风味,在烹饪加工素食时,可能大量使用食用油,以致能量摄入并不比食肉少,因而促发脂肪肝。所以,保持荤素搭配、均衡饮食,才是远离脂肪肝的关键。

10.脂肪肝患者多吃水果对病情有益吗?

新鲜应季的水果富含维生素C、维生素B、钾、镁、硒等维生素和矿物质以及膳食纤维,对人体非常有益。特别是维生素C能够延缓肝细胞衰老,有利于肝细胞的修复,增强肝脏解毒机能,提高免疫力。不过,因为很多水果含糖量较高,长期大量食用,可能会导致血糖升高。若肥胖性脂肪肝患者食用过量水果,会造成严重危害。因此,脂肪肝患者每天吃200~350 g水果即可,不宜过多食用。

11.脂肪肝患者需要禁食油腻性食物吗?

所谓油腻性食物是指含有较多脂肪、胆固醇的食物,比如各种油炸食品、猪油、肥肉、动物内脏等。脂肪肝患者是不是一点油腻性食物都不能吃呢?答案是否定的。因为脂肪是人体必不可少的物质,是人体能量的重要来源,也是构成组织细胞的重要成分之一,其营养作用不容忽视。所以,脂肪肝患者不需要绝对禁食油腻性食物,而是要尽量避免吃动物脂肪含量较高的食物,以及避免过量摄入脂肪,烹调用油也应选择富含不饱和脂肪酸的植物油。

12.如何通过饮食和运动逆转脂肪肝?

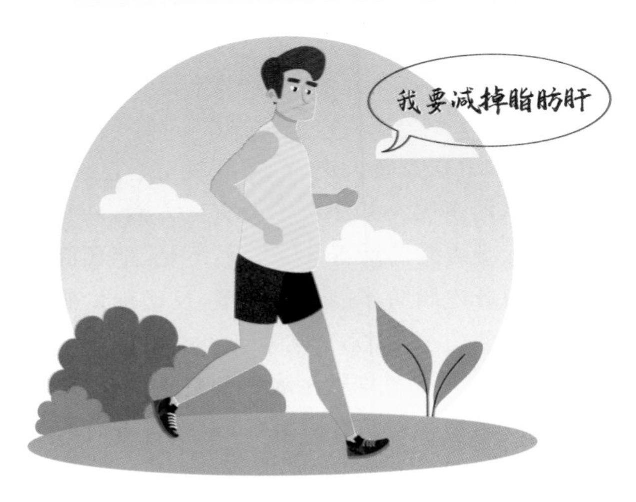

很多人经查体发现脂肪肝后,经过一段时间的饮食调理和运动,复查时会发现脂肪肝竟然奇迹般地消失了,这说明只要改变不合理的生活方式,大部分脂肪肝都是可以逆转的。那具体应怎样做呢?首先要做到严格限制高脂肪、高能量食物,应以低脂、低能量、高蛋白质且富含维生素和矿物质的膳食为主,保证食物多样、合理搭配。其次,患者要控制每餐进食量,不能暴饮暴食。另外,患者在“管住嘴”的同时,还要“迈开腿”,保持运动,并以有氧运动为主,比如慢跑、中快速步行、骑自行车、做广播体操等,做到吃动相平衡,进而达到降脂减肥、促进肝内脂肪消退的目的。

13.胆囊炎急性发作期的营养治疗原则是什么?

在胆囊炎急性发作期,患者应暂停经口进食,尽量使胆囊得到充分休息。但身体还需要营养物质,该怎么办呢?这就需要进行肠外营养治疗,也就是通过静脉输注的方式来供给营养物质。等到胆囊炎症状缓解后,可根据病情逐渐开始经口进食,一般应吃低脂肪、高碳水化合物、高维生素的膳食。

胆囊炎的营养治疗原则是:

（1）摄入正常或低于正常量的能量：每日摄入的能量大约为 8368 kJ（2000 kcal），如果是肥胖患者，需适当减少能量摄入。

（2）选择以优质蛋白质为主的食品：比如鱼、虾、鸡肉、瘦肉、豆腐等，每天摄入蛋白质 60～80 g，以维持氮平衡，增强机体免疫力。

（3）严格控制脂肪摄入量：应该控制在 20 g 以下，特别要严格控制动物性脂肪的摄入，禁食动物内脏、肥肉，宜选用植物油。

（4）控制胆固醇摄入量：应控制在每天 300 mg 以下，过多摄入胆固醇会导致胆固醇沉积，易形成胆结石。故患者应不吃或少吃鱼子、蛋黄、动物内脏、蟹黄、肥肉等。

（5）摄入充足碳水化合物：每天摄入量以 300～350 g 为宜，既能补充能量，还可以增加肝糖原的积累，保护肝细胞。

（6）保证水和微量营养素的足量摄入：每天饮水 2000 mL，不仅有利于胆汁稀释，还可减少胆汁的淤滞，同时尽量多吃蔬菜、水果，为机体补充多种维生素和钙、铁、钾等矿物质。

（7）做到少量多餐：把一天食物总量分配到 5～7 餐中，这有助于刺激胆汁分泌，促进胆汁排出。

（8）忌食煎炸食品、刺激性食物和酒类。

14.胆囊炎患者可以吃鸡蛋吗？

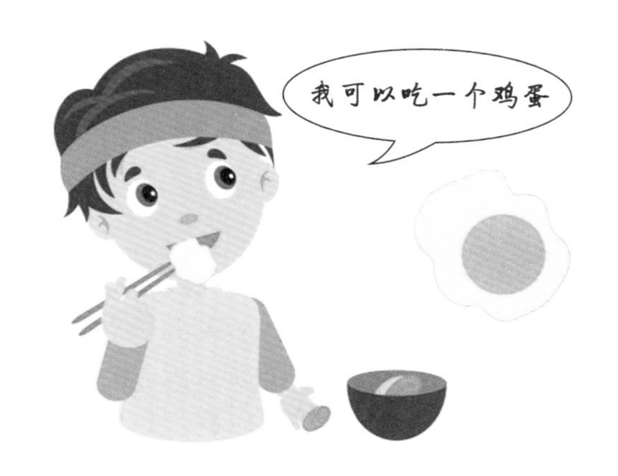

很多人以为得了胆囊炎就不能再吃鸡蛋了，担心吃鸡蛋会加重病情，这实际上是不对的。鸡蛋是大家餐桌上最常见的食物之一，是人体所需优质蛋白质的重要来源，其在体内的消化、吸收和利用率都很高，还含有脂肪、卵磷脂、胆固醇、铁、锌、硒、维生素 A 和维生素 D 等营养素，营养价值很高。所以，只要不是处于急性发作期的胆囊炎患者，是完全可以每天吃一个鸡蛋的。但是总有些胆囊炎患者对于鸡蛋心存芥蒂，那就改变鸡蛋的烹饪方法，将鸡蛋与其他食材一同加工，如把鸡蛋加到面粉中摊成鸡蛋饼、做成蛋糕，并采取少量、多次进食的方式，以减轻对胆囊的刺激。需要指出的是，由于蛋黄中胆固醇含量较高，胆囊结石和高胆固醇血症患者只可吃蛋清，不要吃蛋黄。

15.胆结石患者需要长期“吃素”吗?

胆结石患者不能长期吃素食，因为长期吃素并不利于胆结石的消失，反而会加速它的形成。这是因为长期吃素时，食物中没有足够的脂肪、蛋白质来促进胆囊收缩、胆汁排泄、胰酶释放，就会导致胆汁的排泄减少，以致胆汁淤积，这反而给消化道细菌的生长繁殖提供了有利条件，进而加速胆结石的形成，加重病情。因此，胆囊炎患者是否需要进食含有脂肪和蛋白质的食物要根据病情区别对待，如果是在胆结石急性期，就要避免进食油腻食品，而在病情稳定期，则可以少食多餐一些荤菜，这样既保证了机体的营养需要，也有助于刺激胆汁的分泌、排泄，防止胆结石的进一步形成，从而缓解病情。

16.为什么不吃早餐容易患胆结石?

很多人因为早晨时间紧、没有食欲，便养成了不吃早餐的习惯，这是需要改正的。从前一天进食晚餐直到第二天清晨吃早餐，间隔有10～12小时，假若不吃早餐，在长时间没有食物刺激的情况下，会使胆囊分泌胆汁减少，同时胆汁成分也发生了变化，即胆汁中胆酸的含量减少，而胆固醇含量却没变，致使其浓度大幅增加，逐渐达到过饱和状态，在胆囊中以结晶的形式沉积下来，演变为胆结石。研究结果表明，不吃早餐的人，血中胆固醇含量比吃早餐的人高出33%左右。对于超重或者肥胖患者来说，体内胆固醇含量本来就高于正常体重的人，所以更容易患胆结石。因此，养成按时吃早餐的习惯，避免中餐和晚餐进食过度，不仅有助于预防胆结石的形成，而且对于减重也是有好处的。

17.胆囊切除术后患者的饮食注意事项有哪些?

(1)在术后1～3天，患者由于受麻醉药物的影响，短期内其胃肠道蠕动能力不能完全恢复，且手术创伤造成的应激作用也会使肝脏功能受限，进而导致整个消化系统功能低下，因此需要严格禁食，仅以静脉输注的方式补充水分及能量。

(2)在术后3～7天，只要患者的肠胃恢复正常蠕动且肛门能够正常排气之后，即可吃一些流食，开始以稀藕粉、米粉、果汁为主，随后慢慢改为磨碎的大米粥、肉粥、豆腐羹及米糊等。

(3)在术后1个月内，患者无法有效分泌胆汁帮助消化，因此应严格控制脂肪与胆固醇的摄入，避免造成其消化功能紊乱。为患者烹调食物时不能用动物油，而应选择植物油。患者的营养补充应以优质蛋白质为主，以修复胆囊疾病导致的肝细胞损伤，可多吃鱼、虾、禽类及豆腐等食物。同时，患者要多吃新鲜果蔬，摄入的矿物质与维生素可以调节新陈代谢，还能抑制胆固醇的吸收。此外，患者要注意控制进食量，避免暴饮暴食或过度节食，坚持少食多餐的原则，应吃采用清蒸、炖煮等温和烹饪方式的食物。

18.为什么急性胰腺炎多由暴饮暴食和饮酒所引发?

现今人们的聚餐频率明显增加，各地特色美食琳琅满目，使人垂涎欲滴，大快朵颐也是一种放松、解压的方式，但与美味相伴随的多是高脂饮食，这势必让胰腺不堪重负，很容易导致急性胰腺炎发作。这是因为暴饮暴食后大量食糜进入十二指肠，刺激胰液和胆汁大量分泌，同时引发十二指肠乳头处括约肌痉挛、水肿，以致胆汁、胰液排泄不畅而诱发胰腺炎。酒精的参与也是发病的重要原因之一，饮酒增加了胆囊收缩素的敏感性，使胰液中胰酶和蛋白质含量增加，胰液变黏稠，引起胰管阻塞，造成胰液排出受阻，从而引发炎症。所以，低脂饮食、少饮酒、避免暴饮暴食是预防急性胰腺炎的良方。

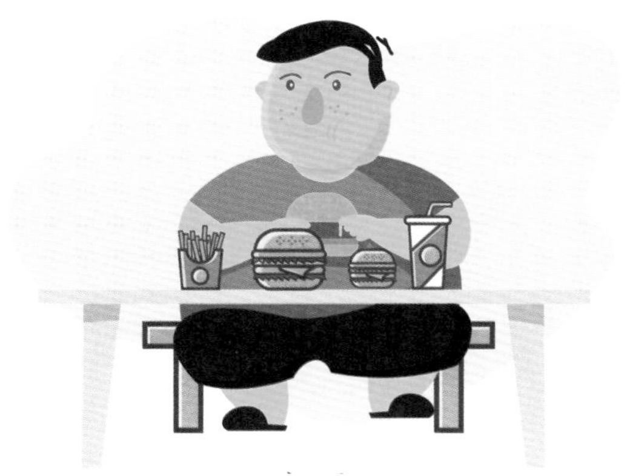

不亏肚子就损害肝胆胰

19.胰腺炎急性期的营养治疗原则是什么?

在胰腺炎急性发作期，患者应严格禁忌饮食，可通过静脉输液方式维持水、电解质和酸碱平衡，保护各脏器的功能。一般患者发病5～7天后，腹痛症状明显减轻、肠鸣音恢复、血清淀粉酶下降至正常时，可以进食无脂肪高糖类饮食，如米汤、菜汁、藕粉等，禁食鱼汤、肉汤、牛奶、豆浆、蛋黄等高脂肪、高蛋白类食物。随着病情好转，患者的饮食可逐渐向半流质、软食过度，坚持少量多餐，禁忌辛辣刺激性食物。

20.胰腺炎急性期的患者为什么要严格禁食?

这是因为禁食可以让胰腺得到充分休息，让其快速恢复。如果没有食物进入胃肠道，就可减少胃液分泌，进而减少胰液分泌，减轻消化酶对胰腺的刺激，缓解腹痛和腹胀。当患者症状好转后就可以逐渐吃东西了，但应限制高脂肪、高蛋白质食物的摄入量。轻症胰腺炎患者一般需禁食 1 周左右，重症患者需禁食 2 周。

由于急性胰腺炎患者可能会出现频繁的呕吐、高热，加之禁食，必然导致体液的大量丢失、总量减少，极易造成血容量不足、电解质紊乱，特别是重症患者，有时体液丢失量高达 6000 mL 以上，会造成低血容量性休克。因此，患者需要肠外营养支持，通过静脉输液来补充葡萄糖、氨基酸、脂肪乳、电解质、微量元素、维生素等营养制剂，进而维持各重要脏器的功能。简单来说，就是当胃肠道不适用的时候，必须要使用静脉血管途径来为机体输送各种营养物质。

（孙淑艳　于连龙）

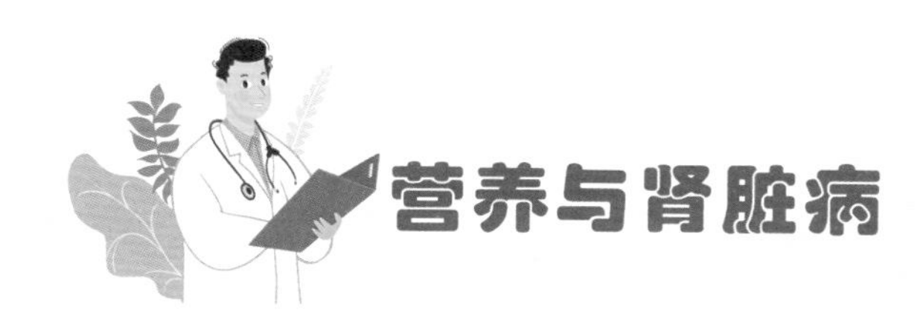

营养与肾脏病

1.导致肾功能损伤的原因有哪些?

肾脏相当于人体的“污水处理厂”,倘若体内废物过多,超过了肾脏的处理能力,就会导致肾损伤。导致肾损伤的原因有很多:

(1)抗生素、抗癫痫药物、抗肿瘤化疗药物及一些中药材的过量应用。

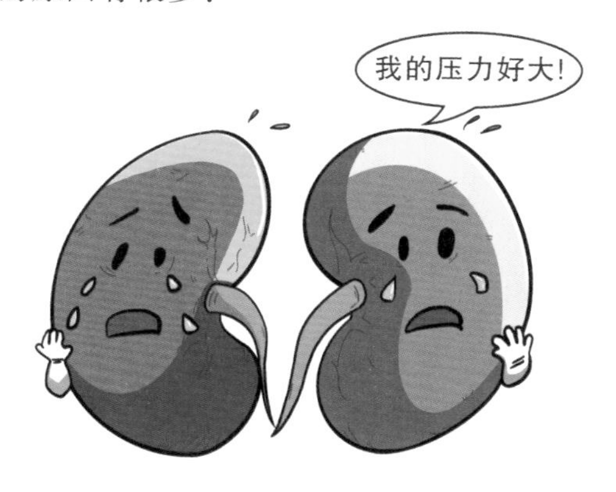

(2)经常熬夜、过度劳累、暴饮暴食等不良生活方式。

(3)情绪焦虑、压力过大。

(4)长期摄入过量富含蛋白质的食物。

(5)过多摄入钠盐。

(6)经常性长时间不喝水。

(7)经常酗酒、大量喝浓茶。

为了保障自身的“污水处理厂”处于正常运行状态,大家在日常生活中要尽量避免让上述危险因素对肾脏造成损害。

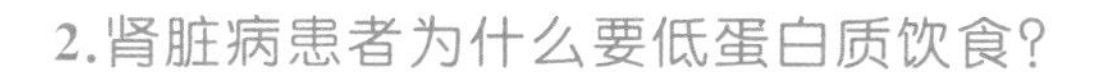

2.肾脏病患者为什么要低蛋白质饮食?

食物中的蛋白质经人体消化吸收代谢后会产生氮质代谢物,需经肾脏排泄,平时摄入的蛋白质越多,肾脏的排泄负担就越重。低蛋白饮食会减轻肾脏的负担,延缓肾的损伤,但为了保证人体对蛋白质的基本需求,应尽量选择优质蛋白质,即增加鱼类、肉类、蛋类、奶类的摄入量,减少富含植物蛋白质食物的摄入量,如面粉、大米等。若过分减少主食的摄入,又会导致碳水化合物和能量摄入不足,故通常推荐采用麦淀粉作为主食。麦淀粉是将小麦粉中的蛋白质抽离去掉，使蛋白质含量从10%降低到0.6%以下。其他可以作为主食成分的还有玉米淀粉、藕粉、马铃薯粉、低蛋白大米等，其蛋白质含量都可忽略不计。肾脏病患者采用低蛋白质饮食既能保证优质蛋白质的摄入又能满足机体对能量的需求，有利于延缓肾脏病情进展。

马铃薯
藕
推荐食用的低蛋白主食
红薯
荸荠
山药
粉丝
南瓜

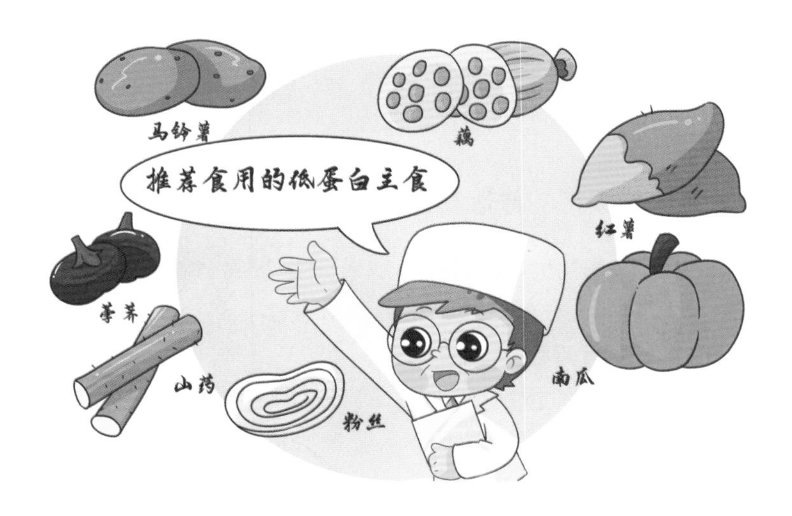

3.肾病综合征的营养治疗原则是什么？

肾病综合征主要表现为大量蛋白尿、低蛋白血症、水肿和高脂血症。尿蛋白是造成肾病综合征一系列症状的根源，但不应盲目补充蛋白质，高蛋白质饮食不仅不能增加患者血液白蛋白浓度，反而会增加蛋白质的丢失，并且会加重肾小球损害。蛋白质摄入量与患者的病情有关，一般情况下可按0.8～1.0 g/(kg·d)给予，若合并肾功能不全者应进行低优蛋白饮食，但每日摄入量不应低于50 g。患者应摄入足够的能量，以125～146 kJ/(kg·d)[30～35 kcal/(kg·d)]为宜，以碳水化合物供能为主，脂肪供能比例应控制在20%以下。同时，患者要注意补充矿物质、维生素和膳食纤维，应选择富含铁、钙、维生素A、维生素D、维生素C和B族维生素的食物。

4.急性肾衰竭的营养治疗原则是什么？

急性肾衰竭是肾功能在短期内急剧下降，导致水电解质紊乱、氮质潴留和酸碱失衡的一种综合征，分为少尿期、多尿期、恢复期三个阶段，不同阶段的营养治疗原则不同。患者在少尿期应严格限制水的入量，一般为前日尿量加500 mL，包括食物、饮水和输液量，且严格限钠、限钾，能量摄入为 4184～6276 kJ/d(1000～1500 kcal/d)即可，同时要严格限制蛋白质摄入量，可不摄入蛋白质或仅摄入少量含优质蛋白质的食物。患者在多尿期能量摄入需充足，按 146～230 kJ/(kg・d)[35～55 kcal/(kg・d)]摄入，蛋白质可按 0.6～0.8 g/(kg・d)摄入，其中优质蛋白质应占 50%以上，并补充丢失的水分及无机盐。在恢复期可逐步恢复到正常饮食，进行以优质蛋白质为主的限蛋白质饮食，蛋白质摄入量以 0.8～1.0 g/(kg・d)为宜，能量摄入要充足，并吃富含维生素的食物。

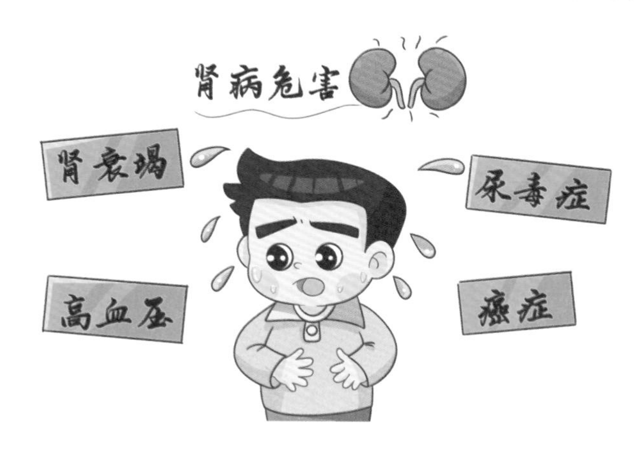

5.糖尿病肾病患者的营养治疗原则是什么?

糖尿病肾病是引起糖尿病死亡的主要原因之一，是一种缓慢进展的疾病，一般分为五期。糖尿病肾病患者首先要控制膳食中的蛋白质，一般按照 0.6～0.8 g/(kg・d)摄入，同时要注重提高优质蛋白质比例。当发展为晚期肾病时，患者应严格限制蛋白质的摄入量，并保证能量摄入充足。推荐患者采用麦淀粉饮食，可以选择藕粉、粉条、粉丝、凉皮、山药等植物蛋白质含量低而能量高的淀粉类食物。终末期肾病患者需低脂饮食，当出现水肿、尿量减少、高血压时，需限制钠盐的摄入量，但若出现恶心、呕吐，则应适量摄入食盐。终末期肾病的尿毒症患者应控制每日水的摄入量，一般为前一日排尿量加 500 mL，若患者合并呕吐、腹泻或发热，则应酌情增加水分摄入量，还应注重补钙并降低磷的摄入量，当血钾升高时应减少摄入含钾高的食物，如香蕉、马铃薯、菠菜等。

6.慢性肾脏病的营养治疗原则是什么?

慢性肾脏病是一个与生活方式密切相关的疾病，合理的营养能延缓肾衰竭的进展、减少体内毒素、纠正代谢紊乱、推迟透析的时间、改善生活质量。慢性肾脏病患者首先要控制蛋白质的摄入，不同病情的患者蛋白质摄入量要求不同，需要营养医师评估后确定。同时，患者应减少饱和脂肪酸及胆固醇的摄入，烹调方法以蒸、烩、煮为主，少用油煎、油炸。慢性肾脏病患者宜摄入充足能量，根据病情分期的不同酌情增加纯淀粉类食物(粉丝、粉条、藕粉、小麦淀粉等)的摄入量。非糖尿病肾病患者能量摄入推荐为 125～146 kJ/(kg・d)[30～35 kcal/(kg・d)]，2 型糖尿病或肥胖症患者适量减少，一般为 125 kJ/(kg・d)[30 kcal/(kg・d)]。慢性肾脏病患者平时也应限制钠和磷的摄入，同时注意补充各类维生素。慢性肾脏病发展缓慢，患者应遵循“三分治疗、七分养”的原则，调整心态，正确对待。

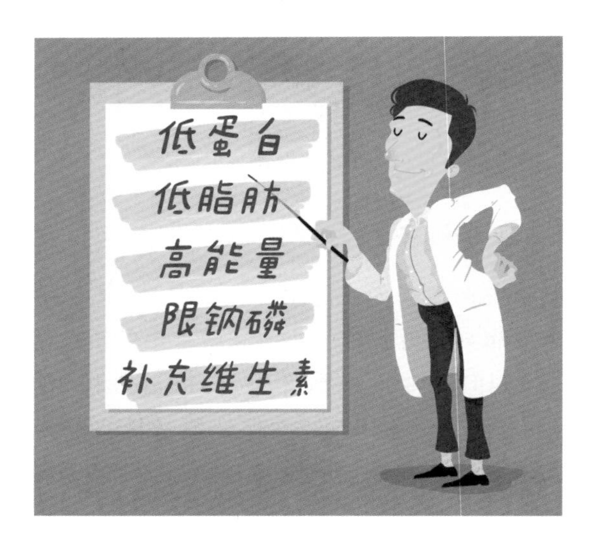

7.肾结石营养治疗的原则是什么?

肾结石形成的原因有很多，患者应针对自身的结石化学组成成分来调整膳食。对以草酸钙或磷酸钙为主要成分的肾结石患者来说，可适当多食用鱼、禽等各种肉类及蛋类，少吃牛奶、豆制品、内脏、虾米等含钙丰富的食物，同时少吃甜菜、苋菜、菠菜、竹笋等草酸含量高的食物。对以尿酸成分为主的肾结石患者来说，应避免摄入高嘌呤食物，如动物内脏、肉汤、沙丁鱼、干豆类等，也不宜食用酒类及刺激性食物，同时应增加新鲜水果和蔬菜的摄入量，减少脂肪和能量摄入以控制体重。胱氨酸结石的患者应减少蛋、禽、鱼、肉类的摄入。肾结石患者在进行膳食控制的同时还应大量饮水，以降低形成结石的矿物盐类的浓度。

8.肾性贫血的营养治疗原则是什么？

肾性贫血是由于肾功能受损导致肾促红细胞生成素减少而产生的贫血。患病后由于铁和蛋白质摄入的减少、透析所致的营养流失等原因，使得不少肾病患者易发生缺铁性贫血。合理的营养治疗可减轻贫血程度、提高生活质量、延缓病情进展。肾性贫血与肾功能密切相关，因此患者首先应严格做到“三低饮食”，即低蛋白、低盐、低脂肪。除此之外，患者还应多食用富含铁和优质蛋白质的食物，保证能量及碳水化合物的摄入，补充富含维生素C的食物，限制富含咖啡因和鞣酸的食物摄入。同时，患者还应调节自身情绪，合理分配工作与休息时间，并纠正挑食、偏食的不良习惯。

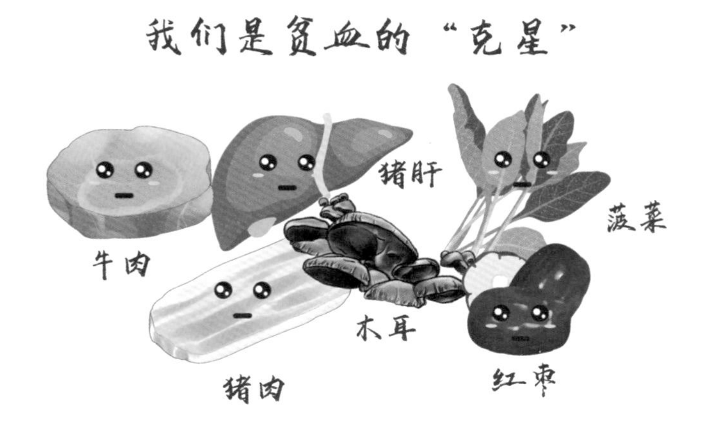

9.高血压肾病的营养治疗原则是什么？

高血压可引起肾脏功能和结构的损害，肾脏出现问题后又能引起血压升高，但其进展缓慢，早期表现为夜尿增多、视线模糊、恶心呕吐等症状。高血压肾病的患者除了严格控制血压外，还要养成良好的饮食生活习惯。对不做透析治疗的患者，其蛋白质摄入量一般要控制在0.5～0.6 g/(kg・d)以下，对接受透析治疗的患者应控制在1.2 g/(kg・d)左右，并注重增加优质蛋白质的摄入量。同时，高血压肾病的患者要减少含盐调味品、腌制品以及高钠食物的摄入，减少脂肪的摄入，尤其是少吃饱和脂肪酸含量高的食物，如肥肉、奶油；适度补充维生素及微量元素。肾功能正常者可多吃富含钾的蔬菜和水果。此外，患者还要适当进行体育锻炼，戒烟戒酒，劳逸结合。

10.肾移植患者的营养治疗原则是什么?

肾移植患者一般处于肾衰竭期，患者会出现一系列代谢紊乱及营养不良情况。合理的营养能避免增加新生肾的负担，改善患者营养状况。肾移植术后，患者应由低优蛋白流质饮食逐步过渡到高蛋白高维生素低盐饮食，并要提高优质蛋白质的比例。肾移植术两个月以后，患者食欲增加并应用免疫抑制剂，常会导致体重快速增加，此时应根据体重变化情况，及时调整能量摄入，体重正常者可按125 kJ/(kg・d)[30 kcal/(kg・d)]左右摄入，超重者可按105 kJ/(kg・d)[25 kcal/(kg・d)]左右摄入。免疫抑制剂能加速蛋白质分解并引起高脂血症，故应保证患者充足的蛋白质摄入量，提高优质蛋白质比例，限制脂肪尤其是胆固醇的摄入。患者每天摄盐不要超过 5 g，若有水肿或高血压者，每天摄入食盐应控制在 2～3 g，同时注意补充钙和维生素 D。免疫抑制剂易导致机体免疫力低下，尤其要注意饮食新鲜与卫生，忌食生冷和不清洁的食物。

11.肾肿瘤的营养治疗原则是什么?

重在合理搭配膳食，保证食物多样性，补充富含优质蛋白质的低脂肪食物，其中动物和豆类蛋白最好占蛋白质总量 50%以上。膳食中应含适量膳食纤维、丰富的维生素和矿物质。患者每天可进食新鲜的蔬菜和水果，如番茄、胡萝卜、十字花科类蔬菜、猕猴桃及蕈菇类食品；忌用刺激性食物和调味品，戒烟限酒，足量饮水；控制体重，保持良好体形；合理用药，监测血压及血糖。在肾肿瘤手术后的放疗、化疗期间，患者应保证能量和蛋白质摄入充足，可少食多餐，或口服肠内营养制剂，进而避免或延缓多脏器衰竭和恶病质。

12.腹膜透析患者应如何进行营养管理?

当患者处于尿毒症时期时，便不可避免地进行肾替代治疗，透析前患者的许多体征和症状与蛋白质-能量营养不良有关，腹透治疗时患者要从腹透液中丢失大量的营养物质，故营养管理的重点是保证蛋白质、碳水化合物、维生素和矿物质的摄入。患者蛋白质摄入量可按 1.2～1.4 g/(kg・d)计，以优质蛋白质为主，应多食牛奶、鸡蛋、瘦肉、鱼类等。为了保证能量摄入，患者可以食用一些能量高而植物蛋白质低的食物，如马铃薯、山药、芋头、莲藕、白薯等，透析前能量按125～146 kJ/(kg·d)[30～35 kcal/(kg·d)]计，透析后按146～188 kJ/(kg·d)[35～45 kcal/(kg·d)]计。患者摄入的脂肪占比不超过25%，限制食用胆固醇高的食物，如内脏、蛋黄、鱿鱼等。为了补充足量维生素和矿物质，患者应每天摄入新鲜蔬菜不少于500 g；优先选用深色或绿色蔬菜水果，可摄入200 g。蛋白质摄入不足的患者还需长期口服必需氨基酸并辅以α-酮酸治疗。

13.血液透析患者应如何进行营养管理？

老年患者对营养物质的摄入降低，血液透析会引起高分解代谢及营养物质丢失，故应给予个体化营养治疗方案。一般患者的能量应按125～146 kJ/(kg·d)[30～35 kcal/(kg·d)]给予，老年人或体重超重者可适当减少。每周血液透析2～3次者，蛋白质摄入量以1.0～1.5 g/(kg·d)为宜，每周血液透析1次者蛋白质按0.6 g/(kg·d)供给，建议其中2/3为优质蛋白质，宜选用肉、蛋、奶类等食物。约一半血液透析患者合并高脂血症，需减少脂肪摄入量。尿量正常的患者对水摄入可不严格限制，但对于无尿或少尿的患者，水摄入量应小于1000 mL。血液透析患者往往伴有高血压，故应控制钠盐的摄入，并减少含磷量高食物的摄入，如坚果、杂豆、菌类、内脏等。

14.如何计算膳食中的蛋白质含量？

不同肾病阶段对蛋白质的要求不同，比如规律透析患者的蛋白质摄入要充足，肾衰竭和慢性肾脏病患者要进行低蛋白质饮食。不同食物中蛋白质含量不同，需结合肾病食物交换份制订食谱。例如，一位体重60 kg的慢性肾脏病3期患者能量需要为7531～8786 kJ/d(1800～2100 kcal/d)，蛋白质摄入量为0.6 g/(kg·d)，则蛋白质摄入总量为0.6 g/kg×60 kg=36 g，其中优质蛋白至少为36 g×1/2=18 g。摄入优质蛋白质可选择1份肉蛋类、1份豆类、1份奶类，共21 g，剩余15 g蛋白质可由绿叶蔬菜类(2份)、谷薯类(1份)提供。至此，患者已选择了2301 kJ(550 kcal)食物，剩余的能量需求为5230～6485 kJ(1250～1550 kcal)，可再从0～1 g蛋白质分组里选择，比如3份油脂、1份瓜果蔬菜，5～7份淀粉类食物(见下表)。

各类营养物质(1份)蛋白质含量及能量提供

蛋白质含量	各类营养物质		
0～1 g	脂类 (10 g,90 kcal)	瓜果蔬菜 (200 g,90 kcal)	淀粉类 (50 g,180 kcal)
4 g	坚果类 (20 g,90 kcal)	谷薯类 (50 g,90 kcal)	绿叶蔬菜 (500 g,90 kcal)
7 g	肉蛋类 (50 g,90 kcal)	豆类 (35 g,90 kcal)	低脂奶类 (240 g,90 kcal)

15.如何控制能量的摄入量?

不同病情的肾脏病患者对能量的需求不一样。许多慢性肾脏病患者会出现胃肠道症状,如恶心、腹胀、厌食、腹泻等,所以,需要学会如何通过增进食欲来增加能量摄入,一些凉的蛋白质类食物可能比热的更能引起患者的食欲,也可少量多餐,用一日六餐代替一日三餐;选择高能量食物,少用能量低、饱腹感强的食物,比如蔬菜和水果;在安静、放松的氛围下用餐;选择易于咀嚼的食物,避免重口味和刺激性食物;可以口服特殊医学用途配方食品以补充营养。

对需要避免能量摄入过多者,比如透析后患者,可以选用蒸、炖、煮的方式烹饪食物;少吃零食,不喝含能量的饮料;少吃肥肉,尽可能选择瘦肉、鸡肉、鱼肉;选择能量低、饱腹感强的食物,如蔬菜和水果;若病情允许,可以多喝白开水;也可适度做有氧运动。

16.肾脏病患者需要控制食用油吗?

肾脏病患者常常合并高脂血症,同时脂质代谢紊乱也会加速肾功能衰退,所以肾脏病患者需控制脂肪摄入,优化脂肪结构。肾脏病患者每日的食用油摄入量一般控制在25～30 g,以植物油为佳,少吃动物油,限制胆固醇摄入。另外,患者也要注意食物中的“隐形油”,这些“隐形油”往往让人防不胜防,比如平时用于下饭的辣椒酱、沙拉酱、麻汁、花生酱等酱料,含有大量反式脂肪酸的点心、饼干、蛋糕等烘焙食品,脂肪含量很高的坚果、薯条、方便面、奶茶等零食。所以,患者不仅要注意“油”的质量,也要减少“隐形油”的摄入,这样才能“去糙取精”,控制好脂类的摄入。

17.肾病患者该如何做到从“盐”管理?

食盐中的钠主要从肾脏排出,肾病患者往往伴随着钠、钾的代谢紊乱,当肾功能减退以致出现水肿、血压升高或心力衰竭时，应限制钠盐的摄入，防止水潴留和血容量增加导致的心脏负担加重。所以，肾病患者一般需要控制钠盐的摄入，但是除了食盐外，还有很多食物含有钠，如酱油、腌渍肉、烟熏食品、酱咸菜类、海产品、酱料、咸味零食，以及某些加工类食品如蛋糕、面包、挂面、饼干、火腿、方便面等。这些存在于加工食品中的看不见的钠盐被称为“隐形盐”，根据测算，1 g 食盐相当于 5 mL 酱油，或 10 g 鸡精，或 1 小块酱豆腐，或 7 g 干酱。所以，患者要熟知常用含盐食品的换算，做到合理运用，烹饪时应使用限盐勺和限盐罐。另外，患者平时要多吃新鲜的天然食品，多采用蒸、烤、煮等烹调方式，选用葱、姜、蒜等食材替代部分调味品进行调味，学会看食品标签，拒绝高盐食品，外出就餐时告诉服务员自己喜好清淡饮食，这样就可以更好地进行饮食管理。

18.肾病患者需要控钾吗?

肾病患者尤其是肾衰竭、尿毒症患者，其肾脏的排钾功能明显下降，易出现高钾血症，严重的高钾血症可导致心脏骤停，故应控制钾的摄入。一般天然食物中的钾含量比较丰富，尤其是新鲜蔬菜和水果中钾含量较高，如香蕉、柑橘、柠檬、梅、芒果、海带、紫菜、木耳、菠菜等。除了少食含钾高的食物，还可采用一些加工处理小技巧来降低食物中的钾含量，比如可将蔬菜切段浸泡或水煮后再烹饪；把蔬菜低温冷冻后，去除含钾量高的解冻水再烹饪；对块茎类蔬果可做两次清洗煮沸；把水果切块加糖水蒸煮后弃水食用。此外，因为低钠盐含钾 30%左右，高钾血症患者还要注意不要选用低钠盐。

19.肾病患者能吃大豆及其制品吗?

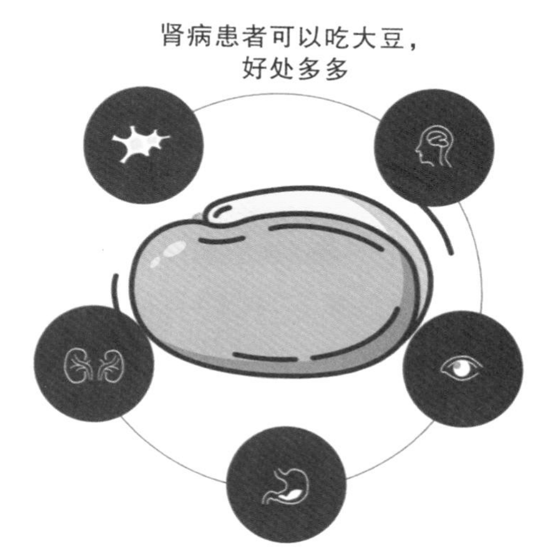

肾病患者应多吃优质蛋白质食物如鱼类、肉类、奶类，于是许多人把优质蛋白质跟动物蛋白质画上了等号，而大豆蛋白质属于植物蛋白质，故逐渐形成了肾病患者不能吃豆制品的误区。营养学研究早就表明，大豆蛋白质的氨基酸模式和人体蛋白质很接近，是一种特殊的高生物价的植物蛋白质，也属于优质蛋白质。临床营养实践表明，吃大豆蛋白质能够改善肾病患者的肾小球滤过功能，降低尿素氮和尿蛋白水平。在大豆制品中还含有多种生物活性物质，比如磷脂、大豆异黄酮等，可抑制胆固醇在血管壁沉积，具有预防发生动脉粥样硬化的功效，此外还具有抗氧化、抗肿瘤等作用。需要注意的是，大豆是指黄豆、青豆和黑豆，而绿豆、赤小豆、豌豆、豇豆等属于杂豆类，所含蛋白质氨基酸构成不如大豆蛋白质完美，故不能多吃。总之，以大豆为原料加工成的豆腐、豆浆等豆制品也适合肾病患者食用。

20.肾病患者应如何饮水?

急性肾衰竭少尿期、急性肾小球肾炎、肾病综合征合并严重水肿及高血压的患者需要限制饮水，一般建议每日水分摄取量(包括饮水、食物水分、输液量等)比前一天的排尿量增加 500 mL 即可。而糖尿病肾病、泌尿系感染、泌尿系结石、尿酸性肾病等疾病患者需要加大饮水量，以增加尿液的排出，利于毒素和废物排出体外。对于严格限水的患者，可每天用固定容量的容器装好所需水分，少量多次饮水，小口含住水分或喷雾滋润口腔以缓解口渴。对于不限水的患者需建立一个饮水时间表，定时定量主动喝水，不要等口渴的时候再喝水。在环境温度升高、身体活动量增加时，患者需酌情增加饮水量。

21.“以形补形、吃腰补腰”的理论靠谱吗?

以形补形
吃腰补腰
不靠谱
以形补形、快
吃个腰子补一补!

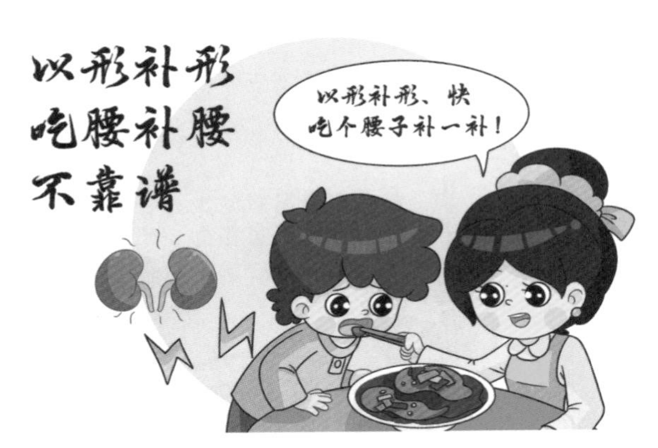

“进补”是我国的传统饮食习俗，很多说法和人体器官有关，比如常听说“脑子不好多吃核桃”“男人肾虚要吃腰子”等，因此“吃啥补啥”便成了老百姓默认的食疗定律，但这并不科学。对于人体而言，动物肾脏是一种具有较高营养价值的食物，其中含有丰富的蛋白质、维生素、矿物质，适量吃一些有益于健康，但是动物肾脏中胆固醇含量也很高，比如 100 g 猪肾中含有 354 mg 胆固醇，吃多了会升高血液胆固醇水平，进而损害肾功能，尤其是对于肾功能不全的人来说，过量进食猪肾会引起肾功能的进一步恶化，得不偿失。至于形似肾脏的腰果、蚕豆，虽然含有多种营养物质，但是没有研究证据表明其对肾脏有特殊的“补益”功效，不会发挥“以形补

形”的作用。

22.肾病患者能喝牛奶吗?

牛奶营养价值固然高,但不是每位肾病患者都可以食用,有以下情况的患者要慎用:

(1)水肿严重或伴有心力衰竭等需要严格限水的患者应尽量不喝或少喝牛奶,因为此时喝牛奶,在补充蛋白质的同时也摄入了大量的水分。

(2)慢性肾脏病患者出现腹胀、腹痛和腹泻等症状时暂时不要喝牛奶,因为牛奶在消化过程中可产生气体,会加重肠胀气。

(3)慢性肾脏病合并胆囊炎和胰腺炎患者不宜喝牛奶,因为牛奶中脂肪的消化需要胆汁和胰脂酶的参与,饮用牛奶将加重胆囊和胰腺的负担。

(4)慢性肾脏病合并缺铁性贫血的患者需要摄入含铁丰富的食物,若同时喝牛奶的话,其中钙会妨碍铁的吸收,不利于病情改善。这是因为钙和铁都是二价离子,同时补充时,其在经离子通道被吸收过程中会产生竞争性影响,所以应将两类食物分开食用。

(陈垚)

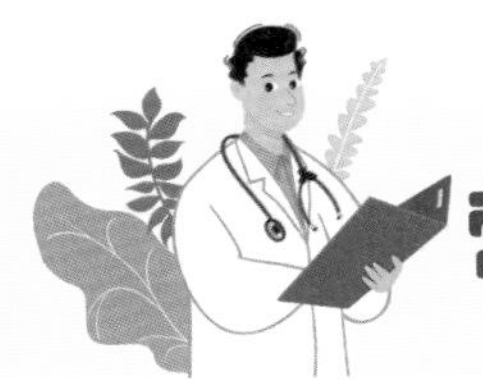

营养与骨质疏松症

1.深藏体内的骨骼有哪些秘密?

骨骼是人体最坚硬的组织,这些坚硬的骨骼不仅支撑着人的整个身体,还保护着人体内重要的脏器。其中手和脚有106块骨头,四肢有20块骨头,脊椎和肋骨有51块,大脑也有29块骨头,这就是人体所有的骨头。这206块骨头配合全身600多块肌肉发挥着重要的生理作用。人体中的骨骼按形态可分为长骨、短骨、扁骨、不规则骨和含气骨五类,按内部结构可分为密质骨和松质骨。骨骼中钙的质量为1.2～1.5 kg,占体内总钙的99%。

骨骼中的细胞主要包括骨细胞、破骨细胞、成骨细胞,在它们的联合作用下,旧骨不断吸收,新骨不断形成,这便是骨骼的重建。人的骨骼在一生中始终有序地进行着新陈代谢,直至生命结束。骨质疏松症便是由于各种原因导致骨重建失衡所致。

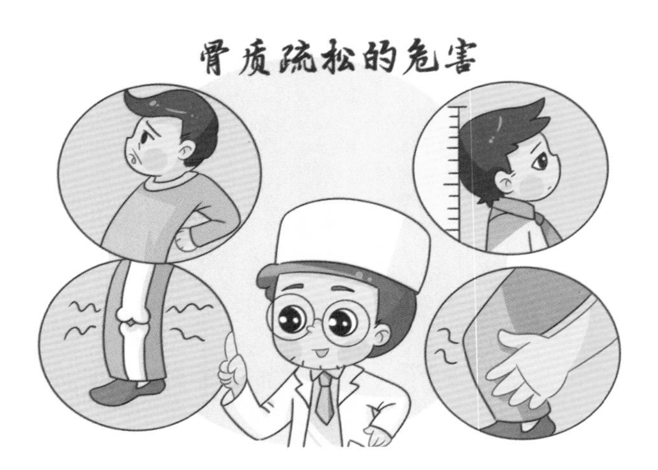

2.导致骨质疏松症的不可控发病原因有哪些?

骨质疏松症的发生和发展受很多不可控的客观因素影响,包括:

(1)种族:白种人罹患骨质疏松症的风险明显高于黑人,黄种人居中。

(2)年龄:随着年龄的增长,所有人发生骨质疏松的概率都会增加。

(3)绝经:绝经后女性体内的雌激素水平会大幅度下降,此阶段骨量会快速丢失,骨质疏松症发病率也相应增加。

(4)遗传:调控骨密度的遗传基因是由父母双方决定的,骨量丢失也和遗传因素有关系。研究证实,青少年时期对钙的摄入量与成年时的骨量峰值密切相关,绝大多数人在30～35岁时会达到一生中最高的峰值骨量,但存在个体差异,其骨密度水平的50%～70%由遗传因素决定。峰值骨量越高,相当于人体“骨矿银行”中骨量储备越多,在中老年期发生骨质疏松症的时间会越往后推迟,其症状和程度也越轻。

3.有损于骨健康的不良后天因素有哪些?

那些导致骨质疏松症的客观因素是不可控的,起推波助澜作用的后天因素则是可以改变的。这些因素主要是不良生活及饮食习惯,包括:

(1)食物选择不当:平时不爱吃含钙和骨代谢所需原料的食物,如乳制品、豆制品、虾皮、鱼虾、鸡蛋、芝麻酱、绿叶蔬菜、海藻等。

(2)摄入过多糖、食盐和蛋白质:过多摄入这些食物能够增加骨质疏松症的发生率。

(3)过量饮酒、喝饮料:大量饮酒,喝浓咖啡、浓茶、碳酸类饮料都可使尿钙排出量增加,促使钙丢失。

(4)缺少户外活动:接受太阳光照少,缺乏体力活动,都会导致维生素D在体内合成不足,以致钙吸收及其在骨骼中沉积减少。

(5)过度节食:通过合理饮食即可控制体重,还有利于骨骼健康,因为体内脂肪水平与雌激素的代谢呈正相关,当过度节食使身体脂肪组织急剧减少时也会导致骨质的丢失。

4.得了骨质疏松症会有哪些表现?

骨质疏松症的发病十分缓慢,初期症状并不明显,其主要表现为出现没有任何诱发因素的乏力,有些患者会误认为是年龄增长之后体力下降所致。70%～

80%患者的腰背部有压力感、酸痛或隐隐胀痛，在天气变化或疲劳时这类症状加重。由于人们对此认识不足，可能误以为这种疼痛是软组织损伤、肌肉劳损或腰椎间盘突出造成的。有些患者也可表现为全身多处疼痛，部位不确定且会有转移。随着病情发展，患者的脊柱逐渐缩短变形导致身高降低、驼背甚至畸形，老年人身高可缩短3～6 cm。骨质疏松后期最严重的并发症便是骨折，常见于老年人跌倒后或者弯腰时，以致老年人行动不便，生活质量下降。所以，及早防治骨质疏松症十分重要。

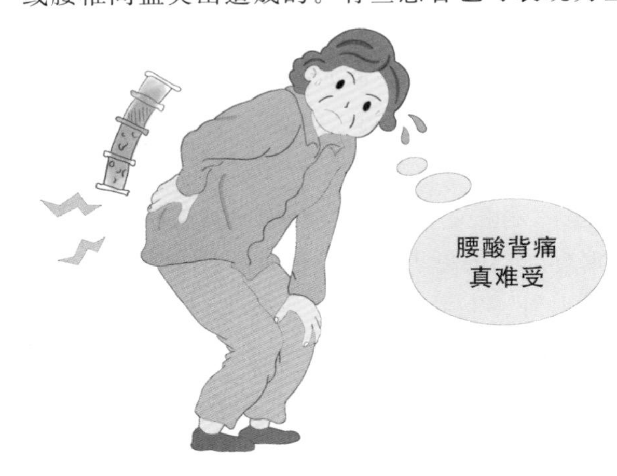

5.在室内晒太阳有助于补钙吗?

维生素D的主要生理作用是促进钙磷代谢，缺乏维生素D必然影响骨骼健康。阳光中的中波紫外线可以促进人体皮下脂肪中7-脱氢胆固醇转化成维生素D_3，所以多进行“阳光浴”十分重要。有些人由于各种原因很少进行户外活动，那在室内隔着玻璃窗晒太阳有助于人体合成维生素D_3吗？答案是否定的。因为紫外线透光率很低，用一张纸就能将其阻断，玻璃的主要成分二氧化硅，更能轻而易举地隔离阳光中绝大部分紫外线。所以，隔着窗户玻璃在室内晒太阳基本起不到促进维生素D_3合成的作用，要想使机体多获得维生素D_3，还是到大自然中让皮肤沐浴阳光吧，这样才有助于补钙。

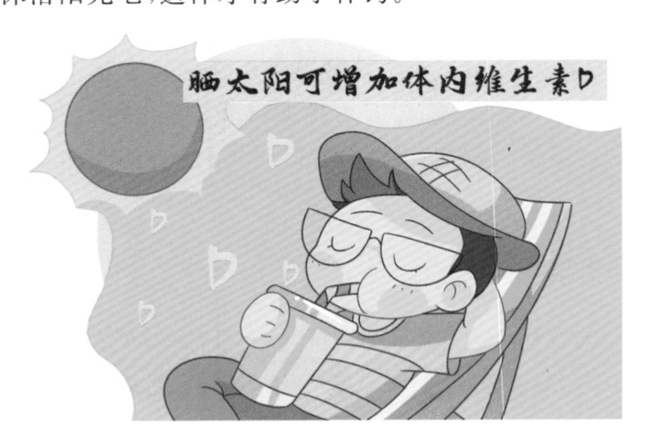

6.缺少活动量是骨质疏松症的重要成因吗?

适量的活动尤其是负重运动,不仅可以强化肌肉,还可以增加峰值骨量,减少或延缓骨量丢失。研究显示,相比一般人,运动员的骨密度值较高,因为肌肉的收缩牵拉能刺激成骨细胞的生物活性,增强骨骼重建和骨量积累,提高骨转换率。如果缺乏活动锻炼,则会导致失用性骨质疏松症,在长期卧床的患者可以观察到骨量逐步减少。所以,室外运动锻炼是一种安全、经济的预防和延缓骨质疏松的手段,它不仅可以促进维生素 D_3 的体内合成,也可以增加平衡稳定性,增强肌力耐力,从而预防摔倒,减少骨质疏松性骨折的发生。

7.怎样才能成为骨量富翁?

人体中的骨含量是动态变化的,骨密度的变化分为骨密度上升期、骨代谢平衡期和骨量减少期三个阶段。骨质疏松症常见于中老年人,但其发生原因可归咎于儿童及青少年期的钙质获取不足。骨量的积累约 90%发生在 20 岁前,10%发生在 20～30 岁,体内的钙在此期间不断积存。骨量一般在 30～35 岁达到最高值,在儿童、青少年时期摄入充足钙和维生素 D,同时积极进行运动锻炼的人群,其峰值骨量比其他人群要高。在此之后,骨量开始逐渐丢失,当骨量降至一定程度时,骨骼结构的完整性会受到破坏,骨质疏松症便会不期而至。所以,儿童、青少年时期是投资骨骼健康的最佳时机,应采取营养和运动措施来提高峰值骨密度,在年少时期争做骨量富翁。

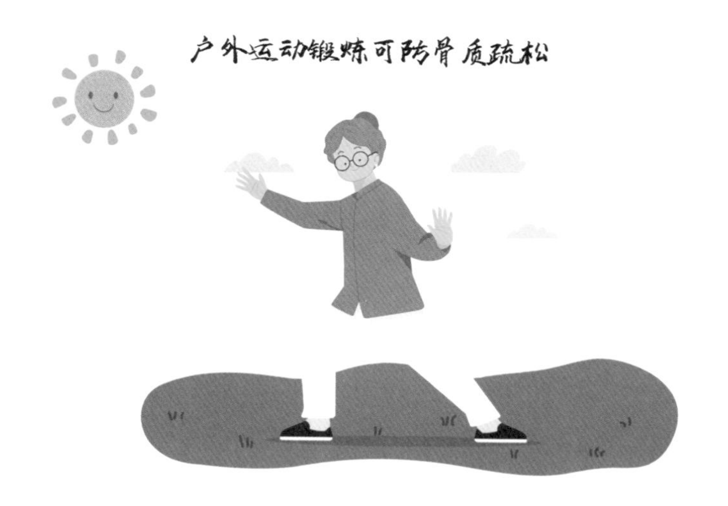

8.是什么决定着衰老过程中的骨骼健康水平?

在中老年人中,骨质疏松症很常见,大约每五个人中就有一人患有骨质疏松症。一个人在衰老过程中的骨密度水平主要由峰值骨量和骨丢失决定。若在青年期没有达到应有的骨密度峰值,那么在后半生就难以维持理想的骨健康水平。一般来说,女性患骨质疏松症的风险高于男性,主要原因是绝经后女性的雌激素分泌不足,而雌激素可影响维生素 D、降钙素、甲状旁腺激素和皮质类固醇等物质的合成与代谢,它们在体内水平的急剧下降会引起女性体内钙代谢障碍,导致骨丢失增加。随着年龄的增长,老年人进食量减少,加上消化吸收能力减弱,机体获得蛋白质和钙等营养素减少,不利于维持骨密度,增加了患骨质疏松症的风险。同时,老年人体力活动量的减少也会影响骨代谢,进而加速骨丢失。

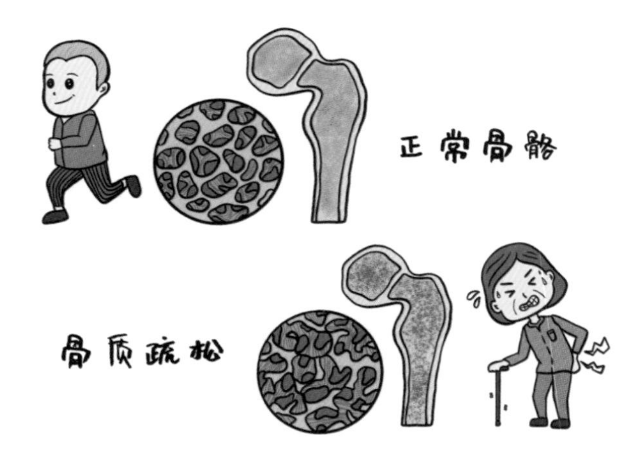

9.如何确定自己是否得了骨质疏松症?

绝经后妇女和 70 岁以上的男性是发生骨质疏松症的高危人群,应及时进行自我评判,以免引发更加严重的问题。为了及早了解自己是否已发生骨质疏松,可以参考国际骨质疏松基金会提出的一分钟骨质疏松症风险问卷(见下表),只要其中一项回答为“是”,即提示骨质疏松症风险增高,需要加以关注或做进一步检查。

一分钟骨质疏松症风险问卷

序号	问题
1	您是否曾经因为轻微碰撞或跌倒就会伤到自己的骨骼？
2	您的父母有没有过轻微的碰撞或跌倒就发生髋部骨折的情况？
3	您经常连续 3 个月以上服用“可的松、泼尼松”等激素类药品吗？
4	您身高是否比年轻时降低了(超过 3 cm)？
5	您经常大量饮酒吗？
6	您每天吸烟超过 20 支吗？
7	您经常患腹泻吗(由于消化道疾病或者肠炎而引起)？
8	女士：您是否在 45 岁之前就绝经了？
9	女士：您是否曾经有过连续 12 个月以上没有月经(除了怀孕期间)？
10	男士：您是否患有阳痿或者缺乏性欲？

临床上采用骨密度 T 值作为诊断骨质疏松的最佳指标，正常值在－1～1之间。在打印出来的骨密度检测报告上，用不同颜色表示了骨密度水平，结果一目了然。骨密度降低程度符合骨质疏松诊断标准且伴有骨折时，为严重骨质疏松症。

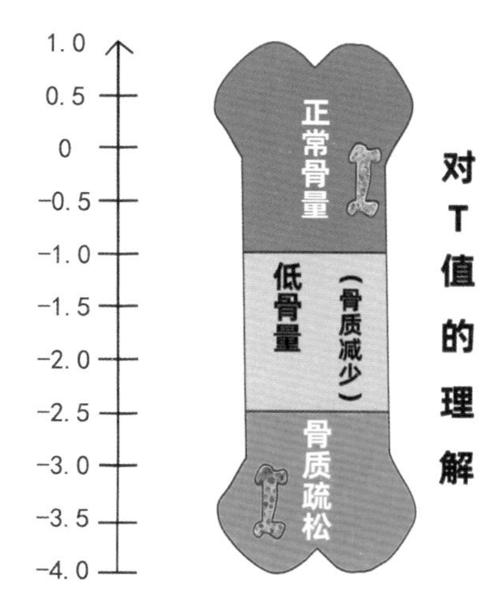

10.哪些食物是补钙的“种子选手”？

身体需要补钙时，当然可以选择吃保健钙片或者治疗用的钙制剂，但绝不能忽视从天然食物中获取钙的途径。对于一般性缺钙情况，通过调整膳食结构就可以改善。富含钙的天然食物有以下四类：

(1)奶制品:奶含钙量丰富且吸收率高,是天然钙质的极好来源。每 100 mL 纯牛奶含钙 100 mg 左右,患者应轮换选购食用高钙奶产品、酸奶、奶酪等。

(2)豆制品:豆类食品除了含丰富的优质蛋白质,还有大量的钙,大豆粉、豆腐、豆腐干等都是良好的钙来源。

(3)海产品:常吃虾皮和鱼贝类海产品,同样可以达到补钙的目的。

(4)坚果:杏仁、花生、松子、芝麻等坚果富含油脂、维生素及钙等矿物质,常吃能够坚固骨骼、增强体质。

(5)其他:某些绿叶菜和红黄色蔬菜也富含钙,如甜菜、大白菜、花椰菜、羽衣甘蓝、芥菜、大头菜等,是膳食钙的重要组成部分。

知道了谁是补钙的"种子选手"固然重要,关键是要经常把它们请上餐桌!

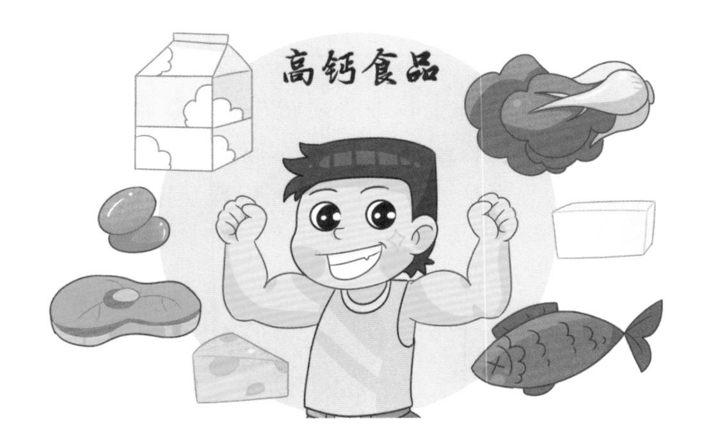

11.怎样做到补钙不误天时?

钙不仅能维持骨骼和牙齿的健康状态,也能帮助维持机体许多系统的正常运转,有"生命元素"之称。保证钙的摄入是人一生永恒的任务,在婴幼儿时期便提倡补充维生素 D 以促进钙的吸收,让孩子的生长赢在起跑线上;在儿童、青少年时期更应重视钙的摄入,这相当于向生长发育的终点发起冲刺,充足的钙能让孩子"更进一步"。除此之外,妇女在妊娠期和哺乳期对钙的需要量也会显著增加,应及时补钙以满足自身及孩子的需要。若钙摄入不足,婴幼儿可能会患佝偻病、手足抽搐症。中老年人更要趁早补钙,从而延缓骨量丢失,预防骨质疏松症的发生。因此,补钙应贯穿于全生命周期中,让骨骼有大量的钙储存,为保持骨健康打下坚实基础。

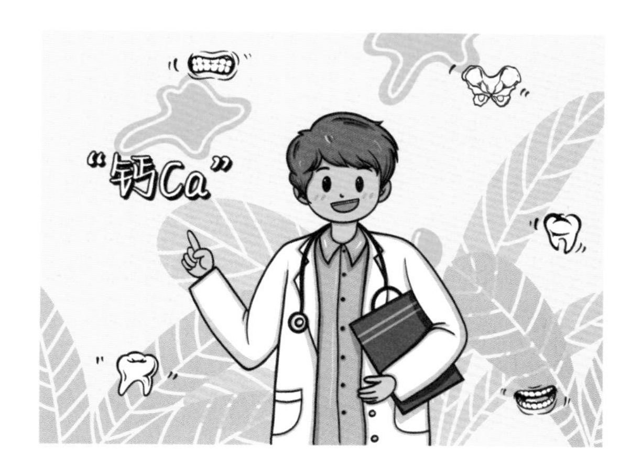

12.如何使膳食中保持合适的钙磷比?

骨骼在构建过程中,从膳食中摄入钙磷的比例非常重要,适宜的钙磷比例能促进钙的充分吸收。膳食中钙磷比例保持在 2∶1 时,钙的吸收较为充分,摄入的钙才能够最大限度地沉积在骨骼中。然而,实际上磷在食物中的分布远比钙要广泛,米面类、豆类、鱼类、肉类和蛋类中磷的含量都比钙要多,只有奶类的钙含量高于磷。同时,含磷化肥的广泛使用,使得水果和蔬菜的含磷量也不低。即使某些蔬菜的钙磷比例看起来还不错,但其中所含的草酸却会妨碍钙的吸收,以致钙磷比例失调。所以,综合来看,奶类是补钙最合适的食物。

13.哪些行为会导致"伤骨"?

生活及饮食习惯决定着体内骨量峰值及骨量丢失的快慢,某些食物和坏习惯会加快骨质疏松的进程,增加骨质疏松症的发病率。例如,过量摄入高盐食物易导致尿中钙离子排出增加,增加骨质丢失;长期饮用碳酸饮料、咖啡等饮品可促进钙的溶出,增加患龋齿的风险;长期吸烟会影响性激素代谢,加速钙的排出;酒精能直接抵抗成骨细胞的作用,过量饮酒可抑制维生素 D 的活化与钙的吸收;缺乏户外身体锻炼会导致骨组织血液循环不畅、体内维生素 D 合成减少及生长发育减缓。

14.怎样甄别和选择高钙食品?

在超市里销售的绝大多数食品是预包装食品,即预先定量包装或者制作在包装材料和容器中,并且在一定量限范围内具有统一的质量或体积标识的食品。《预包装食品营养标签通则》(GB 28050—2011)规定,钙含量与 NRV 的关系符合以下任一条件的食品方可称作高钙食品：

(1)每 100 g 食品中钙含量不得小于 NRV 的 30%。

(2)每 100 mL 食品中钙含量不得小于 NRV 的 15%。

(3)食品每提供 420 kJ(100 kcal)能量，其钙含量不得小于 NRV 的 10%。

超市里有很多标示为“高钙”的预包装食品，比如高钙饼干、高钙牛奶等。那它们到底是不是高钙食品呢？只有学会查看营养标签上的食物成分表，才能甄别出真正的高钙食品。例如，某饼干的食物成分表上第二列标示每 100 g 含钙为 300 mg，第三列标示为占 NRV 的 38%，满足高钙食品的要求，即每 100 g 中钙含量≥30% NRV，是货真价实的高钙食品。

高钙食品

营养成分表

项目	每100 g	营养素参考值%
能量	1960 kJ	23%
蛋白质	7.5 g	13%
脂肪	23.5 g	39%
碳水化合物	60.0 g	20%
钠	360 mg	18%
钙	300 mmg	38%
铁	6.0 mg	40%
锌	4.5 mg	30%

15.如何运用烹调的“开源节流”技巧保钙？

毋庸置疑，食物搭配、烹饪习惯会影响钙在肠道的吸收率。研究表明，食物中的维生素 D、维生素 C、乳糖、赖氨酸、精氨酸、色氨酸等能促进钙的吸收，而草酸、植酸、脂肪酸和膳食纤维会阻碍钙的吸收。在制备膳食时做到荤素搭配、豆谷类搭配，可以减少植物性食物中草酸和植酸对钙吸收的负面影响，且能提高食物蛋白质利用率。在日常烹饪调味时，可以多用醋代替盐，这样不仅能促进钙盐的解离，有利于钙离子的吸收，还可以减少钠盐的使用量。菠菜、苋菜、空心菜和竹笋等蔬菜含有较多草酸，易与钙离子结合形成难以溶解的草酸钙，故应先在热水里焯一下，去除大部分草酸，然后再烹制成菜肴。大豆中植酸含量也很高，可采用发芽的办法去掉黄豆中的植酸，且发芽后其维生素 C 含量也明显增加，可促进钙的吸收和利用。

16.哪些慢性病患者容易发生骨质疏松症？

骨质疏松常继发于一些慢性病：

（1）慢性萎缩性胃炎患者因胃酸分泌不足会导致钙等矿物质吸收减少，同时患者进食量减少致使能量、蛋白质摄入不足，进而影响骨有机物质的形成，导致骨营养不良的发生。

（2）慢性胰腺炎患者淀粉酶、脂肪酶和蛋白水解酶的生成减少，导致糖类、脂肪及蛋白质等营养物质的消化吸收障碍，不利于骨形成的发生。

（3）慢性肝病会造成维生素 D 合成障碍，同时患者的胆汁生成减少又导致维生素 D 等脂溶性维生素吸收减少，易引起维生素 D 缺乏，不利于钙吸收。

（4）糖尿病患者的排尿增多，使得尿钙、尿磷排出增加，且肾小管对钙、磷吸收障碍，易致负钙平衡。

（5）许多慢性阻塞性肺疾病、类风湿关节炎患者及某些皮肤疾病患者需要长期使用糖皮质激素治疗，激素不仅可减少钙的吸收，增加尿钙排泄，也可抑制成骨细胞活性，促进破骨细胞的生成，导致骨质流失。

（6）实施放疗、化疗的肿瘤患者易发生胃肠道症状，导致骨营养物质摄入不足，且部分肿瘤患者缺乏活动，很容易引发骨质疏松症。

因此，这些慢性病患者在进行积极治疗的同时更要防止发生骨质疏松症。

17.用骨头汤补钙靠谱吗？

民间有传言说：“喝骨头汤可以补钙！”许多人深信不疑，那用骨头汤补钙的效果到底怎么样呢？虽然动物骨头中确实含有大量钙，但这些是生物钙，而人体需要的是可吸收的游离钙。动物骨头里面的钙不会轻易溶出来，即便在高压锅里蒸煮两小时，骨髓里的脂肪已浮到水面，但汤里的可吸收游离钙仍是微乎其微，就算是加入大量食醋熬

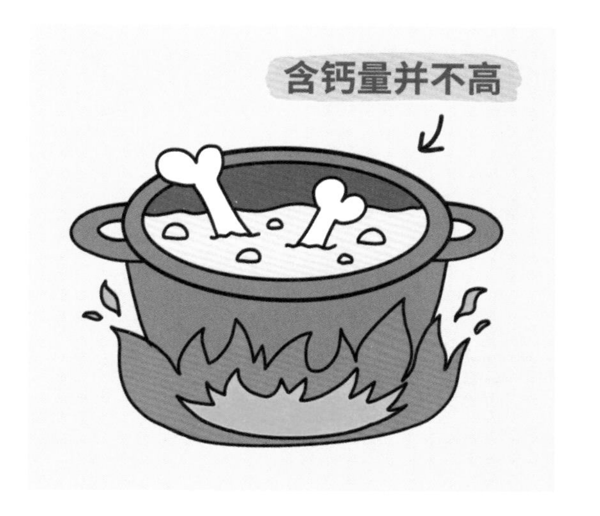

骨头汤，溶出的钙依然很少。若靠喝骨头汤补钙，喝一大盆骨头汤也抵不上喝一包牛奶。而且，由于骨头汤里脂肪含量较高，喝多了还容易导致肥胖症和血脂异常等慢性病。所以，通过喝骨头汤来养生补钙很不靠谱，这种“以形补形”的观点贻害无穷；相比骨头汤，奶类才是补钙的优选食品。

（陈垚）

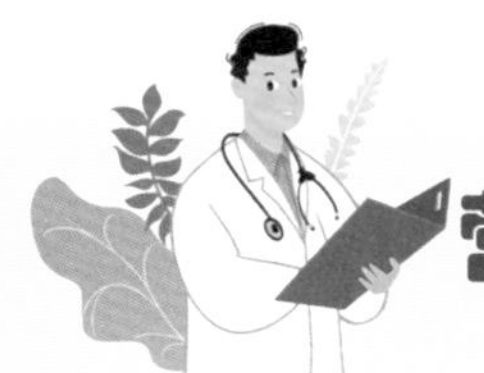

营养药物的功效及应用

1.食物和药物能够完全区分开吗?

对于绝大多数食物和药物,人们都能够明确地区分开来,为了果腹和营养,每天要吃食物,若要治病的话,就得吃药物。可是从历史的角度来看,食物和药物对健康的促进作用是一脉相承的,难以截然区分。在现代社会中,研究人员利用科学技术手段对食物和药物的成分进行了全面检测分析,充分挖掘出了它们的化学本质,并能从中提取许多成分用于加工精纯制品,比如从食物中提取了大豆分离蛋白、维生素 C、维生素 E、鱼肝油、硫酸软骨素、香菇多糖等营养成分,从天然药材中提取了青蒿素、苦参素、人参皂苷、山楂黄酮等药物成分。现在,这些食品和药材提取物已被用于生产临床药物、保健食品和特殊医学用途配方食品。因此,从食物和药物中特定成分的角度来看,那就是"你中有我,我中有你",更难使它们"泾渭分明"了。

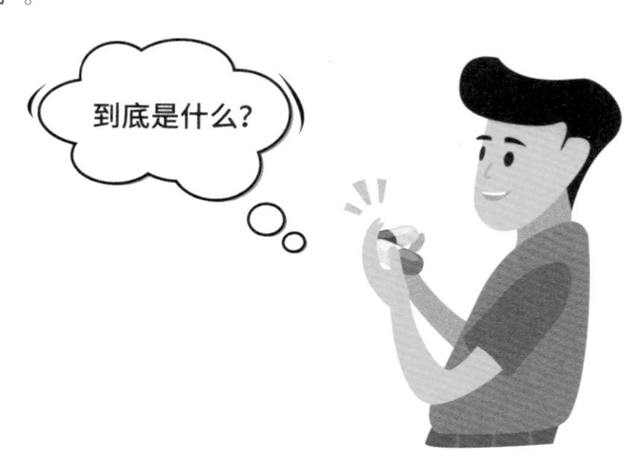

西药大多数是化学合成药物,经过系统研究,对其有效成分、药理作用、适应证和不良反应了解得非常深透。化学合成药物的生产大致分为三种:一是全化学合成药物,比如磺胺药、解热镇痛药等;二是部分化学合成药物,比如甾体激素类、抗生素、维生素 A、维生素 E 等;三是化学合成结合微生物(酶催化)合成,比如维生素 C、甾体激素和氨基酸等。由此可见,有些营养药物也可通过化学合成而制得,并非全部取自天然食物和药材,营养药物对疾病具有防治功效才是其本质。

2.食品和药品的法律定义是什么?

为了加强对食品和药品的监督管理,规范其合法生产、销售和使用,我国分别颁布法律予以定义,从而保障公众身体健康。

《中华人民共和国食品安全法》中的食品(即普通食品)定义是:食品指各种供人食用或者饮用的成品和原料以及按照传统既是食品又是中药材的物品,但是不包括以治疗为目的的物品。《中华人民共和国药品管理法》中的药品定义是:药品指用于预防、治疗、诊断人的疾病,有目的地调节人的生理机能并规定有适应证或功能主治、用法和用量的物质,包括中药材、中药饮片、中成药、化学原料药及其制剂、抗生素、生化药品、放射性药品、血清、疫苗、血液制品和诊断药品等。

实际上,临床上广泛使用的葡糖糖注射液、氯化钠注射液、氨基酸注射液、脂肪乳注射液、维生素 C 注射液等获批国药准字号的制剂,其本质都是营养素,也就是营养药物,是对患者进行基础治疗的、按照《中华人民共和国药品管理法》进行监管的营养物质。在医院中,临床营养科要制备不同种类的医院膳食,分别应用于不同患者,这同样是针对相关疾病开展的营养治疗。这也表明,对疾病患者实施精准营养治疗是必不可少的、非常重要的手段。

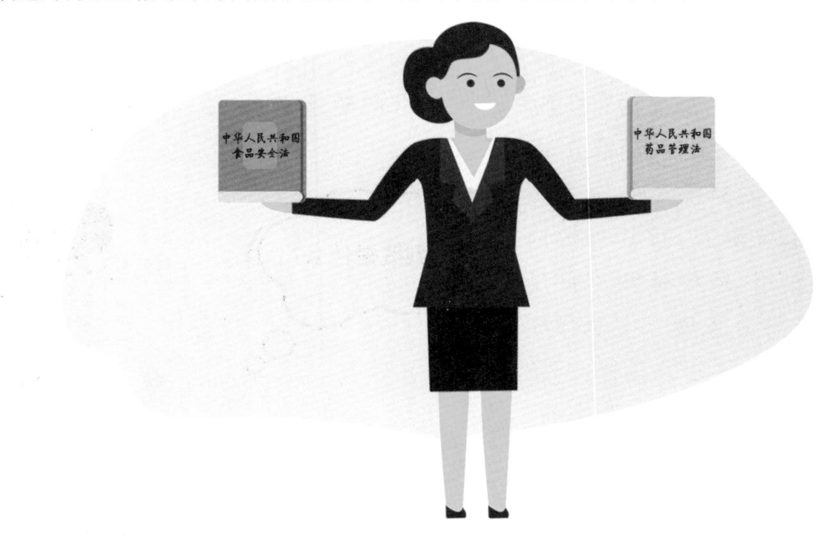

3.什么是营养药物?

顾名思义,营养药物是指以具有营养及相关功效为基本特征的一大类药物,其使用目的是给患者补充营养物质、调节营养功能和改善营养状况。食物中营养物质被摄取到人体后需要经过消化、吸收、分布、转化、排泄过程，机体对此有复杂而精密的反馈和调节。营养药物的属性为药物，这是与营养素补充剂、保健食品、特殊医学用途配方食品等区分开来的最为关键的一点，直接表现在营养药物的申报、评估、生产、监管方面，这都需要遵循药品管理和使用的相关法规。营养素补充剂、保健食品、特殊医学用途配方食品的基本属性是食品，但也有各自必须遵循的标准和法规，《中华人民共和国食品安全法》将它们定义为特殊食品，即不同于普通食品，却也与药品相差甚远，不能将其视同为营养药物。

4.营养药物的原料或成分有哪些?

营养药物的概念较为宽泛，其所涵盖的原料或成分多种多样，包括：

(1)营养素类药物：用于补充营养素，比如维生素类药物、复合氨基酸类药物、电解质类药物等。

(2)生物药物：具有促进机体合成代谢的作用，比如神经生长因子、表皮生长因子、细胞生长因子等。

(3)滋补性中药：用于调理身体机能，最常见的是阿胶、人参、灵芝、枸杞子等。

(4)药理营养素药物：提取自普通食物，比如芦丁、橙皮苷、白藜芦醇、茶多酚、ω-3 不饱和脂肪酸、精氨酸、谷氨酰胺、β-胡萝卜素等。

(5)肠道微生态调节剂：是利用正常微生物或促进微生物生长的物质制成的微生物制剂，如地衣芽孢杆菌活菌胶囊、双歧杆菌活菌胶囊、乳酸菌素片等。

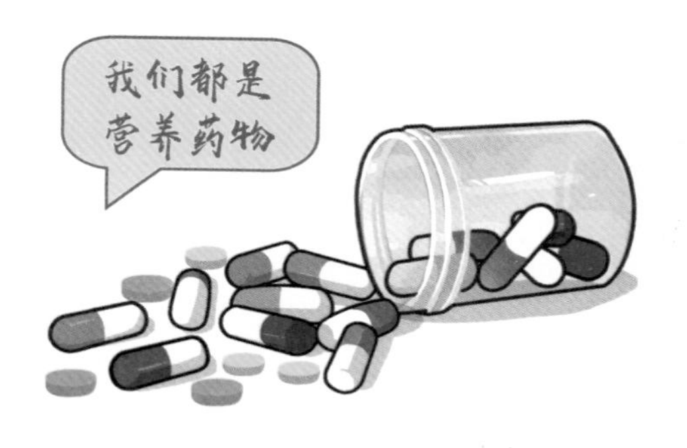

5.营养药物分为哪些类别?

营养药物的品种非常多，分类依据也不同，以表述方便、清晰为原则：

（1）按照原料来源，营养药物分为营养素类药物、生物药物、中药、天然药物和肠道微生态调节剂。

（2）按照临床应用，营养药物分为肿瘤营养药物、心脏营养药物、神经系统营养药物、血液系统营养药物、消化系统营养药物、呼吸系统营养药物、皮肤黏膜营养药物等。

（3）按照化学成分和组成，营养药物分为蛋白质（肽、氨基酸）类、糖类、脂类、维生素类、矿物质类、核酸和核苷类、生物药物类、药理营养素类、肠道微生态调节剂和中药类。

每一类营养药物都有多种剂型、药理作用和适应证，其临床应用日益广泛。

6.营养药物具有哪些功效特点？

使用营养药物类似于膳食补充，是通过均衡给予营养成分以维持机体健康状态，相当于多军种、多兵种联合作战，但不同于药物通过作用于特定靶位发挥药效，或类似于用导弹精准打击敌方目标。营养药物有以下几个特点：

（1）营养药物可通过补充特定营养成分来整体增强机体各项机能以预防和消除疾病困扰。

（2）营养药物中所含的特定营养素对于特定系统和器官具有保健功能。

（3）营养药物内营养素剂量较高且安全，正常使用时不会造成严重后果。

（4）营养药物既具有“治未病”的预防优势，也有治疗急危重症患者的特殊疗效。

7.如何正确使用营养药物？

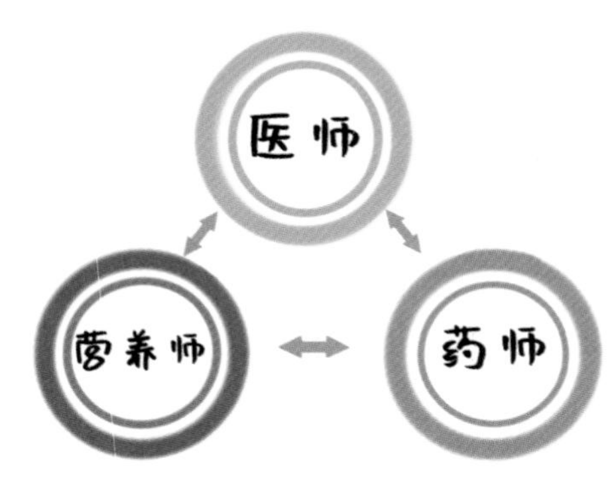

在疾病的治疗和恢复过程中，营养治疗必不可少，因为严重营养不良是导致许多疾病恶化的原因，而疾病进展又反过来加剧营养状况的恶化。营养药物的使用需要由医师、营养师和药师共同商定，以便取得理想效果。营养药物的给予方式、补充时机、使用剂量都会对疾病的预后产生影响。所以，在患者入院后，应首先对其营养状况进行评估和分析，然后确定营养治疗方案，并且进行住院全过程的营养监测和动态调整，从而使营养药物更加准确、高效地发挥作用。对于肿瘤、心脑血管疾病、糖尿病、高血压、神经退行性疾病等重点慢性疾病的患者，需要更加积极、主动、精准地使用营养药物来提高整体治疗效果。

8.如何规范使用肠内营养药物?

肠内营养药物分为整蛋白肠内营养制剂、非整蛋白肠内营养制剂和组件肠内营养制剂三大类。肠内营养药物制剂的溶解度、渗透压、酸碱度和适口性符合人体生理特性，通过让患者口服或者经胃肠注入来改善患者营养状况。部分营养素仅需要通过简单化学性消化，或者不需消化就能直接被身体吸收，既减轻了患者消化系统的负担，又提升了机体利用营养素的效率。肠内营养药物主要有混悬液和粉剂两种剂型，肠内营养混悬液为复方制剂，其主要成分为水、麦芽糊精、乳清蛋白水解物、植物油、维生素、矿物质等人体必需的营养素。肠内营养粉剂的主要成分与混悬液相近似。对肠内营养药物应严格按照使用说明书或临床需要合理使用，最好用温热水送服或冲服，也可以管饲输注。

按照临床用途可以将肠内营养药物制剂大致分为平衡型(营养成分均衡全面)、疾病导向型(根据具体疾病对某特定营养素的需求增加而配制)和免疫强化型(高蛋白、高能量制剂)。对于胃肠功能正常的患者，首先应选择口服方式；对于长期卧床或者行动不便患者，可以选择滴注输入方式。有些特殊配方肠内营养药物制剂更适合于脏器受损、代谢障碍、消化不良等患者。

9.如何规范使用肠外营养药物?

肠外营养是指通过在中心静脉或者周围静脉插管的方式，将葡萄糖、氨基酸、脂肪、电解质、微量元素、维生素等营养药物制剂输注入患者体内，为其提供所需营养物质，促进康复或改善疾病预后的营养治疗手段。配制肠外营养药物时需要根据患者的疾病类型、器官功能、营养状态和用药计划等制订精准方案，因为所有被输注入患者体内的营养物质均没有经过机体固有的吸收过程，所以会全部被机体所利用。因此，患者应遵循医嘱，不可擅自加减用量，以免造成不良影响。

脂肪乳类营养药物的主要成分为甘油三酯，在给予合并血脂异常的患者时尤其需要注意检测血清三甘油酯水平。氨基酸类营养药物分为平衡性氨基酸溶液和非平衡性氨基酸溶液。平衡型氨基酸溶液中必需氨基酸与非必需氨基酸的比例更接近人体基本代谢需求，适合于绝大多数营养不良患者；非平衡型氨基酸溶液的成分系为特定疾病而设计,主要有适合于肝病、肾病、烧伤和新生儿的制剂。糖类营养药物是由葡萄糖、果糖、麦芽糖或糖醇制备的肠外营养药物,可以有效地供给机体代谢所需能量。若与脂肪乳剂或糖醇混合使用,可以减少葡萄糖用量,减轻患者胰腺分泌胰岛素的负担。电解质营养药物可以用来调节机体电解质平衡,其中最常用的为0.9%氯化钠溶液(俗称“生理盐水”),可以将其单独使用,也可以作为其他药物的溶剂载体。复方微量元素药物和复方维生素药物可以补充人体所需的微量元素和维生素,既可以单独使用,也可以溶解于全营养混合液或脂肪乳剂中同时使用。

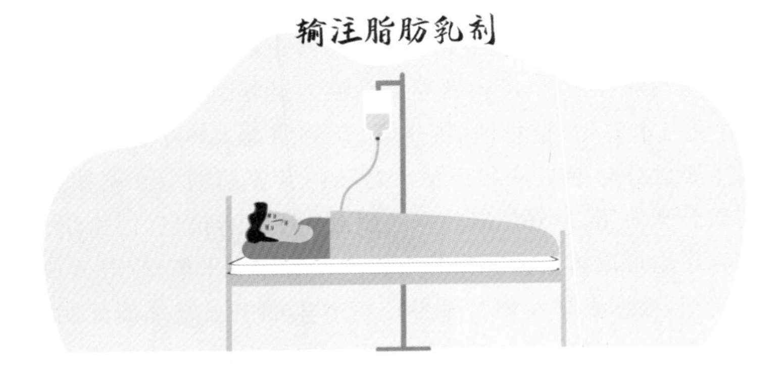

10.蛋白质及肽类营养药物有什么功效?

蛋白质是构成身体神经系统、免疫系统、运动系统等组织器官的重要成分。蛋白质及肽类营养药物主要分为:①生长因子类营养药物:比如干扰素、白细胞介素-2、神经生长因子、促红细胞生成素等。②激素类营养药物:比如胰岛素、生长激素、促甲状腺素、胃泌素等。③血浆蛋白:比如纤维蛋白原、白蛋白、丙种球蛋白等。④胶原蛋白:比如阿胶、鹿角胶、龟甲胶等。⑤其他肽类药物:比如谷胱甘肽、人胎盘片等。这些营养药物在调节生长发育、物质代谢和免疫功能中发挥着重要作用。许多住院患者会发生蛋白质营养不良症,表现为血清白蛋白含量低于正常值,对此就应该输注人血白蛋白制剂,以维持血浆胶体渗透压,增加血容量。神经生长因子具有营养神经、保护神经、促进神经再生长的作用,对于延缓神经退行性病变、刺激脊髓损伤患者运动神经生长的效果尤为显著。重组人表皮细胞生长因子冷敷凝胶可以促进细胞分裂、增殖,改善局部血液循环,加速组织修复,利于创面愈合,适用于烧伤患者。注射还原型谷胱甘肽有助于清除自由基,促进生物转化,协调细胞信号传导等。

11.氨基酸类营养药物有什么功效?

氨基酸是蛋白质的基本组成单位，蛋白质与氨基酸之间的合成-分解平衡有利于维持机体的内稳态。任何一种特定氨基酸的缺乏都会对机体的正常生理功能造成不良影响。因此，氨基酸类营养药物主要用于大面积烧伤和严重感染所导致的分解代谢亢进、消化吸收障碍、免疫功能低下等病理状况。通过直接注射高含量的氨基酸制剂可以纠正患者营养不良并提高患者免疫力。各种氨基酸注射液可以大致分为以下几类：营养型氨基酸制剂、肝病型氨基酸制剂、肾病型氨基酸制剂和代血浆型氨基酸制剂。基于适应证不同，这些制剂中氨基酸的种类和含量有很大差异。这几类制剂名称表明了氨基酸类营养药物的基本应用范围。

12.脂类营养药物有什么功效?

脂类是脂肪、类脂及其衍生物的总称，广泛存在于动物、植物和微生物中，可以通过有机溶剂提取、水解、化学合成和生物转化等方式制备脂类营养药物。脂肪乳注射液的药理作用有：

（1）储存能量：脂肪是人体的重要储能物质，其完全氧化后释放的能量远高于糖类和蛋白质。脂类有高能量密度和热传导差的特性，可充分保障人体的各项生理活动和体温恒定。

（2）结构支持：脂类可以与糖类、蛋白质类物质结合，构建生物膜的骨架，维持细胞和细胞器的正常形态及功能。体内脂肪可以提供一定弹性，缓冲外力对身体的冲击，保护、稳固人体器官和组织。

（3）促进神经系统发育：神经鞘磷脂对神经兴奋和信号传递起着重要作用，其水解后的代谢产物作为具有生物活性的信号分子，可以完成跨细胞膜的信号传导、诱导细胞凋亡、调节细胞分化、调节免疫功能等重要生理活动。

（4）促进脂溶性维生素的消化吸收：脂类物质可以刺激肝脏和胆囊分泌、排出胆汁，促进脂溶性维生素的吸收和转运。

13.多糖类营养药物有什么功效?

多糖广泛存在于动物、植物和微生物的细胞壁中。多糖相对分子质量大，由单糖的醛基和酮基通过糖苷键依次连接而成。常见的多糖如纤维素和甲壳质，可以构成植物和动物骨架，淀粉和糖原可以作为生物体能量的“蓄水池”。按照其来源，多糖类营养药物可以分为动物多糖、植物多糖、真菌多糖和海洋生物多糖。多糖类营养药物的药理作用主要表现为以下几个方面：

(1)免疫调节作用：多糖在体内通过增强器官免疫、细胞免疫或体液免疫，促进细胞因子释放，激活补体免疫等多个途径发挥多层面的免疫调节作用。例如，香菇多糖可以改善骨髓、胸腺等免疫器官的功能；海带多糖可以刺激巨噬细胞，增强其吞噬作用。

(2)抗肿瘤作用：猪苓多糖等可增强免疫系统功能，相关免疫细胞和免疫因子便刺激分泌激素来抑制肿瘤细胞生长、抑制肿瘤细胞转移定植，或是诱导肿瘤细胞凋亡。有研究表明，岩藻聚糖硫酸酯可以在体外诱导肿瘤细胞死亡，香菇多糖、灵芝多糖等也具有一定的抗肿瘤功效。

(3)抗病毒作用：硫酸多糖可以在体内或体外抑制病毒在宿主细胞内的复制；红毛五加多糖则可以直接进入细胞对病毒进行杀灭。同时，对免疫系统的全面增强也可以持续提升机体免疫力，减少病毒感染概率。此外，多糖类营养药物还有降血脂、降血糖、抗凝血、抗氧化、抗炎症和抗辐射等作用。

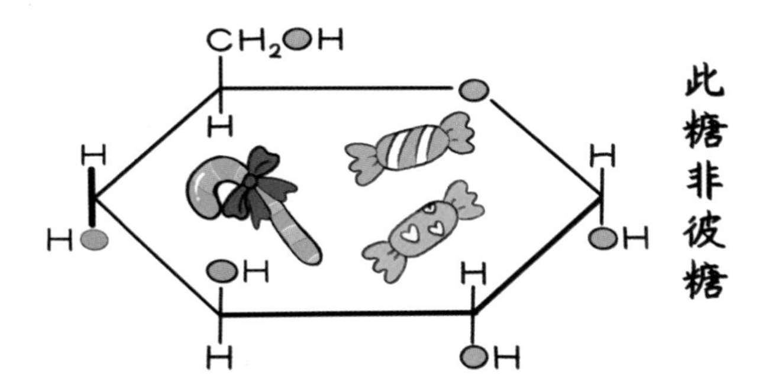

14.维生素类营养药物的主要功效有哪些?

维生素是一类低分子有机化合物的统称，是维持人体正常生理功能所必需的营养素。虽然维生素在人体内既不参与细胞、组织生长，也不为生命活动提供能量，但是一旦缺乏维生素，机体将无法正常生长、发育及代谢，将会引发相关疾病。根据维生素的溶解特性，将其分为脂溶性维生素和水溶性维生素，前者包括维生素 A、维生素 D、维生素 E、维生素 K，其剂型主要是软胶囊、胶丸、滴剂、复方制剂、片剂、注射液；后者包括 B 组维生素和维生素 C，其剂型主要是片剂、注射液。维生素制剂的药理作用多种多样，如维持皮肤、黏膜和眼睛的结构及功能，促进骨骼和牙齿健康，增强生育功能，维持凝血作用，促进消化吸收和食欲，防治营养性贫血，抗氧化，增强免疫功能，促进能量和物质代谢，维持神经系统和循环系统功能等，具有治疗和预防相应缺乏病的功效。另外，在防控多种慢性病方面，维生素也能发挥重要作用。

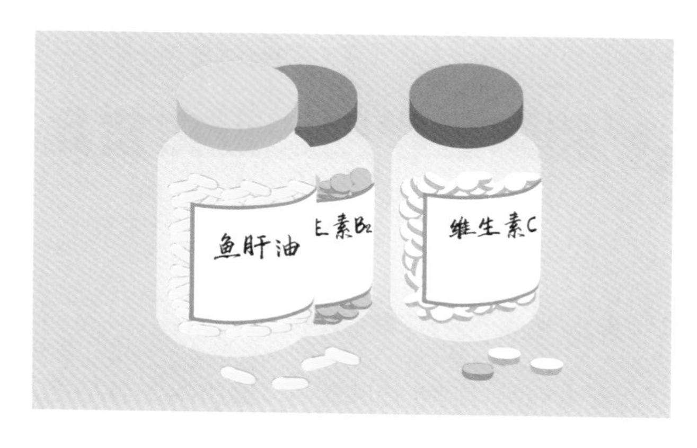

15.矿物质类营养药物的主要功效有哪些？

矿物质都是天然存在的化合物或元素，这类营养素无法由人体自身产生或合成，需要外源性获得。根据矿物质在体内的含量多寡分为宏量元素和微量元素，前者在体内含量较多，在不同组织、器官中的分布却差异很大；后者的人体需要量很少，比如碘和硒，如补充过量会引发中毒。矿物质的主要剂型有片剂、颗粒、糖浆、口服液、注射液、混悬液等，其成分主要是各种形式的无机盐，比如氯化钠、碳酸氢钠、氯化钾、碳酸钙、硫酸镁、硫酸锌、硫酸亚铁、亚硒酸钠等，也有一些是有机化合物，比如葡萄糖酸锌、葡萄糖酸钙、乳酸钙、葡萄糖酸亚铁、富马酸亚铁、乳酸亚铁等。矿物质制剂的药理作用包括维持神经和肌肉兴奋性、维持酸碱平衡和渗透压、维持心肌正常功能、构成骨骼和牙齿、促进神经系统发育、参与能量和物质代谢、促进生长发育、抗氧化、增强免疫功能等，具有治疗和预防相应缺乏病以及慢性病的作用。

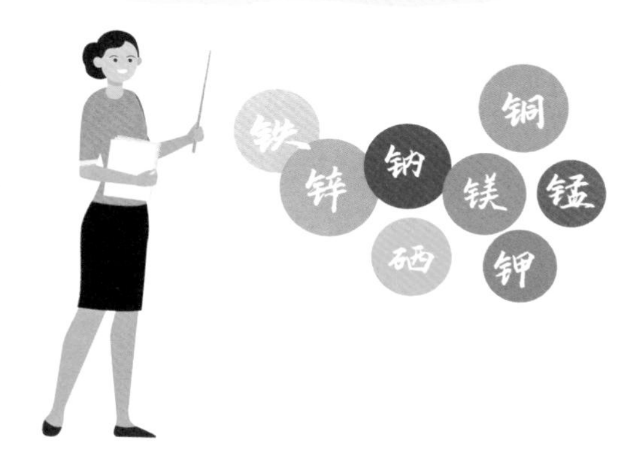

（赵钊）

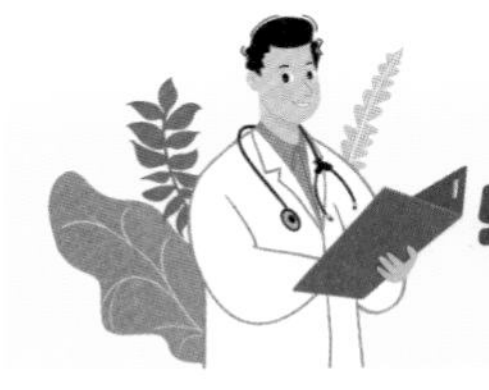

特殊医学用途配方食品及应用

1.什么是特殊医学用途配方食品？

特殊医学用途配方食品，简称“特医食品”，是指为了满足进食受限、消化吸收障碍、代谢紊乱或特定疾病状态人群对营养素或膳食的特殊需要，专门加工配制而成的配方食品，是不同于普通食品、保健品和药品的新型产品。需要这类食品的患者必须要经医生或临床营养师指导，不能自行选择食用。

根据不同临床需求和适用人群，在《特殊医学用途配方食品通则》中将特殊医学用途配方食品分为以下三大类：

(1)全营养配方食品：所含营养素比较全面，可作为单一营养来源满足目标人群营养需求，主要用于需要口服或者管饲患者的饮食替代或者营养补充。

(2)特定全营养配方食品：在特定疾病状况下，全营养配方食品无法适应疾病的特异性代谢变化，不能满足目标人群的特定营养需求，需要对其中的某些营养素进行调整的一类食品，单独食用时即可满足目标人群的营养需求。

(3)非全营养配方食品：可满足患者的部分营养需求，适用于需要补充单一或部分营养素的人群，但不适用于将其作为单一营养来源。

2.特殊医学用途配方食品适用于哪些人群？

从特殊医学用途配方食品分类可知：

(1)全营养配方食品：适用于需对营养素进行全面补充且对特定营养素没有特别要求的人群，如体弱、长期营养不良、长期卧床等患者。

(2)特定全营养配方食品：适用于特定疾病或医学状况下需对营养素进行全面补充的人群，并可满足人群对部分营养素的特殊需求，如糖尿病、肾病、肝病、肿瘤等特定疾病患者。

(3)非全营养配方食品：适用于需要补充单一或部分营养素的人群，如按照患者个体的医学状况或特殊需求,可选择使用蛋白质组件、脂肪组件、碳水化合物组件、电解质配方食品、流质配方食品等,必须要和普通膳食混合食用,不能完全代替普通膳食。

3.在什么情况下需要使用特殊医学用途配方食品?

特殊医学用途配方食品是食品,但不是健康人吃的普通食品。特殊医学用途配方食品实际上就是患者吃的饭,如同老百姓常说的:"生病了,就要吃点好东西来增加营养。"但这些"饭"是在临床医生和营养学家的大量医学科学研究基础上,经过科学验证的特定配方食品,是符合临床患者营养健康需求的"饭"。所以,在临床上,特殊医学用途配方食品的使用一定要有医生或临床营养师的处方。通常在三种情况下使用特殊医学用途配方食品:一是经临床医师对重症患者的营养状况进行评估后认为有必要时;二是进食受限(摄入量少或者无法自主进食)、消化吸收障碍的患者;三是特定疾病状态的患者,如对蛋白质过敏的婴儿、缺乏蛋白质的患者。

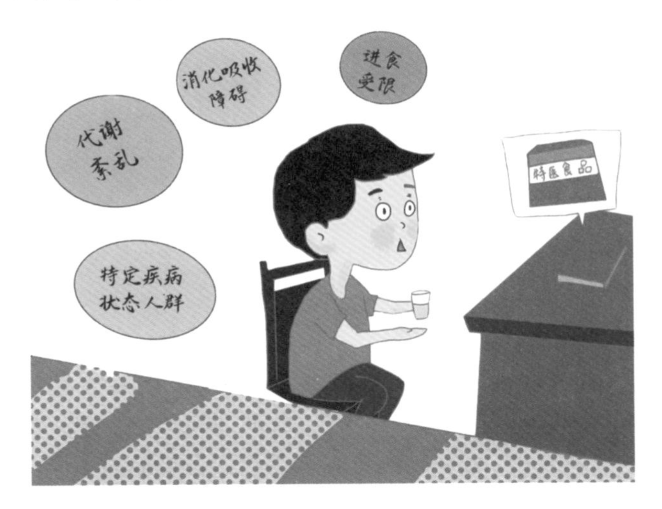

4.如何区分保健食品和特殊医学用途配方食品?

我国对保健食品设计有专属标志,即业界俗称的"蓝帽子",位于包装标签主要展示版面的左上角。我国把保健食品分为注册保健食品和备案保健食品两大类,实行不同的管理方式。在标签上声称具有特定保健功能的保健食品和首次进口的保健食品(属于补充维生素、矿物质等营养物质的保健食品除外)都需要办理注册。营养素补充剂(包括首次进口的属于补充维生素、矿物质等营养物质的保健食品)只需要办理备案。国产保健食品注册号格式为国食健注G+4位年代号+4位顺序号,进口保健食品注册号格式为国食健注J+4位年代号+4位顺序号,例如国食健注G20170541、国食健注J20170642。国产保健食品备案号格式为食健备G+4位年代号+2位省级行政区域代码+6位顺序编号,如食健备G2018370001;进口保健食品备案号格式为食健备J+4位年代号+00+4位顺序编号,如食健备J2018002601。同时,该类产品必须要在标签上声明"保健食品不是药物,不能代替药物治疗疾病"。对于保健食品,需求者可自己购买食用,一般不需经专业人员指导。

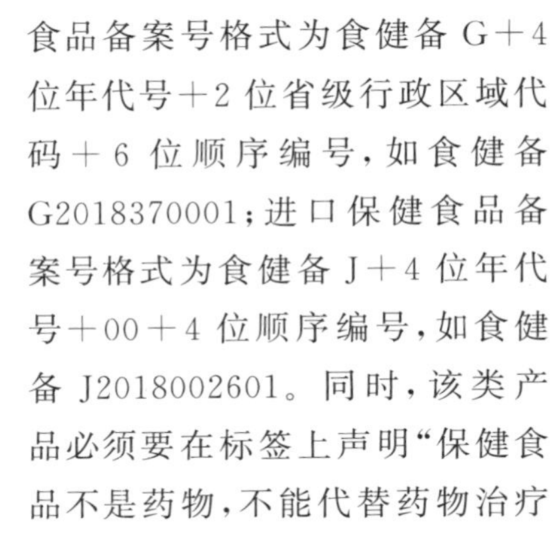

特殊医学用途配方食品的专属标志为"小蓝花",位于包装标签主要展示版面的右上角或左上角。特殊医学用途配方食品的注册号格式为国食注字TY+4位年号+4位顺序号,其中TY代表特殊医学用途配方食品,如国食注字TY20180001。同时,特医食品必须在标签上标示下列内容:请在医生或者临床营养师指导下使用;不适用于非目标人群;本品禁止用于肠外营养支持和静脉注射;配制不当和使用不当可引起的危害。也就是说,特殊医学用途配方食品需求者自己没有购买选择权,必须在医生或临床营养师指导下单独食用或与其他食品配合食用。

可以根据特医食品的产品注册码查询信息
特殊食品信息查询平台
特医食品
产品注册号:××××××

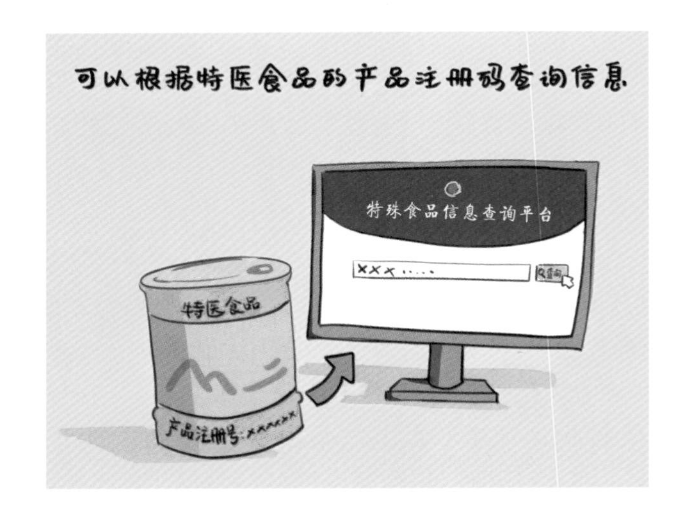

5.特殊医学用途配方食品的生产有国家制定的统一标准吗?

我国对特殊医学用途配方食品的生产实行严格的监督管理,要求必须符合《食品安全国家标准特殊医学用途配方食品良好生产规范》。该标准规定了特殊医学用途配方食品生产过程中原料采购、加工、包装、贮存和运输等环节,以及对场所、设施、人员的基本要求和管理准则,适用于所有特殊医学用途配方食品的生产企业。

6.为什么不把特殊医学用途配方食品当作药品来管理?

特殊医学用途配方食品是患者在身体特殊状态下食用的食品,其不具备针对某种疾病的特定治疗作用,而是为了改善患者的营养状况,为疾病的治疗和康复创造良好的基础条件。医生或临床营养师会根据各种疾病状态和患者营养状况选择使用相应的特殊医学用途配方食品。总之,从产品成分(含有各种营养素)、作用(改善营养状况)和临床用途(营养支持或代餐)等各方面来看,都不能将其看作药品,而是不同于普通食品的特殊食品。

7.健康人可以吃特殊医学用途配方食品吗?

特医食品
你咨询过医生或临床营养师吗?
临床
营养科

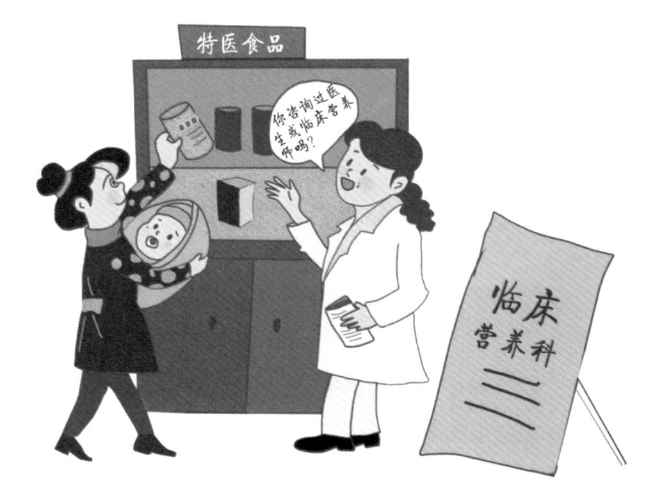

特殊医学用途配方食品是按照设计配方为患者生产的标准化的科学、均衡或有针对性的特殊食品,以方便长期或短期满足患者的营养需求。不同于健康人吃的普通食品,患者可以单独使用也可以与普通食品或其他特殊膳食食品共同使用。若健康人偶尔吃错或者误食,一般也不会对身体造成损害,因为其本身就是由营养素组成的食品,不会像药品那样容易引起不良反应。

8.长期服用特殊医学用途配方食品会产生不良反应吗?

特殊医学用途配方食品的研发是基于不同患者的实际营养需求和临床试验,并经严格审评后批准生产的产品。其不仅为患者提供必要的营养素,而且还可作为短期内无法恢复进食,或有严重进食障碍患者的长期营养素来源,能较好地满足患者全面均衡营养的需求。国外实践证明,特殊医学用途配方食品在三十多年的使用过程中,极少有因产品本身的问题而引发的不良反应。该类产品的使用风险通常在于长时期的误用和滥用,所以,应当在医生或临床营养师的指导下进行正确选择与合理使用。

9.特殊医学用途配方食品是“奶粉”或“蛋白粉”吗?

许多患者或其家属到营养门诊领取特殊医学用途配方食品时,说得最多的是“奶粉”“蛋白粉”这种称谓。特殊医学用途配方食品种类很多,其中确有如“奶粉”或“蛋白粉”状的产品。所谓“奶粉”是以新鲜牛奶为原料,经预处理、标准化、均质、浓缩、干燥脱水等工艺而制成的粉状食品,其成分与鲜奶基本相同。“蛋白粉”一般是用提纯的大豆蛋白、酪蛋白、乳清蛋白、豌豆蛋白等进行组合而制成的粉剂,其主要成分是蛋白质,用途是为缺乏蛋白质的人补充蛋白质。在商店里销售的普通奶粉和蛋白粉数不胜数,但其组方并不符合特殊医学用途配方食品的相关要求。而获批为全营养型特医食品的“奶粉”和“蛋白粉”所含营养素较为全面、合理,更加符合人体生命活动所需,对于适应证患者来说,完全可以用特医食品替代普通膳食。

10.匀浆膳和全营养型特殊医学用途配方食品哪种更好?

适用于临床广大患者的常用医院膳食——匀浆膳分为自制匀浆膳和粉剂匀浆膳两种。自制匀浆膳是指把主食、肉、蛋、奶、蔬菜等各类天然食物合理搭配、混合、粉碎后制成的糊状浓流质膳食,可调配成能量充足、比例适当、各种营养素齐全的平衡膳食,且容易消化吸收,但需要现配现用,不便长时储存。粉剂匀浆膳是根据人体营养需要及饮食特点,精选优质乳清蛋白、大豆蛋白、奶粉、鱼、肉等高蛋白质食品,配以大米、新鲜蔬菜粉、植物油等食材,参照膳食营养素参考摄入量要求,兼顾营养成分的全面性、均衡性而精心设计配方,采取现代食品生产工艺制成,是营养素齐全、均衡的易消化食品,而且口感好、易保存,配制也方便。全营养型特医食品与粉剂匀浆膳类似,但相对来说,配方设计更规范,审批程序更严格，质量要求更高，也必须在医生或临床营养师指导下使用。

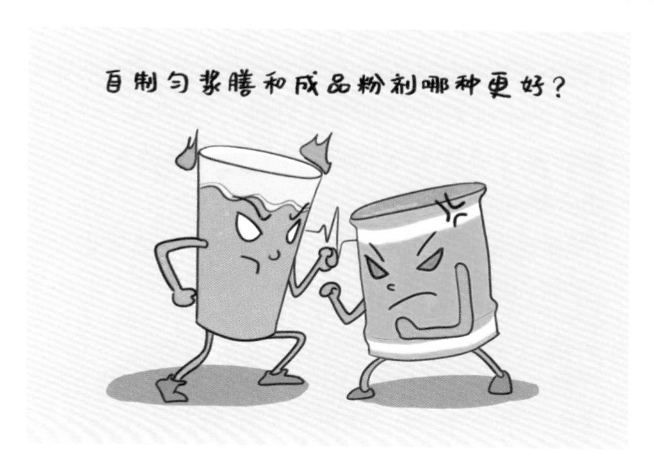

11.吃了全营养型特殊医学用途配方食品还需要吃饭吗？

全营养型特殊医学用途配方食品所含营养素比较全面、均衡，主要用于需要口服和管饲患者的膳食替代或者营养补充，当患者无法进食普通膳食或者通过日常饮食无法满足营养需要时，全营养型特殊医学用途配方食品可以作为主要营养补充途径。此类食品适合于对营养素没有特别限制的患者，单独食用即可满足人体的营养需求，不必勉强吃普通膳食。待患者度过严重病情期后，可逐步恢复正常饮食。

12.特殊医学用途配方食品在国外和国内的应用情况如何？

早在二十世纪八九十年代，国外医院就普遍使用特殊医学用途配方食品了，在美国、日本、新西兰、澳大利亚以及许多欧洲国家应用十分广泛，成为临床治疗中不可或缺的产品，许多国家已经将这类食品纳入了医保报销范围。特殊医学用途配方食品在我国起步较晚，发展也较缓慢，且尚未纳入医保范畴，需要自费购买使用。不过，随着经济发展和社会老龄化加重，越来越多的人会进一步重视营养改善对疾病康复的重要促进作用，从而推动特殊医学用途配方食品在我国的良性发展和规范使用。

13.特殊医学用途配方食品为什么比普通食品价格昂贵？

特殊医学用途配方食品的销售价格之所以明显高于普通食品，其缘由有二：一是特殊医学用途配方食品的设计、组方、生产等必须严格遵循相关规范和标准，按照《食品安全国家标准特殊医学用途配方食品通则》的技术要求，只有采用科学、合理的营养配方，才能满足不同患者的长期或短期营养需求；二是特殊医学用途配方食品的审批需要提交完整材料，尤其是对申报产品必须要进行食品安全性检验和临床应用效果观察，也就是需要经过科学验证，在确认安全和有效后才有可能获批生产及销售。

总之，特殊医学用途配方食品的验证流程繁琐、审批要求严格、投入成本较高，当同类产品增多后，其价格会随之降低。

14.如何保证特殊医学用途配方食品的安全性?

我国政府与其他国家一样，将特殊医学用途配方食品纳入了食品监督管理体系，制定了一系列专门针对特殊医学用途配方食品的法规和标准，对产品使用的科学性、有效性和安全性都要进行全面验证。同时，对产品生产过程的监管也非常严格，我国制定的《特殊医学用途配方食品良好生产规范》的标准甚至高于欧美国家。另外，我国要求规范性标注产品类别，控制产品销售途径，特医食品在标签上要特别强调“在医生或临床营养师的指导下使用”，从而防止无序滥用。

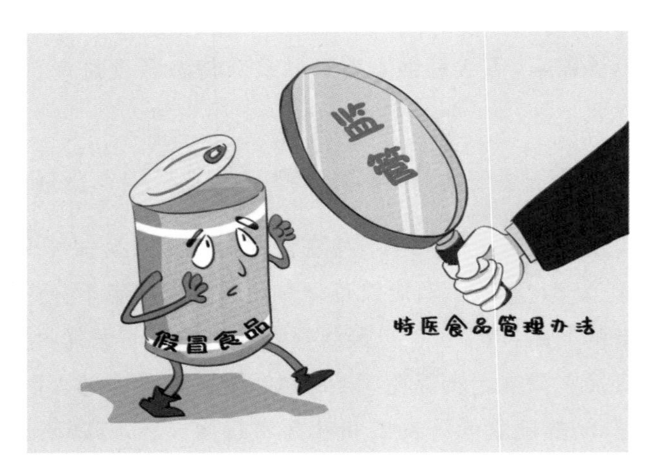

（赵昌盛　于潇）

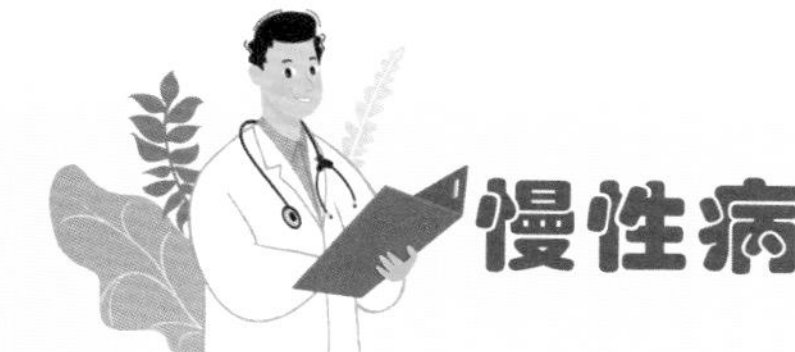

慢性病的膳食替代干预

1.什么是膳食替代?

膳食替代俗称“代餐”,是指一种能够替代一餐中部分或全部正餐食物的饮食策略,可分为全代餐和部分代餐。例如,对于6个月以下的婴儿,本该实行纯母乳喂养,但是由于各种原因,有些婴儿没有机会吃到母乳,只能用婴儿配方乳粉来喂养,实际上这就是全代餐,即用乳粉全部代替母乳;对很多吃不到足够母乳的婴儿,喂食部分婴儿配方乳粉以弥补母乳的缺欠,就属于部分代餐。因此,各类婴儿配方乳粉就是代餐食品。部分代餐多见于患者和老年人的日常饮食中。

随着中国营养学会代餐食品团体标准的权威发布,新的饮食观念和方法应运而生。虽然膳食替代被广泛应用于体重控制,但代餐食品不仅是易饱腹的低能量减肥食品,更多种类的代餐食品是作为以实现油盐糖控制、均衡营养调配为目的的健康饮食管理工具,也经常被使用在膳食管理方案中。

2.实施膳食替代有什么现实意义?

膳食替代有助于纠正不合理的膳食结构。据调查,我国居民家庭中油、盐、糖的摄入量普遍超标,而蔬菜、水果和蛋白质的摄入量则不足。这种不合理的膳食结构,导致了超重和肥胖问题的普遍存在,慢性病人群也越来越多。通过应用低油、低盐、低糖、高膳食纤维、富含优质蛋白质的代餐食品替代每日1~2餐,就可以纠正不合理的膳食结构。传统上最常用的膳食管理方式是设计配餐食谱,但按照食谱来吃饭,很多人往往坚持不了几天就会放弃。膳食替代具有操作简单、易于坚持的特点,可以显著提高人们对膳食管理方案的依从性。

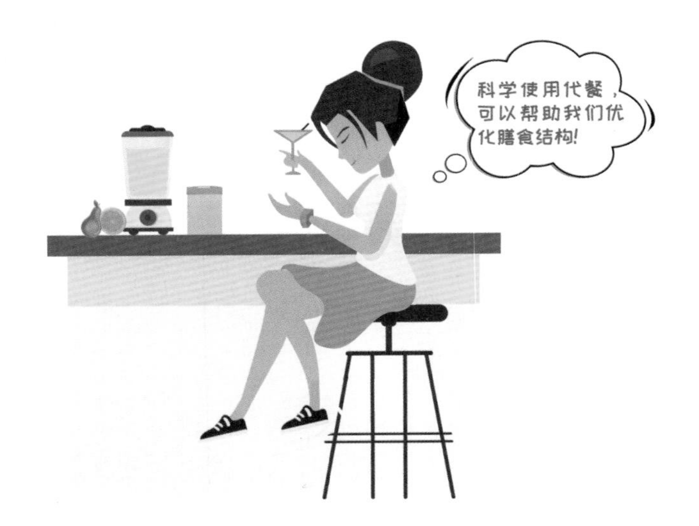

3.如何实施膳食替代?

实施膳食替代需要使用合适的代餐食品和工具。目前市场上常见的代餐食品有代餐粉、代餐棒、代餐零食、代餐奶昔四大类。其中代餐棒、代餐零食和代餐奶昔为即食性食品，直接食用或饮用即可。代餐粉为粉末状，需要与温水、豆浆或者牛奶搅拌均匀后饮用，也可以搭配适合的水果和蔬菜，用榨汁机搅拌成一杯营养果蔬汁后食用。这种膳食替代的操作过程需要注意果蔬卫生，在榨汁机的选择上不要用具有滤渣、去渣功能的机器，否则会造成膳食纤维的大量丢失，建议选用高转速、不产热的榨汁机。实施膳食替代离不开专业营养师的指导，需要他们帮助选用合适的代餐食品和工具来实施膳食替代。

4.膳食替代的适用人群有哪些?

膳食替代根据功能的不同大致可以分为减脂塑身代餐、能量代餐和营养代餐。减脂塑身代餐具有明显的低能量、高膳食纤维、易饱腹的特点，适合于有减重、减脂塑形需求的人群使用；能量代餐可以在短时间内辅助摄入足够的能量，适合于需要快速补充能量的运动员、健身人群使用；营养代餐可以取代一餐中部分或全部的正餐食物，满足一餐部分或全部的营养供应，适合于存在三餐饮食不规律、膳食结构不合理、营养摄入不均衡的人群使用。另外，一些具有低油、低盐、低糖、高膳食纤维、富含优质蛋白质特点的代餐食品可以在医师和营养师的指导下，用于慢性病人群的膳食管理，目的在于控制病情发展，并帮助患者恢复健康。

我用
减脂塑身
代餐
我用
能量代餐
我用
营养代餐

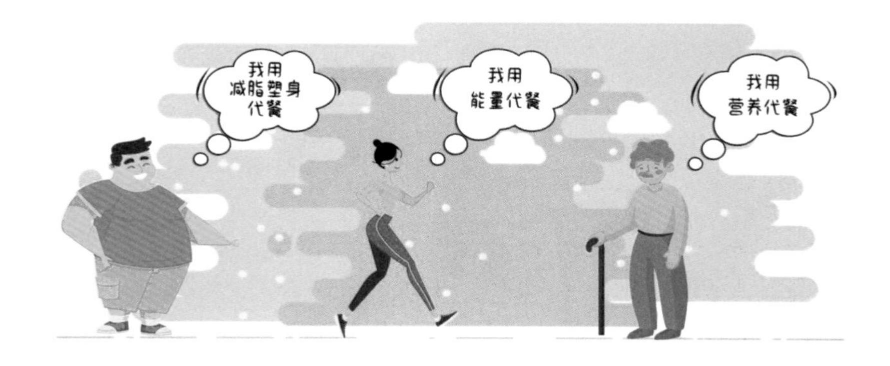

5.如何通过食品营养标签选择代餐食品?

首先要看食品标签上的配料表,在配料表中会按照用量由高到低依次列出代餐食品的原料、辅料和食品添加剂等。如果在一款代餐食品配料表中排在前三位的原料都是无关紧要的成分,那么就不要选择该产品。第二要看营养成分表,上面清晰明了地标注了每 100 g(或每 100 mL)代餐食品提供的能量、蛋白质、脂肪、碳水化合物、钠等成分的含量,及其占 NRV 的百分比,可以此为依据来选择适合于自己的代餐食品。第三要看营养声称,它是对营养成分含量水平高或低、有或无的说明。当代餐食品中某些营养素达到了一定的限制性条件就会做出含量声称,如高钙、低脂、无糖等,可以帮助大家更加直观地选择代餐食品。

6.肥胖症人群要怎样选用代餐食品?

建议根据肥胖症的营养治疗原则进行选择,建议参照以下五条:

(1)低能量:根据中国营养学会发布的适用于成年人体重控制的代餐食品团体标准要求,每餐代餐食品能量应为 200～400 kcal,部分代餐食品应为 80～200 kcal,选择时计算一下能量是否符合标准(单位换算为 1 kcal≈4.186 kJ)。

(2)低脂肪:肥胖症人群不应选择脂肪含量过高的代餐食品。

(3)适当减少碳水化合物摄入:纯谷物的代餐食品不推荐肥胖症人群选择。

(4)蛋白质供给要满足需求:推荐选择以浓缩乳清蛋白、大豆分离蛋白等为主要蛋白质原料的代餐食品。

(5)选择富含维生素、矿物质和膳食纤维的代餐食品。

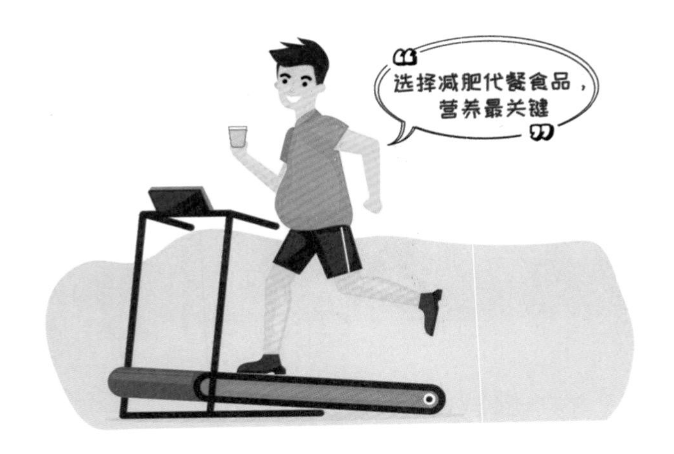

7.糖尿病人群要怎样选用代餐食品?

饮食管理在糖尿病治疗中起着非常重要的作用,代餐食品在糖尿病人群饮食管理方案中也被广泛应用。由于糖尿病患者,特别是2型糖尿病患者,常常伴有超重和肥胖问题,因此肥胖症人群选用代餐食品的原则同样适用于糖尿病人群。除此以外,糖尿病人群选用代餐食品时还应特别注意以下两点:

(1)为了防止糖尿病人群出现低血糖,应保证其碳水化合物的基本摄入量,不要选择零碳水化合物的代餐食品。

(2)糖尿病人群宜选择含有丰富膳食纤维的代餐食品,这是因为膳食纤维具有吸水性,它就像海绵一样,可以吸附并延缓碳水化合物在消化道的吸收,能够减弱餐后血糖的急剧升高,有助于糖尿病人群的血糖平稳。

8.高血压人群要怎样选用代餐食品?

成年人体重增加是导致高血压的一个重要危险因素,当患有高血压的人体重下降后,血压也常随之下降,因此高血压人群应选择有助于体重和脂肪控制的代餐食品。另外,高血压人群选择代餐食品还要重点注意所选择代餐食品中食盐(钠)的含量。研究表明,食盐(钠)摄入过多可增加高血压、脑卒中等疾病的发生风险,虽然有些代餐食品吃起来咸味不大,但在加工过程中可能也添加了盐。根据《中国居民膳食指南(2022)》中定义,如果食品中钠含量≥800 mg/100 g,就属于高盐食品,这类食品不适合高血压人群食用。

营养成分表

项目	每100 g	NRV%
能量	2505 kJ	30%
蛋白质	27.0 g	45%
脂肪	50.2 g	84%
碳水化合物	16.5 g	6%
钠	800 mg	40%

高盐食品

9.血脂异常人群要怎样选用代餐食品?

血脂异常人群的营养治疗原则以控制总能量摄入为核心,应限制脂肪尤其是饱和脂肪酸和胆固醇的摄入,补充适量的蛋白质和碳水化合物,以及充足的维生素、矿物质和膳食纤维,饮食宜清淡少盐,因此,血脂异常人群可以参考高血压人群的代餐食品选择原则来选用代餐食品。另外,由于饱和脂肪酸摄入过高可使血浆胆固醇升高,因此不建议选择含有黄油、人造黄油、奶油、可可脂、椰子油、棕榈油、牛油等饱和脂肪酸原料的代餐食品。ω-3 系列多不饱和脂肪酸可降低血浆胆固醇、甘油三酯和低密度脂蛋白胆固醇,建议血脂异常人群选择以亚麻籽油、紫苏油为主要脂肪来源的代餐食品。

10.便秘人群要怎样选用代餐食品?

便秘人群在选用代餐食品时要重点关注代餐食品中的膳食纤维含量和种类。膳食纤维被称为肠道的"清道夫",足量的膳食纤维摄入能够增加大便体积和湿润度,有助于改善大便量减少、干结,排便费力等问题。便秘人群每天膳食纤维的摄入量应保证在 25～35 g,或在 35 g 以上。另外,便秘人群应同时补充水溶性膳食纤维和非水溶性膳食纤维,代餐食品中常用的水溶性膳食纤维有低聚果糖、聚葡萄糖、果胶等,常用的非水溶性膳食纤维有燕麦纤维、圆苞车前子壳等。需要注意的是,有人摄入大剂量膳食纤维后可出现腹胀,可疑肠梗阻者要禁用此类高膳食纤维含量的代餐食品。

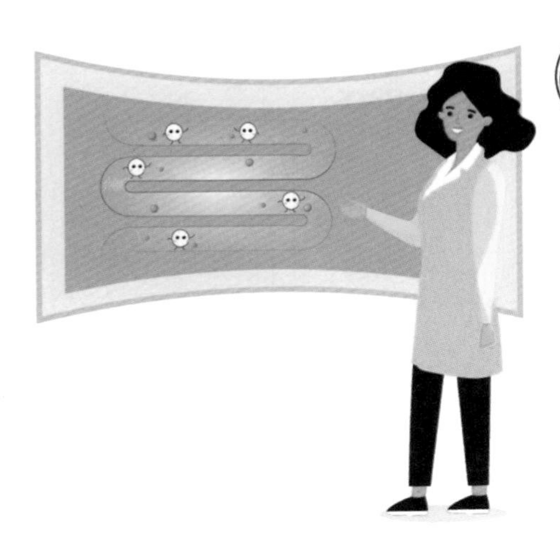

11.实施膳食替代应关注哪些健康数据的变化?

目前膳食替代在减肥行业得到了广泛应用,已作为对抗全球肥胖流行的一个重要战略。在实际应用过程中,有些人出于价格考虑选择了并不合格的代餐食品,也有人因减肥心切而使用方法不当,导致代餐减肥过程中出现了体乏无力、头发干枯等问题。为了让代餐减肥更加安全,建议大家经常使用体脂秤自我监测体重、体脂率、肌肉率、水分率、蛋白量比例、骨量、内脏脂肪指数等数据的变化,进而知道在代餐减肥过程中体内脂肪量有没有减少,对健康有益的水分、肌肉、蛋白质和骨量有没有丢失。另外,血糖异常的减肥人群还要监测血糖变化,防止发生低血糖。

12.实施膳食替代时应注意哪些饮食营养问题?

膳食替代可部分或全部代替每日一至两餐饮食。在实施膳食替代的同时,还需要注意其余一至两餐的饮食营养,可参考以下四个方面去做:

(1)食物多样:食物种类越多营养就越全面。

(2)以植物性食物为主:特别以谷类为主,同时要适量增加蔬菜、水果、大豆、坚果的摄入。

(3)以动物性食物为辅:为了保障优质蛋白质的摄入量,弥补植物性食物中脂溶性维生素、维生素 B_{12}、锌、硒等微量营养素的摄入不足,需要适量摄入禽、畜、鱼、蛋、奶等动物性食物。

（4）重视“三减”：减盐、减油、减糖。

【食物多样】
【植物性食物为主】
【动物性食物为辅】
【重视“三减”】
油
糖
盐

13.实施膳食替代时需要配合哪些运动方式？

在实施膳食替代的同时应加强主动性运动锻炼。根据《中国居民膳食指南（2022）》的建议，应该做好以下三种运动：

（1）有氧运动：如步行、骑自行车、慢跑、游泳都属于有氧运动，有助于增强心肺功能、改善耐力和体能、减少体内脂肪蓄积、防止肥胖，每天应至少进行 15～20 分钟的有氧运动。

（2）抗阻运动：如俯卧撑、引体向上，使用哑铃、弹力带进行的运动都属于抗阻运动，有助于增强肌肉的力量，每周应进行 2～3 天抗阻运动，每天 8～10 个动作，每个动作做 3 组，每组重复 8～15 次。

（3）柔韧运动：如运动前的热身、关节的屈曲和伸展活动、肌肉的拉伸活动等，每天不限次数，应随时随地做。

14.实施膳食替代会导致骨质流失吗？

正确使用代餐食品时，一般不会出现骨质流失。骨质流失一般是由于长期钙摄入不足、吸收不良和排泄增多等综合因素导致的。选择代餐食品时一定要看营养标签中的钙含量，代餐食品一餐中的钙含量不能低于 260 mg，部分代餐食品一餐中钙的含量不能低于 80 mg。食品标签上营养成分表中标示的是每 100 g（或每 100 mL）食品中的钙含量，要根据代餐食品摄入量进行计算。摄入适量的磷、蛋白质和充足的维生素都有助于钙的吸收利用。需要注意的是，若不正确实施膳食替代，如一日三餐都进行完全代餐，或者错误地使用部分代餐食品完全替代一餐而不吃普通食物，都可能导致骨质流失，影响骨骼健康。

中老年人选择代餐要关注钙含量，正确使用一般不会出现骨质流失

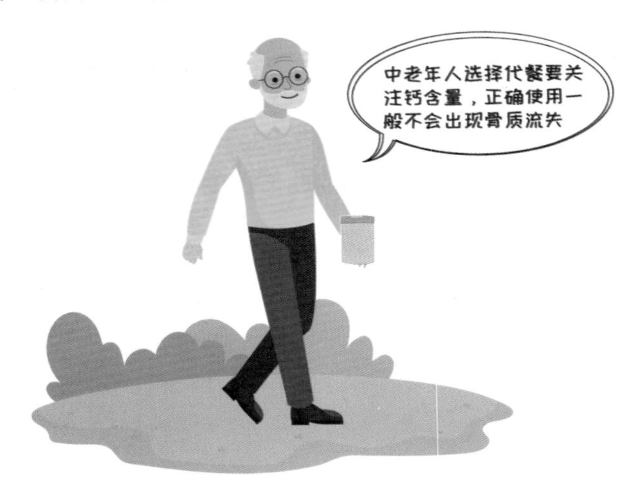

15.实施膳食替代会造成营养不良吗?

长期使用不合格的代餐食品或者错误地实施膳食替代，其实就是一种变相节食，很容易造成营养不良。目前代餐食品市场规模越来越大，行业乱象也逐渐滋生，尤其在电商、直播平台不乏有为迎合消费者需求而夸大宣传的现象，甚至极力兜售存在“三无”问题产品的代餐食品。因此，想要实施膳食替代，尤其是期限超过 2 个月的膳食替代，一定要在医师和营养师的指导下进行，要分析所选代餐食品的营养成分是否符合自身健康需求。

16.实施膳食替代过程中出现饥饿时该怎样处理?

由于实施膳食替代时吃的食物量相比于之前的普通膳食会少很多，所以在膳食替代初期会出现饥饿感，这是一种常见现象。当出现饥饿感时应采取以下措施：

（1）足量饮水：由于代餐食品的膳食纤维含量较高，水溶性膳食纤维遇水膨胀，可以增加代餐食品在胃里的体积和黏稠度，产生饱腹感。

（2）果蔬充饥：当出现饥饿感时，可以食用低糖、低能量的水果或蔬菜充饥，如黄瓜、西红柿、苹果等。这类果蔬中含有丰富的膳食纤维和维生素，可以有效缓冲饥饿感。

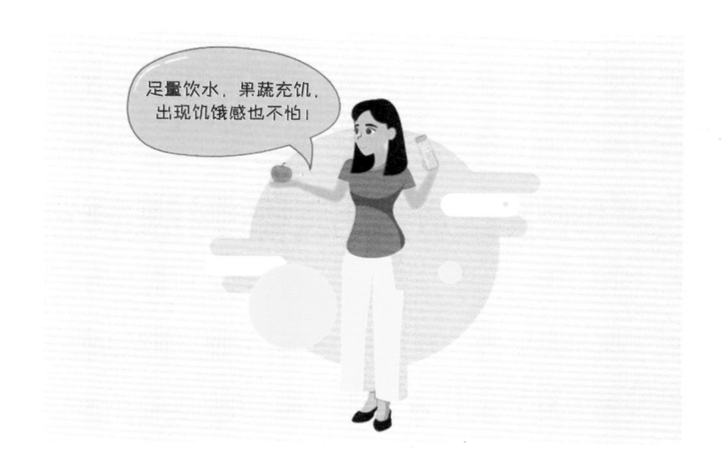

17.实施膳食替代过程中可能出现哪些生理现象?

由于膳食替代改变了一个人固有的饮食习惯或者膳食结构，在这种改变的过程中可能会出现一些生理现象，其中最常见的就是饥饿感。这是因进食量减少而造成的，可以通过饮水或摄入果蔬来缓解。另外，还可能出现排气增多、排便次数增多等现象。这是因为有些人平日一餐中膳食纤维的含量较少，由摄入低膳食纤维饮食向高膳食纤维饮食过渡时，胃肠道内产气增多，使胃肠蠕动能力增强，就极易出现这些生理现象。通常经过一段时间的适应后，以上生理现象便会消失。但在经过一段时间后上述现象没有缓解，甚至加重，则应停止实施膳食替代，并及时咨询医生。

18.实施膳食替代会影响正常服药吗?

代餐食品属于食品的范畴，不属于保健品，更不是药品，通俗来讲就是替代部分或全部正餐饮食的一顿“饭”，因此代餐食品一般不会影响正常服药。如果在实施膳食替代的同时需要服药，可参照药物的服用原则使用代餐食品。例如，有些药物需饭后半小时服用，那就要先食用代餐食品，半小时以后再服用药物。需要注意的是，有些代餐食品的血糖生成指数较低，食用代餐食品时餐后两小时血糖可能会比正常吃饭后要低，所以 2 型糖尿病患者在食用该类代餐食品后要注意监测记录餐后血糖变化，建议在医生的指导下及时调整用药种类或用药量，以确保平稳控制血糖，防止出现低血糖反应。

（刘岩　叶传文）

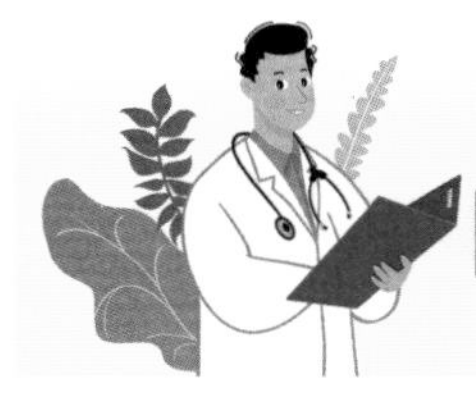

防治疾病需遵循健康膳食模式

1.什么是健康膳食模式?

人体需要40种营养素来为身体提供能量,以满足细胞更新、生理机能与代谢所需,这些营养素只能靠食物来获得,所以,吃下的食物是否能提供身体所需的全部营养素,对于健康是非常重要的。

不同种类的食物中除了碳水化合物、蛋白质、脂肪等能量营养素含量不同外,维生素、矿物质、膳食纤维等非产能营养素也各有特色。若因个人饮食习惯、环境或疾病等因素而不吃某特定种类食物时,有可能会因缺乏某些特定营养素而损害健康。例如,不喝牛奶或不吃奶制品的人较容易缺钙,不吃动物性食品者容易出现铁、维生素 B_2 和维生素 B_{12} 等营养素缺乏问题,不爱吃红肉的人容易缺铁,不爱吃蔬果的人容易缺乏维生素C、膳食纤维等营养素,习惯吃精制谷类或加工食品的人易缺乏B族维生素、维生素C、膳食纤维等营养素。

为了确保能从食物中获得身体所需的全部营养素,日常饮食时要注意保持食物多样性。除了合理搭配食物、饮食多样化外,还需注意吃的数量,以免因摄入过多能量而发胖。同时,更要减少食用盐、食用油、添加糖、饱和脂肪酸和反式脂肪酸的摄入量,因为它们都与肥胖症、糖尿病和心脑血管疾病等常见慢性病有密切关系。

中国居民平衡膳食宝塔（2022）
Chinese Food Guide Pagoda（2022）
盐 <5克
油 25～30克
奶及奶制品 300～500克
大豆及坚果类 25～30克
动物性食物 120～200克
——每周至少2次水产品
——每天一个鸡蛋
蔬菜类 300～500克
水果类 200～350克
谷类 300～500克
——全谷物和杂豆 50～150克
薯类 50～100克
水 1500～1700毫升
每天活动6000步

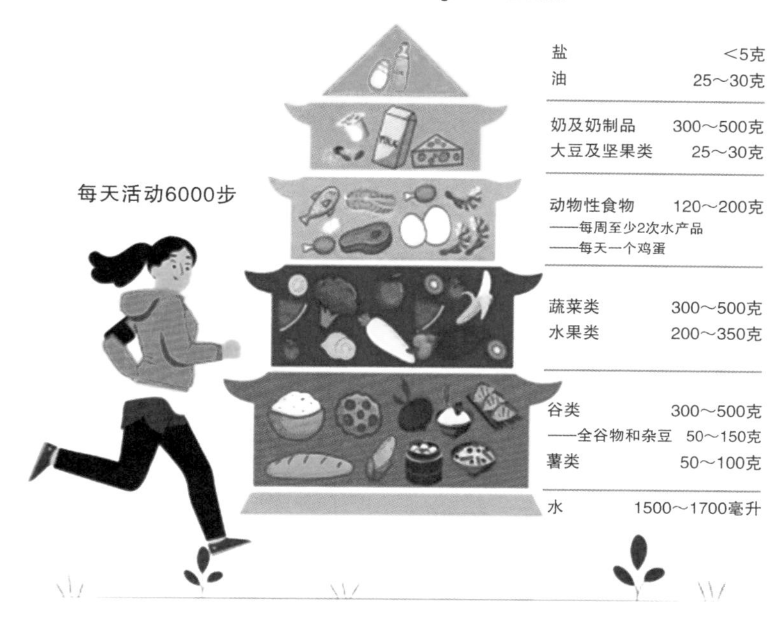

2.全谷物食品知多少?

很多注重健康的人会在超市里刻意购买标示“全麦”字眼的面包或饼干。那什么是全谷物膳食呢?谷类包括大米、小麦、玉米、大麦、小米、高粱、燕麦、荞麦等,这些谷物种子的结构基本相似,脱去谷壳后的谷粒分为谷皮、糊粉层、胚乳和胚芽四个组成部分,各部分中营养成分构成和含量不尽相同。胚乳中的淀粉是谷类食物的主要成分,占比40%～70%,是最经济的膳食能量来源。在谷类食物中,人们对大米和面粉摄入量最多,为了追求口感和风味,精白米、精白面往往更受消费者欢迎。但是,在谷物的精加工过程中,谷物籽粒的谷皮、糊粉层、胚芽都被分离出去,仅留下淀粉含量高的胚乳部分,从而导致营养价值下降,如其中的膳食纤维损失严重,B族维生素和矿物质的损失率高达60%～80%。因此,长期食用精白米和精白面对健康不利,容易造成维生素和矿物质摄入不足,甚至导致维生素缺乏病,如脚气病(因缺乏维生素B导致)。所以,大米、面粉不是越白越好,适量吃全谷物食品很有必要。

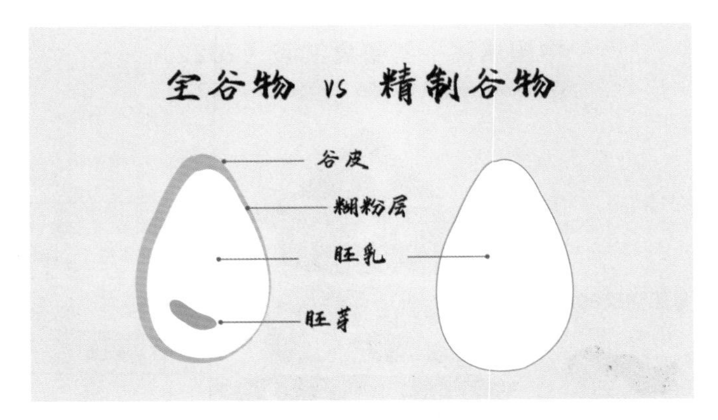

虽然，全麦面粉及其制品的营养价值比用精白面粉制成的产品高很多，但是其口感粗糙，因富含纤维素而不易消化，胚芽中的脂肪也容易酸败，这些产品缺陷妨碍了其市场占有率。如果想知道自己买的面包、面食等是由全麦粉制成，还是仅含有部分全麦粉，最靠谱的办法就是仔细查看食品标签上的配料表和相关标识，配料表中原料成分越靠前就表示该成分含量越高。

3.深色蔬菜有什么不寻常?

人们习惯于根据色泽将蔬菜分为浅色蔬菜和深色蔬菜，浅色蔬菜包括白萝卜、马铃薯、山药、莲藕、茭白、菜花、白菜、冬瓜、黄瓜、茄子、丝瓜、西葫芦等；深色蔬菜是指呈现绿、红、黄、橙、紫等，由表及里都是非白色、浅色的蔬菜，比如菠菜、油菜、苋菜、芹菜、紫甘蓝、西蓝花、胡萝卜、西红柿等。相比于浅色蔬菜，深色蔬菜有什么不寻常呢？蔬菜的颜色越深，表明其中叶绿素的含量越高，光合作用越旺盛，其含有的维生素 C、矿物质以及类胡萝卜素等也就越多。从总体来说，深色蔬菜的营养价值要高于浅色蔬菜。因此，膳食指南特别建议人们做到餐餐有蔬菜，保证每天摄入不少于 300 g 新鲜蔬菜，其中深色蔬菜应占1/2以上，这也意味着并不排斥食用浅色蔬菜，轮番食用不同颜色的蔬菜也是实现食物多样化的易行方法。

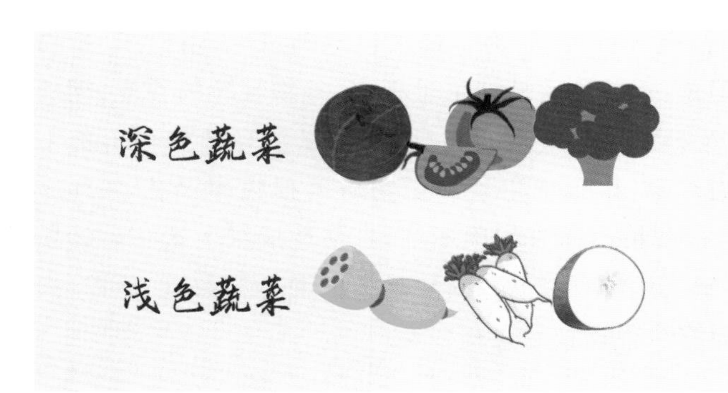

4.保证每天吃足水果的小窍门?

多数应季水果颜色鲜亮,如同有生命的鲜活植物一样,招人喜爱,其水分含量高,清脆解渴,更重要的是富含维生素、矿物质、膳食纤维、有机酸和芳香物质,可谓营养丰富、酸甜可口、味道清新,食用新鲜水果对人体健康益处颇多。在饮食方面,女性多有喜欢吃水果的习惯,但多数男性不爱吃水果,那怎样才能让人吃进足量水果呢?建议尝试以下方法:

(1)提高认识:要认同水果是每天膳食的重要组成部分,能够发挥促进健康、防治疾病的作用,不是可有可无、无关紧要的食物。

(2)餐前食用:改变进食顺序,吃饭时先吃水果,后吃其他饭菜,甚至把水果作为早餐的固定成员,做到每天定时吃。

(3)各个击破:先吃自己比较喜欢的水果,在养成吃水果的行为习惯后,再吃平时不太爱吃的水果,然后轮换食用。

(4)放在眼前:在家中要把水果放在容易看到和方便拿取的地方,眼到手到,随时吃到;在工作单位应把盛放水果的专用包放在眼前,可利用务工间隙,边吃水果边休息。

(5)服务他人:在家里要承担购买、清洗、摆放和剥切水果的"重任",在服务家人吃水果的同时,自己也陪同着一起食用。

夏天和秋天是水果最丰盛的季节,不同水果的甜度和营养素含量有所不同,每天至少应该选择 1～2 种应季水果,保证每天摄入量在 200～350 g,且不能用果汁代替鲜果。另外,吃水果也要根据自身健康状况做出取舍,血糖较高者要选食低 GI 的水果,更要减量分次食用。牙口不好的老年人可以把水果切成小的条、片、块,以方便食用和咀嚼,防止因产生畏难情绪而放弃吃水果。

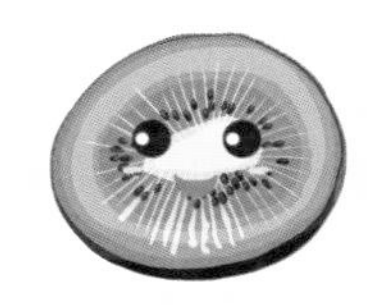
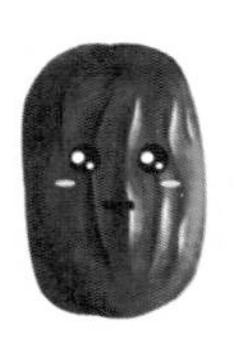
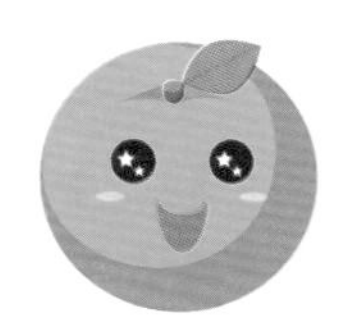

我们是补充维生素C的小能手!

5.鱼、奶、蛋类食品该是谁的最爱?

调查结果显示,在我国居民的膳食中,畜肉、禽肉、鱼类、蛋类和奶类的构成比并不适当,大多数人吃家畜肉类过多,而吃鱼类和奶类较少。其原因主要有两点:一是饮食习惯,有些人不习惯吃鱼类和奶类,对其没有兴趣;二是重视不够,很多人对鱼类和奶类的营养价值知晓较少,想不到通过吃这些食物来获得更大健康收益。所以,熟知以下三类食物的营养特点十分必要:

(1)鱼类:鱼肉软嫩易消化,含18%～20%优质蛋白质,也含有多不饱和脂肪酸、碘和钙等营养素。鱼油中的EPA和DHA具有预防血脂异常和心脑血管疾病等慢性病的作用,增加鱼类摄入还可降低脑卒中的发病风险和全因死亡风险。大家应保证每周至少吃两次或300～500 g水产品,包括鱼、虾、蟹、贝壳类等。

(2)奶类:奶类食品主要有纯牛奶、酸奶、奶酪、奶粉等。每100 g纯牛奶中约含优质蛋白质3 g,脂肪4 g,碳水化合物5 g,钙104 mg,还含有多种维生素。奶类中的钙不仅含量丰富,而且容易消化吸收,是防治骨质疏松症的重要钙源。酸奶含有益生菌,对优化肠道菌群和促进全身健康都有重要意义,而且在发酵工艺中,益生菌可使乳糖、蛋白质和脂肪发生部分水解,便于消化和吸收,使奶制品具有更高的营养价值。因此,人们应吃各种各样的奶制品,液态奶的摄入量应每天在300 mL以上。

(3)蛋类:人们食用量最多的是鸡蛋,其优质蛋白质含量为13%,脂肪含量为10%。蛋黄脂肪的脂肪酸组成以单不饱和脂肪酸即油酸为主,占36.7%,其次是人体必需脂肪酸亚油酸,占26.1%。此外,鸡蛋中的磷脂和胆固醇含量也较高。油酸也是橄榄油和茶籽油中的主要脂肪酸,具有调节血脂、血糖和防控动脉粥样硬化的作用。每100 g鸡蛋黄中含胆固醇1510 mg,是人们对吃鸡蛋产生顾虑的焦点所在。经过换算可知,一个鸡蛋黄中含有胆固醇227 mg,多数人每天吃两个鸡蛋一般不会促发血液胆固醇升高,而老年人和血脂异常者以每天吃一个鸡蛋为好。

6.菜香和少油可兼得吗?

食用油是烹制食物离不了的调味品,用油多菜更香。不过有研究显示,我国居民平均每人每天烹调油摄入量已高达45 g,远远超过了膳食指南提出的每天25～30 g的摄入量建议。在谈到健康饮食时,人们都知道做菜要注意少放食用油,以减少摄入过多的脂肪。那少放油做出来的菜还会香吗?实际上,通常人们所说的菜香更多是对菜肴可口程度的表达，与放油的多少无关，我们日常可以采用以下烹饪加工方法：

(1)做肉类菜肴时少放油或不放油：动物性食物本身含有较多脂肪，加热烹制时会溶出油脂，自带香味，可根据肉类肥瘦度和蔬菜用量多少来决定是否加入食用油及用量；对肉菜滑炒时应采用挂糊、上浆的方法，这既可增加美味，又可减少食材与热油过多接触，从而避免营养素丢失或破坏。

(2)多用蒸、煮、炒法烹饪：采用蒸或煮法烹饪鱼类用时较短，只需加少量食用油和盐等调味料即可满足口味需求。对于需要放食用油较多的荤素炒菜，在装盘时应丢弃菜汤。烹饪蔬菜时，可把蔬菜放在开水中焯一下，这样能使胡萝卜素快速释放，让蔬菜颜色更鲜艳，并能去除辛辣、苦涩和土腥等异味，软化膳食纤维，进而改善菜品口感。蔬菜焯水的好处还包括可去除草酸，有利于钙、铁等矿物质吸收，降低表面农药残留量，消除有毒的生物碱和亚硝酸盐等。

(3)经常做凉拌菜、粉蒸菜：在制作凉拌菜、粉蒸菜时可以利用葱、姜、蒜、醋、辣椒、酱油、胡椒粉等调味品丰富菜肴风味，不需用很多食用油增加菜肴香味。

7.吃坚果时需注意什么？

坚果是人们休闲时常吃的食品，主要有核桃、腰果、开心果、花生、瓜子、松子、栗子等。坚果富含蛋白质、脂肪、碳水化合物、维生素 E、钙、镁和钾等营养素。但许多坚果的脂肪和碳水化合物含量较高，能量值较高，吃得过多容易促发肥胖，所以应注意适量摄入。膳食指南建议平均每周摄入坚果 50～70 g(平均每天 10 g 左右)。如果因喜食坚果而摄入过多，则应减少下一餐中富含脂肪和碳水化合物等食物的摄入量。需要特别提醒注意的是，为了丰富坚果风味，生产商通常给坚果尤其是各种瓜子额外添加食用盐、甜味剂等来调味。所以，若非选购原味坚果，更应仔细阅读食品标签，了解配料种类以及能量、脂肪、蛋白质、碳水化合物和钠的含量水平。

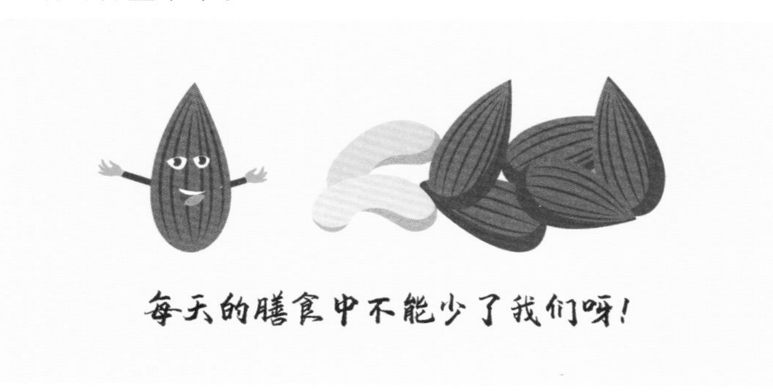

8.低钠盐是"生病盐"吗?

食盐是食物烹饪和食品加工需要的主要调味品,过多的食用盐摄入与高血压、脑卒中等慢性病有较密切关系。因此,人们要降低食用盐的摄入量(每天不要超过5 g)。除了少用普通食盐,食用低钠盐也是一个不错的选择。那什么是低钠盐呢?传统食用盐的主要成分就是氯化钠,而低钠盐以氯化钠为主要原料,再加入一定量的氯化钾和硫酸镁加工制成(分为加碘低钠盐和无碘低钠盐),其中氯化钠占60%~70%,氯化钾占20%~30%,硫酸镁占8%~12%,通过添加镁盐、钾盐来降低钠含量,故称低钠盐。

常量元素钾和钠分别分布在细胞内和细胞外,通过相互制约来维持人体细胞的渗透压平衡。摄入足量钾可以促进人体排出更多的钠,"低钠高钾"有助于血压的稳定和心血管健康。当然,不是每个人都适合用低钠盐,若选择不当,确实会引发健康风险,如急慢性肾衰竭、肾上腺皮质功能减退症的患者,就需要在专家指导下选择食用盐,以免因长期吃低钠盐而发生可能危及生命的高钾血症。就我国公众普遍有高钠盐饮食的生活习惯和高血压患病率持续升高的现实状况而言,"低钠高钾"的低钠盐对维护大多数人的身体健康是有重要意义的,所以说,"低钠盐"不是讹传的"生病盐",而是"长命盐"。

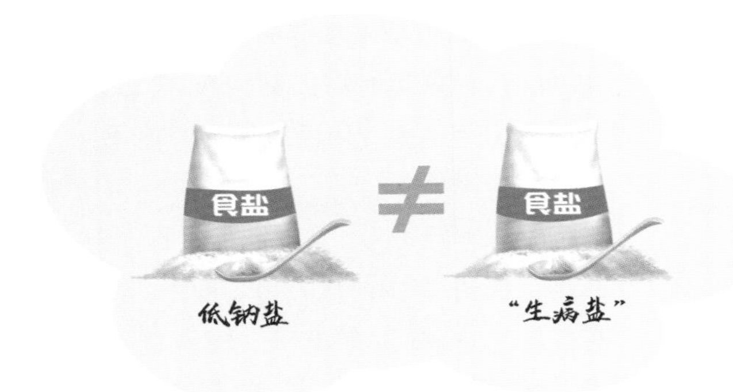

9.为什么要学会看预包装食品营养标签?

前文提到过,营养标签是预包装食品标签的一部分。在现代生活中,加工食品在膳食中的比例日渐增大,学会看懂预包装食品标签和营养标签十分必要,了解加工食品的配料组成、能量和核心营养素含量水平,分辨各种食物的营养特点,是应当掌握的生活技能。通过看食品营养标签可以正确选择适合于自己的食品,避免选购高盐、高油、高糖的不健康食品。

那如何看食品标签呢?简单说来,就是在选购食品时,首先要看配料(表),这是了解食品主要原料、鉴别食品组成的主要途径。配料(表)能告诉消费者食品是由哪些原料制成的，其遵循“用料量递减”原则，将配料以用量高低为序，依次排列各种食品原料、辅料、食品添加剂等。其次，要看营养成分表，表中展示每100 g(或每100 mL)食品中能量、蛋白质、脂肪、碳水化合物和钠等营养成分的含量值及其占NRV的百分比。另外，食品标签上还可有营养声称、营养成分功能声称等反映食品特性的营养信息。只有对标签信息进行仔细比较和分析，才能买到合适的健康食品。

10.公筷分餐是“大逆不道”吗？

传染病的传播途径之一是经食物传播，也就是说，当食物本身含有病原体或受到病原体污染时，可引起相应疾病的传播。经食物传播的传染病的流行病学特征之一是患者有进食某种食物史，不食者不发病。在传统的共餐过程中，如果供餐者的口腔唾液中含有幽门螺杆菌，那么，它就会经筷子、勺子污染菜肴，其他共餐者食入后，它就会定植在胃部，有促发胃炎、胃溃疡乃至胃癌的风险。另外，在进餐时，坚硬食物、鱼刺、排骨、牙齿都有可能损伤口腔黏膜，若共餐者是肝炎病毒、艾滋病病毒携带者，那这些病毒也会经黏膜破损处血液污染唾液，进而污染菜肴。当被恰巧也有黏膜破损的其他共餐者吃进时，形成事实上的经血液传播，后者很容易被感染上肝炎病毒、艾滋病病毒等病原体。

分餐制是饮食文明的重要体现，是革除传统共餐中不卫生习惯的高尚行为。不管是在家里吃饭，还是在餐馆用餐，每个人都应使用公筷和公勺，这样就可以有效避免“口水餐”。分餐制保证了每个人餐具的相对独立，可以降低经口、经唾液途径导致的传染病发生和交叉感染的风险。膳食指南提出要用公筷、公勺分餐，就是积极倡导大家养成良好卫生习惯，形成“新食尚”，绝不能认为是“大逆不道”的做法。

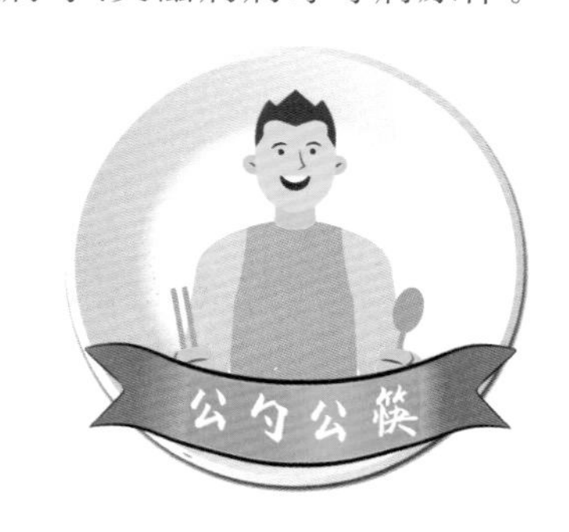

使用公勺和公筷，分餐不分爱！

11.节俭饮食为什么能让“吃货”更快乐？

人们在平时不仅要注重健康饮食，还应做到节俭饮食，实际上“光盘行动”与合理的食物搭配息息相关。那么做到节俭饮食需要注意哪些事项呢？

(1)按需选购，合理储存：购买食物前应做好计划，按需购买，对于可短期储存的食物，应根据食物特性和标识的储存条件存放，避免食物不新鲜或变质。

(2)适量烹制，吃出“光盘”：根据就餐人数和估算食量，对食物进行小份烹制，或者少量点餐，若饭菜不够，再适量添加，这不仅能减少食物浪费，而且也能实现食物多样化的要求。

(3)饭后打包，物尽其用：对于餐后剩余可存储的饭菜，应盛放、密封在干净的容器内，尽快冷藏保存，并于短期内经加热后再食用。

“一粥一饭，当思来处不易；半丝半缕，恒念物力维艰”这句老话讲得真好，放在当代依然具有深远的教育意义。节俭饮食是一种生活观念，是一种传统美德，不应理解为要过节衣缩食的艰苦日子，这种有度的限制是对资源的充分利用，是践行经济、社会、资源和环境保护协调发展理念的重要方面。每天科学计划三餐饮食，依据个人饭量和需要进餐，理性消费，不挑食偏食，不暴饮暴食，在节俭用餐的同时充分享受美味，避免能量过度摄入，努力维持健康体重，从寻常食物中吃出健康，这才是“吃货”应当具备的吃的学问和技能。

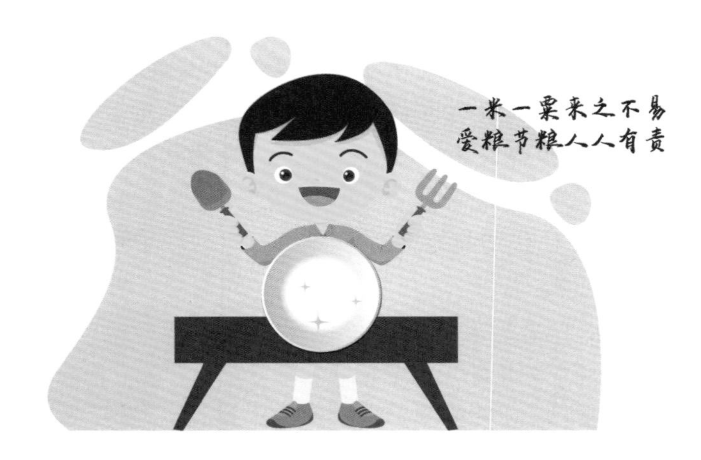

（刘厚福　刘盈盈）

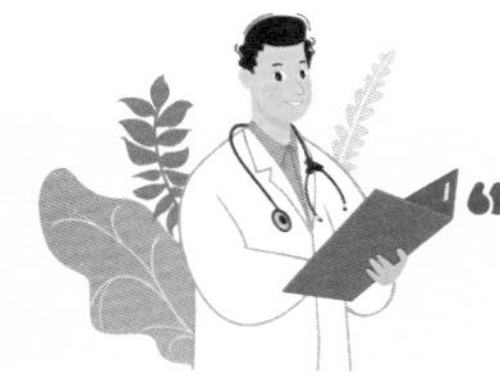

“三减三健”筑牢健康基石

1.为什么要倡导“三减三健”？

世界卫生组织调查数据显示，人类疾病的死亡原因已由过去以急性、慢性传染病为主，逐步转变为以不良生活方式引起的慢性非传染疾病为主的情况。在我国，高血压、糖尿病、血脂异常、冠心病、脑卒中的患病率持续升高，且有年轻化趋势，严重损害公众健康乃至生命。为了提高公众健康意识，有效防控慢性病，国家卫生健康委员会启动了以“三减三健”（“三减”即减盐、减油和减糖，“三健”即健康口腔、健康体重和健康骨骼）为主题的全民健康生活方式专项行动，积极倡导“每个人是自己健康的第一责任人”的理念，广泛宣传健康生活方式相关知识，提高公众健康素养，以实际行动推进健康中国建设。

简单说来，“三减”是手段，“三健”是目标。推进“三减三健”正是找准了健康上由因及果的逻辑关系，充分把握了提升全民健康水平的核心要素，期望通过“三减”行动来实现“三健”目标，自然赢得了社会各界和社区居民的大力支持和积极参与。如果在日常生活中切实做到了减盐、减油和减糖，那么，就能比较容易收获健康口腔、健康体重和健康骨骼，从而为全身健康创造良好条件，打下坚实基础。

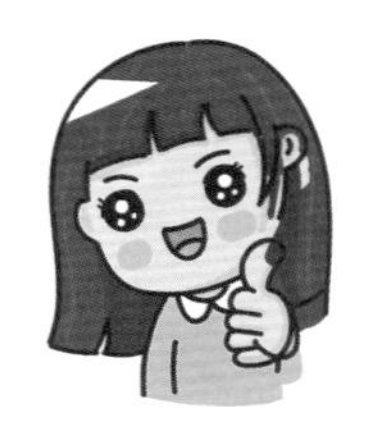

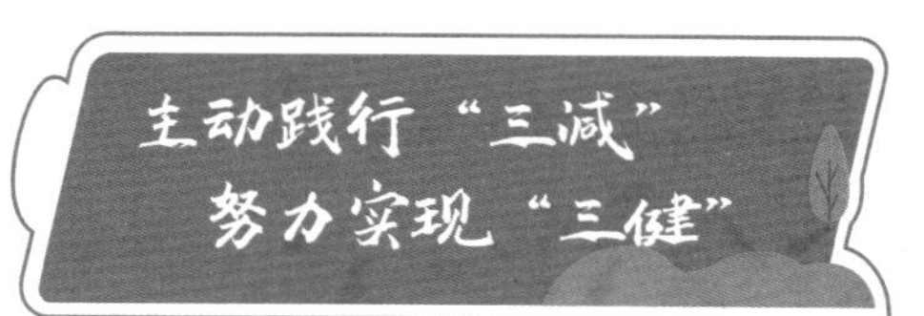

2.食盐对身体有什么用处？

有道是“百味咸为先”。食盐给人们的直观感觉是“咸”，绝大多数菜肴以咸作为基础味，如在熏肉、腊肉制品以及奶酪中就含有相当高的食盐。食盐的化学成分是氯化钠，而钠和氯都是人体必需的宏量元素，食盐除了满足人的味觉享受之外，以食盐形式摄入的钠元素具有许多生理功能，主要是参与体内水分与渗透压的调节，增强神经肌肉兴奋性，维持酸碱平衡和正常血压水平。因此，食盐是生活必需品，适量摄入食盐是增进食欲和维持生命活动所必需，不是可有可无的事情。

每天吃多少食盐合适呢？现代医学表明，正常成人每天钠需要量为2200 mg，我国成人日常所摄入食物中大约含有钠 1000 mg，尚需要从食盐中摄入 1200 mg左右。食盐中的钠元素占比为 39.33%，若要获得 1200 mg 钠，需要吃进食盐3.05 g，所以，在每天日常进食的基础上，再摄入 3 g 食盐就基本上达到了人体对钠的需要量。在加上一定安全系数后，世界卫生组织推荐成年人每天食盐摄入量为 5 g。根据我国实际情况，我国居民膳食指南推荐健康成人每天食盐摄入量不超过 5 g，并建议 7～10 岁儿童每日食盐摄入量不应超过 4 g，4～6 岁儿童每天不应超过 3 g，2～3 岁儿童每天不应超过 2 g。

3.盐敏感性高血压是什么意思?

在高盐饮食的人群中，并非所有人都有血压升高的情况，少数人的血压水平不受食盐摄入量的影响，也就是说对盐不敏感。血压的盐敏感性是指相对高盐摄入时所呈现出的一种血压升高反应。盐敏感性高血压指高盐摄入引起血压显著升高，而限制食盐摄入可使升高的血压降下来。盐敏感性是一种普遍的生理现象，在人群中呈正态分布，取决于遗传、民族、社会因素、肾脏功能、激素和饮食习惯等因素。

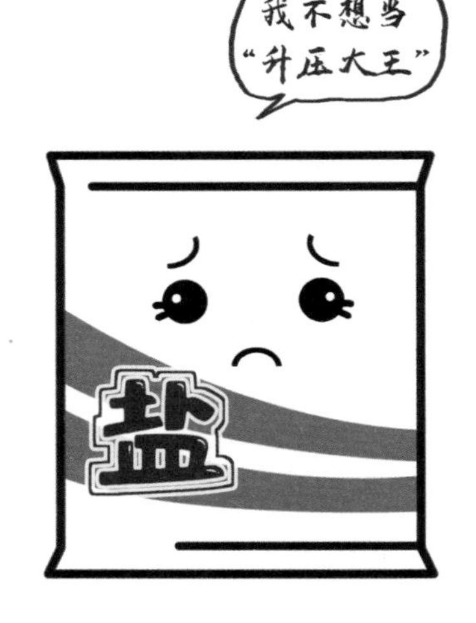

有研究表明，盐敏感者在血压正常人群中的检出率为 15%～42%；在高血压人群中，盐敏感性高血压则高达 28%～74%；我国北方人群的以上指标则分别为 28.57%和 58%。血压的盐敏感性随年龄增长而增强，特别是高血压患者。所以，针对盐敏感性高血压人群应采取限盐这一关键措施，以降低高血压的患病人数，提升高血压的控制率。对于盐敏感者，完全可以通过减少食盐摄入量来获得控制血压、减少降压药用量的效果。即便是血压正常者，由于从普通膳食中摄入的盐已远远超出身体的生理需要量，适度减盐对维持健康也是有益的。

4.儿童血压会受高盐饮食的影响吗？

2016年中国心血管病报告指出，中国学龄儿童高血压的患病率高达14.5%，且随着年龄的增长呈现上升趋势。一般认为，高盐饮食与成人血压关系密切。那么，儿童血压会受高盐饮食的影响吗？2008年，英国研究人员在《高血压杂志》上发表了一项人群试验的研究报告，试验结果表明，儿童高盐饮食会导致血压升高。该研究从1997年开始，调查了2127名4～18岁的青少年，记录了1658名儿童从7天膳食中摄取的食盐量，同时测量血压值。研究人员发现，高盐饮食可以升高4岁儿童的血压值，而减少每天食盐摄入量就能降低他们日后患高血压的风险。报告指出，每天食盐摄入量增加1 g，就会使收缩压升高0.4 mmHg。

国内很多研究也表明食盐摄入量对儿童血压产生重要影响，例如，在陕西汉中农村开展的一项针对6～10岁儿童的队列研究，证实了钠盐对生命早期血压水平会产生影响。另外，很多研究表明，青少年中存在着无症状、无明确病因而血压持续偏高者，且与成年后患高血压有密切关系，这一现象被称为青少年血压的“轨迹现象”。也就是说，儿童和青少年原发性高血压可持续至成年，在没有干预的情况下，约40%的患者会在成年发展为高血压，是成人高血压的潜在“后备军”。

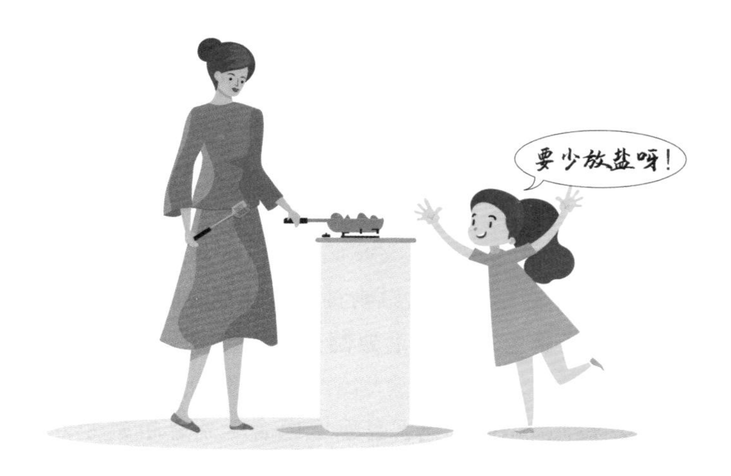

5.减盐防控高血压这一说法有什么依据?

随着生活方式的改变,我国居民的高血压患病率呈逐年增加的趋势,现今倡导通过“减盐”防治高血压是有充足科学依据的。在过去几十年里,医学界进行了数百项随机对照研究和治疗试验,都证明了减盐可降低高血压患者和正常人的血压值这一结论。

有研究发现,每天少吃 3 g 盐,高血压患者的收缩压和舒张压分别降低了 4 mmHg和 2.5 mmHg,血压正常者的收缩压和舒张压分别降低了 2 mmHg 和 1 mmHg。对于高血压患者,减盐不仅有利于血压下降,还可以提高降压药物疗效,减少药物用量。1997 年,美国学者进行了一项称为防治高血压饮食疗法(DASH 饮食)的研究,在这项实验研究中,研究者将高血压前期和Ⅰ期高血压患者分为两组,一组给予减少钠摄入量,增加新鲜水果及蔬菜、谷类、低脂乳制品摄入量的膳食,即 DASH 饮食;另一组给予普通膳食,即对照饮食(标准的美国饮食),结果发现食盐摄入量是与血压水平呈显著相关的独立膳食因素。研究人员指出,这一治疗效果与典型的抗高血压药所达到的血压降低指标相当。所以说,“减盐”防控高血压的效果毋庸置疑。

6.高盐饮食会促发哪些慢性病?

在日常生活中,有些高盐饮食者在不知不觉中患上了高血压,不仅如此,长期血压偏高还会明显增加罹患冠心病、脑血管病、肾脏病和骨质疏松症等慢性病的风险:

(1)脑卒中:美国研究者发现,多吃盐者发生脑卒中的概率会更高。在一项历时 10 年、大约 2700 名老年志愿者参与的研究中,研究人员发现,高盐饮食人群患脑卒中的风险几乎是普通人群的 3 倍。英国和意大利学者调查研究发现,如果将每人每日食盐摄入量控制在 5 g 以内,可使脑卒中的发生概率减少 23%,每年能够在全球范围内减少 125 万起脑卒中的发生。与高盐饮食能够迅速影响血压水平不同,其对脑卒中的影响具有长期效应。

(2)冠心病:冠心病是全世界最重要的死因和疾病负担之一。对冠心病患者来讲,高血压是一个独立危险因素,大约 70%的患者合并高血压,而高血压又会加剧冠心病的发展。一项亚太地区高血压患者队列分析研究报告证实,收缩压每增高 10 mmHg,发生冠心病事件的相对危险性增加 36%。另外,钠离子能促进血液循环,增加心排血量,因而会加重心脏负担,对冠心病患者是不利的;

摄入钠过多会导致体内钾从尿中排出增加，钾丢失过多对心脏功能也会造成伤害，严重者会引起心力衰竭而致死亡。因此，为防控冠心病，应注意减少每日食盐的摄入量。

(3)肾脏病：动物试验显示，让动物加大食盐摄入量会增加尿中蛋白质含量，并且会明显加快肾病模型动物的肾功能恶化速度，而降低食盐摄入量可减缓肾病进展速度。人群试验研究表明，食盐摄入量与蛋白尿相关，长期高盐饮食可能导致肾脏病，所以肾病患者应该限制食盐摄入量。

(4)肥胖症：过多的盐会改变身体制造和代谢脂肪的习惯。研究表明，高盐饮食能促进胰岛素分泌，而胰岛素水平越高，脂肪就会越多地储存在身体中。同时，盐会刺激大脑中多巴胺的分泌，进而影响大脑中“愉悦中心”的神经传递，使人觉得非常愉悦。从某种程度上来讲，咸味食物的功效恰好类似于香烟中的尼古丁和酒中的乙醇，总是让人感到欲罢不能。

(5)胃癌：不良饮食习惯、幽门螺杆菌感染和遗传是引起胃癌的三个重要因素。那么高盐饮食在胃癌发生中起什么作用？一是高盐食物渗透压较高，可直接损害胃黏膜，促使胃黏膜出现弥漫性充血、水肿、糜烂、溃疡、坏死和出血等胃炎或胃溃疡症状。二是高盐食物会减少胃酸分泌并抑制前列腺素 E_2 的合成，使胃黏膜的保护屏障受到损害，容易发生胃炎或胃溃疡。三是高盐饮食会刺激胃黏膜细胞过度分裂，增加形成胃癌的概率。四是高盐食物中会含有较多硝酸盐，它在胃内会被细菌转化为亚硝酸盐，然后与食物中的胺结合成具有很强致癌性的亚硝胺。研究表明，高盐饮食者的胃癌相对发病风险是清淡饮食者的两倍。美国、日本、意大利和我国学者的研究结果都显示，胃癌患者的食盐摄入量高于一般人群。

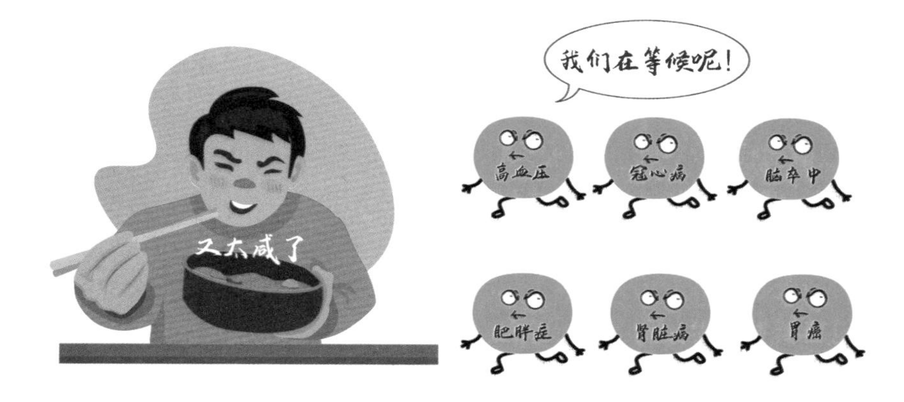

7.如何测算每日食盐摄入量?

在我国居民的传统饮食习惯中,食盐摄入量通常会超过机体需要量。实际上,测算家庭成员每日食盐摄入量并不难。当家里买来一袋食盐后,先记下食盐的克数和购买日期,在吃完这袋食盐后,再记下日期,然后计算这袋食盐吃了多少天,用食盐的克数除以吃盐的天数,再除以家中就餐人数,就可得出粗略的人均食盐摄入量。另外,也要同时记录酱油使用量,因为酱油是膳食中钠的另一来源,所以在计算食盐摄入量时,也应加上通过酱油摄入的食盐量,计算方法同上。酱油中食盐含量一般为20%左右,只要把酱油用量乘以20%,即得出通过食用酱油摄入的食盐量。把通过两个途径获得的食盐量相加,就是家庭成员的每人每日食盐摄入量。若每日摄入量超过5 g,则需要减盐。

8.减盐的窍门有哪些?

总体而言,我国人群食盐摄入量普遍过高,特别是北方地区严重超标。2016年调查显示,山东省居民食盐标准日摄入量为10.3 g,是膳食指南推荐量的两倍。调查结果同时显示,仅有48.5%的人知道每人每天食盐摄入不宜超过5 g等知识。因此,要做到科学限盐,就必须改变饮食偏咸的习惯,学会加工制作既少盐又好吃的膳食,可以借鉴下列方法:

(1)餐时加盐:做菜时不放盐或只放极少量的盐,吃菜时在餐桌上放一小碟盐,可以随吃随取,因蘸到食物表面的食盐尚未渗入食物内部,口感很咸,量却很少,从而达到限盐的目的。

(2)以鲜代盐:有些食物,比如香菇、海米、紫菜等本身带有鲜香味,烹调时都可以少放甚至不放盐;平时可以多做些鸡蛋炒辣椒、鸡蛋炒西红柿、黄瓜鸡蛋汤等具有辣、鲜、酸味的菜,抑制自己对咸味的喜好,也可利用葱、姜、蒜、辣椒等调味来增加食物的可口性。

(3)以酸甜代咸:平时多烹制那些酸甜可口的菜,如醋熘白菜、酸辣土豆丝、柠檬凉拌菜、糖醋鱼等,以减少食盐用量。

(4)自制菜肴:尽量自己制作菜肴,减少食用商店卖的加工熟食。有些具有酸甜滋味的食物中因为加入大量糖和醋会掩盖咸味,所以含有不少食盐,对这类食物也要慎重食用。

(5)少用高盐食物:在烹饪食物时要少用食盐、酱油、咸酱、味精、蚝油等调味料,也不要用或少用腌制食品等。

(6)多用低钠盐:无特殊禁忌的人群应多选用低钠盐代替普通食盐,减少钠的摄入量。

(7)多吃富钾食物:有些食物如海带、紫菜、木耳、山药、蘑菇、马铃薯等含钾丰富,经常食用可以抵消过量钠的危害性。

(8)细看营养标签:在选购食品时要仔细查看营养标签,如果营养成分表中标示每 100 g(或每 100 mL)食品中钠含量≥800 mg,则属于高盐食品,尤其是零食和膨化食品类,尽量不要选购食用。

(9)使用控盐工具:控盐工具主要有限盐勺和限盐罐。一个人炒菜就用 2 g 的盐勺取盐,一顿饭一勺,一天不超过三勺;两口人以上者用 5 g 盐勺取盐,每人每天一勺,几口人就取几勺食盐放入限盐罐内,炒菜时从盐罐的小孔撒盐,一天用完即可。一个啤酒瓶盖盛放的食盐是 5~6 g,也可据此估算食盐使用量。

9."隐形盐"藏在哪些食品中?

天然食物本身含有钠,加上制作食品时往往再加入食盐,所以大多数人都摄入了超过身体需要量的钠。由于中国人膳食中约 80%的钠盐来自烹调或含盐高的腌制品,因此,限盐时一定要有限"隐形盐"的概念。

所谓"隐形盐"是指那些藏起来的食盐,也就是存在于一些加工食品和预包装食品中的盐,如油条、挂面、面包、饼干、腌肉、腊肉、咸菜中都含食盐,调料中的味精、鸡精、酱油和面酱等也是"含盐大户"。所以,人们要有选择地食用这些食品,尽量少吃或不吃"隐形盐"食品,如果吃了上述食品,就要相应减少烹调用盐,这样才能避免食盐摄入量过多。

10.食用油有哪些品种?

食用油亦称"食用油脂",是指在制作食品过程中使用的动物和植物油脂。食用植物油主要包括菜籽油、花生油、大豆油、玉米油、芝麻油、火麻油、橄榄油、茶籽油、米糠油、核桃油、棉籽油、小麦胚芽油、葵花籽油、亚麻籽油、紫苏籽油、红花籽油、葡萄籽油、牡丹籽油、棕榈油、椰子油等。食用动物油主要包括猪油、牛油、羊油、鸭油、奶油等陆产动物油脂和鱼油、鱼肝油等海产动物油脂。所谓调和油是指根据使用需要将两种以上精炼油脂按比例调配制成的食用油。调和油一般选用精炼大豆油、菜籽油、花生油、葵花籽油、棉籽油等为主要原料,还可配有精炼的米糠油、茶籽油、红花籽油、玉米胚芽油、小麦胚芽油等油脂。

多数植物油在常温下为淡黄色液态,而多数动物油在常温下是白色固态。

按用途可将食用油分为烹调油、煎炸油、凉拌油等，按形态可分为液体油、固体脂、粉末油脂等。各地居民对食用油的使用习惯主要因资源不同和食品加工需要而有较大差异，由于不同食用油的营养价值存在一定差别，所以，建议食用油的使用也要多样化。

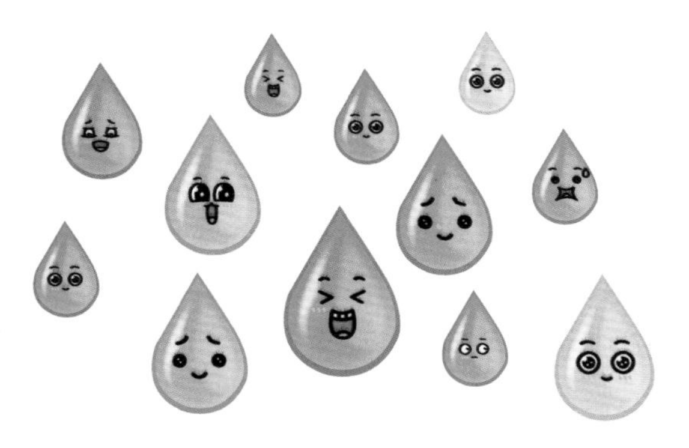

我们是成分有差异的浓香使者

11.食用油具有什么营养价值？

食用植物油实际上是高度纯化的脂肪，其中也含有少量维生素 E、磷脂和矿物质等成分。精炼动物油的主要成分也是脂肪，另外含有胆固醇和维生素 A 等成分。这些由食用油提供的维生素、矿物质和胆固醇等成分都是人体必需的营养素，在体内发挥着重要生理功能。

食用油在肠道可被分解成各种脂肪酸，被吸收入血后形成不同的血脂形式，转运到各组织器官被代谢利用：一是作为各种组织细胞的基本构成成分；二是为机体提供能量或作为能量的储存形态；三是参与构成一些重要的活性物质；四是维持体温正常；五是保护脏器免于受损。但是，如果吃食用油过多，进入体内的脂肪酸就被用于合成大量甘油三酯，蓄积于皮下和内脏周围使人肥胖，囤积于肝脏则会造成脂肪肝，沉积于血管壁就促发动脉粥样硬化，进而危及心脏、大脑等组织器官。

食用油的另一功能是赋予食物香气、滋味和造型，让人享受美感和喜悦，从而增进食欲，保证食物多样化，促进身体营养均衡化。

12.如何选择食用油？

食用油的选择通常是根据家庭使用习惯，但现在吃油应当注重健康，也就是要根据脂肪酸成分来选择食用油。动物油脂主要由饱和脂肪酸构成，用它炒菜能使菜肴富有特殊香气，使人胃口大开。但是，动物油脂的摄入量不能过多。因为医学研究证实，从动物油脂中获取过量饱和脂肪酸和胆固醇的话，很容易促发动脉粥样硬化，加大罹患心脑血管疾病的风险。食用植物油主要由不饱和脂肪酸构成，其健康功效优于饱和脂肪酸，故应被人们特别关注。同时，不能忽视油酸——单不饱和脂肪酸的摄入，因此，在平时烹饪时要使用多种类型的食用油。

虽然预包装食用油标签上的食物成分表中标注了脂肪含量，但是，多数没有明确标示脂肪酸的含量。玉米胚芽油、大豆油、核桃油等大多数植物油都富含亚油酸，很容易满足人体营养需要。亚麻籽油和紫苏籽油都富含α-亚麻酸，其含量分别是55%和60%左右。橄榄油和茶籽油富含油酸，其含量分别是77%和80%左右。另外，无论是什么食用油，都有其使用的注意事项，尤其是不能高温加热，防止不饱和脂肪酸等有益成分被破坏。

由此可见，尽管许多食用油的外观都很相似，但其营养成分差距较大，厨房里应当给富含亚油酸、α-亚麻酸和油酸的三类植物油留出位置，做到合理搭配着吃多种食用油，比如午餐用一种油，晚餐换用另一种油，至少在一周内确保轮换吃上三类不同的植物油。

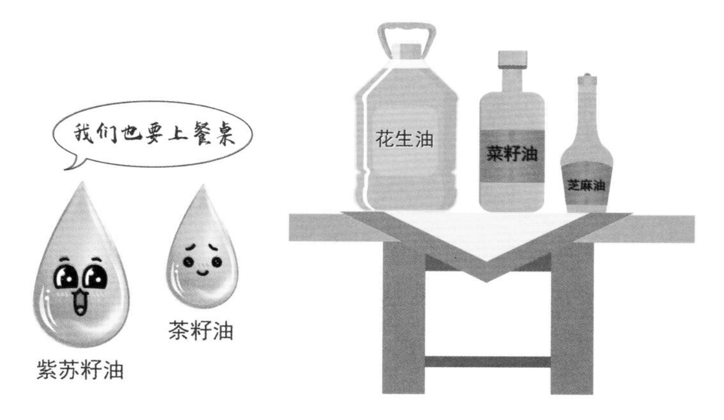

13.为什么要关注反式脂肪酸?

说到减油，必定要建议人们少吃脂肪含量高的食品，如糕点、饼干、面包等，而恰好是在这类含有氢化油的食品中还存在着结构特殊的不饱和脂肪酸——反式脂肪酸。这些反式脂肪酸在天然脂肪中含量很低，但在一些高脂、高糖的加工食品中却普遍存在。

氢化是一种食品工业技术，将普通植物油在一定温度和压力下加氢催化而生成的产物即为氢化油。氢化油有多个别称，比如植物奶油、植物黄油、植脂末等，它可以使食品更加酥脆，增加食品的稳定性和货架期，因而广泛使用于在超市、速食店和西式快餐店售卖的面包、奶酪、奶茶、糖果、冰淇淋、蛋黄派、巧克力派、布丁蛋糕、人造奶油和薄脆饼干等食品中。氢化油的危害实际上取决于其所含有的反式脂肪酸，过多摄入反式脂肪酸对成人心脑血管健康和儿童生长发育等都会造成不利影响。研究表明，反式脂肪酸对人体的危害比饱和脂肪酸更大，从膳食中摄入反式脂肪酸每增加 2%，人们患心脑血管疾病的风险就会上升 25%。还有实验发现，反式脂肪酸可能会引发老年期痴呆症。

一般来说，很多口感很香、脆、滑的高油脂食物都会被加入氢化油，其中难免不含有反式脂肪酸，因此大家选购此类食品时需要查看食品标签上营养成分表中标示的含量水平。我国的《预包装食品营养标签通则》规定，反式脂肪酸含量≤0.3 g/100 g(固体)或 100 mL(液体)的食品可标示为“0”，这也就是为什么有些食品的配料表里明明写有植脂末、氢化油，但在营养成分表中却标示反式脂肪酸为“0”。如果经常吃这类食品，那反式脂肪酸的摄入量就不容忽视了。

需要特别提醒的是，对奶茶店现制现售的奶茶尤其要注意，因为奶茶中的奶精主要是由植脂末、植脂乳做成的，且包装杯上不可能有规范标签，所以市场监管部门也就无法进行监管，其中的反式脂肪酸含量也不可能为“0”。因此，建议喜好喝奶茶的青年人，为了身体健康，尽量少喝或不喝奶茶。

14.不良用油习惯有哪些?

食用油是人们每日必吃的食物，因此对它的使用是否科学、合理，与人体的健康密切相关，如果使用不当，久而久之就会引发疾病。以下是人们在饮食生活中对食用油的不良习惯用法：

(1)高温爆炒：很多人炒菜时喜欢用高温爆炒，即等到锅里的油冒烟了才炒菜，这种做法是不可取的，因为过高的油温不但会破坏食物的营养成分，还会产生一些对身体有害的过氧化物和致癌物质。建议在看到锅里油面稍微翻滚、冒烟前即加入食材快速翻炒；使用葱、姜、蒜炝锅时，只要看到其稍微变色就应加入食材，如果呈现明显的棕褐色，就意味着产生了致癌物质。

(2)用油过量：有调查数据显示，我国平均每人每天食用油摄入量高达 42 g，超出推荐量 40%，有 80%家庭食用油量超标。这表明烹调时过量用油是非常普遍的现象，虽然多用油炒出来的菜更香、口味更好，但长期过多吃油会带来一系列危害如患上肥胖症、脂肪肝、血脂异常、动脉粥样硬化等病症。正常成人每天摄入食用油总量宜为25～30 g，大约是三汤匙的量。如果身体已有前述病症，更要减少烹调的用油量。

(3)用油单一：受倡导多吃植物油的影响，人们日常烹饪时几乎全部使用植物油，实际上，人们也应该少量摄入动物油，不能完全拒绝吃肥肉或动物油脂。吃植物油也不要仅仅习惯于吃花生油、菜籽油或大豆油等，应交替食用富含油酸的茶籽油或橄榄油，还要吃富含α-亚麻酸的亚麻籽油或紫苏籽油。当然，厨房里也不能少了调味佳品——香油。对不同食用油，应按照其理化特性，合理采用不同的烹调方式。

(4)存放不当：高温炼制的动物油脂在室温下可以存放较长时间而不易变质，然而，主要由不饱和脂肪酸构成的植物油却容易变质。容器被开封后，食用油在光、热、氧、水、微生物、金属离子等因素作用下会发生过氧化反应，加速变质过程，从而导致品质低下。所以，一般情况下，食用油开封后，最好在三个月内用完。为了减缓油脂酸败的程度，存放植物油要遵循以下原则：①密封：倒出油后要拧紧油桶(瓶)盖，容器口处的少量残留油也可起到密封作用。②低温：盛放食用油的油桶(瓶)等容器要远离灶台、暖气片等热源处。③避光：应把油桶(瓶)放在旁边的灶台柜里，或套上黑色塑料袋，放在相对阴凉处，不要放在透光的厨房窗台上。④纯净：倒出的油量不要再倒回油桶(瓶)里，以免影响油桶(瓶)里食用油的纯净，可以暂时倒在干净碗里，尽快用完。⑤暂存：煎炸食物时，要根据食材数量适量用油，宁少勿多，不够用时再少量添加。若锅里剩余了少量浅色的煎炸油，可随后用于炒菜。如果剩余较多或油色较深，可倒在干净容器中静置沉淀，尽量在几天内把上层油用于烹制其他菜肴，但不宜长久存放。对颜色过深、油渣过多的煎炸油，就要丢弃掉，不能再用于烹调食物。

15.减油技巧有哪些？

当今生活水平提高的表现之一是食用油消费量增加，饭菜口感更油腻，香味更浓。一个不容否定的事实是，我国成年人中体重超过正常值者高达51%，导致这种情况的原因固然很多，其中日常烹调用油偏多和嗜好吃动物食品无疑是两大重要影响因素。所以，减少食用油的摄入量势在必行，成人每月消费量不要超过2 kg，以下做法有助于实现这一目标：

(1)炒菜少放油：这是首要的减油措施。平时烹调食物时，若要想控制好出油量，应使用控油壶，通过查看刻度线来确定用油量。

(2)选用少油烹调法：烹调食物宜选择不用油或少用油的方法，如蒸、煮、炖、焖、凉拌、水滑熘、急火快炒等；用煎的方法代替炸法，也可减少烹调油的用量；经常制作凉拌菜，只加一点香油，多用酸、辣味的调味料。

(3)少吃油炸食品：油炸食品是油脂的重要来源，因此要少吃或不吃炸鸡腿、炸鸡翅、炸藕合、炸薯条、炸丸子、炸鱼、炸肉、油条、油饼等油炸食品。

(4)巧用煎炸法：在食材外面包裹上一层薄薄的淀粉或面粉，用热油干炸，可减少油脂入内；把容易熟透的食物切成大块能减少吸油表面积，可避免大量油脂被吸入；食用煎炸食品时，可酌情去除表面的焦黄层，从而减少油脂摄入量。

(5)炒菜前焯绿叶菜：多数绿叶蔬菜吸油较多，可以在炒菜前先用开水把绿叶蔬菜焯一下，以减少蔬菜的吸油量。

(6)少吃肥腻食品：一些肥腻食品，如涮火锅、毛血旺、酸菜鱼、烤肉串等，能够明显激发食欲，但必须要有节制地食用，或者把这些菜肴先在温开水里涮一涮后再吃下去，更不要习惯于喝带有大量油的菜汤或用菜汤泡饭。

(7)查看营养成分表：在超市购买预包装食品时，要习惯于查看营养成分表，尽量选择脂肪含量低的食品。我国的《预包装食品营养标签通则》规定，食品中脂肪含量≤3 g/100 g(固体)或≤1.5 g/100 mL(液体)的属于低脂肪食品，对于非低脂肪食品应当限量食用。

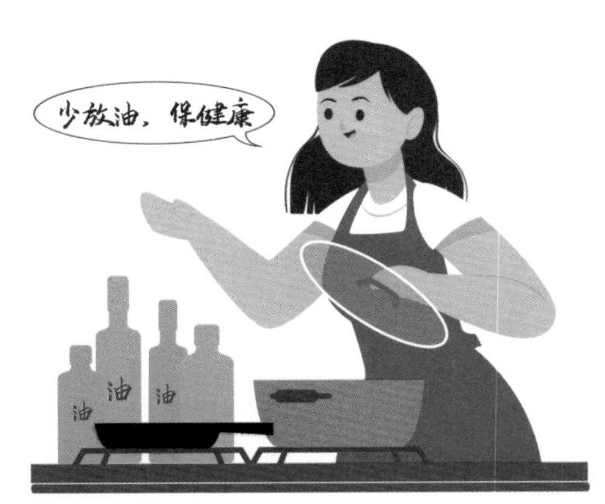

16.高糖饮食为什么会导致发育障碍?

在营养素大家族中，人们通过日常饮食摄取最多的营养素是水，其次是碳水化合物。在结构组成上最简单的碳水化合物是葡萄糖、果糖、半乳糖、蔗糖、乳糖、麦芽糖和海藻糖等具有一定甜味的糖类，这些糖类在现代人饮食中占有的比重有逐渐增加的趋势，对健康的危害也露出端倪，这就是倡导"减糖"的缘由。

糖类具有多种生理功能，主要是为机体供给能量，在正常情况下，葡萄糖是大脑的唯一能量来源。但是，每天摄入富含糖类的食物尤其吃精制糖过多时，能量满足了人体需要，容易产生较强的饱腹感，必然影响对其他食物的摄入量，以致蛋白质、脂类、维生素、矿物质和膳食纤维的摄入量不足。同时，糖在体内代谢时需要消耗多种维生素和矿物质，因此，经常吃糖类会造成B族维生素、钙和钾缺乏等营养问题。例如，有研究提示，喝甜饮料多的人，对淀粉类主食和蛋白质食物吃得较少，膳食纤维、维生素和矿物质通常摄入不足，这对发育期的儿童尤为不利。还有研究发现，儿童摄入过量的糖类，会刺激胰岛素大量分泌，抑制脑垂体分泌生长激素。儿童在成长期间缺乏生长激素和一些营养素，很容易导致生长发育障碍，将错失拥有正常身高和强健体魄的好机会。

17.多吃糖类会损害大脑功能吗?

大脑活动消耗能量很大，占全天总能量的20%～25%，且其能量的唯一来源是葡萄糖，所以，足量的葡萄糖供应是维持脑功能的必要条件。然而，近年来的研究发现，过多摄入糖类与神经和精神疾病有密切关系，可严重损害人类的精神健康，导致抑郁、焦虑加重，甚至出现严重的精神障碍，还可影响学习和记忆力。德国柏林夏里特大学的神经科专家以没有糖尿病的健康成人为研究对象，对他们进行长期血糖值检查和记忆力测试，并利用核磁共振成像观察了大脑中海马体的结构。结果显示，长期摄入葡萄糖的人，其血糖值与正常人相比较高，记忆力测试成绩有所下降，海马体结构也较小。研究专家认为这是因葡萄糖摄入过多而导致的海马体萎缩，从而影响大脑的记忆功能，增加发生痴呆的风险。

18.糖类是怎样损害牙齿的?

拥有满口洁白、整齐的牙齿是每个人的追求，这不仅是美丽容貌的体现之一，而且更是获取和咀嚼食物的必备武器。可是，有些人恰恰是因"高糖"饮食而损坏了牙齿，导致蛀牙，甚至丧失了原配"利器"。蛀牙俗称"虫牙"，实际是牙齿的龋病，男女老少均可发病。那么，原来好好的牙齿怎么会发生龋病呢？龋病的发生取决于细菌、食物、宿主和时间四个主要因素，也就是说，残存于牙齿缝隙中的食物特别是含糖高的致龋性食物，对龋齿的发生、发展是起重要作用的。牙齿表面附着一层垢膜，其内裹藏着无数细菌，它们会吸取利用食物中的养分即蔗糖、葡萄糖、麦芽糖和乳糖。在致龋菌的作用下，糖类物质被转化为乳酸等有机酸，这些酸长期滞留在牙齿上，便可逐渐溶解牙釉质和骨本质，使之脱矿失坚，进而形成龋洞。

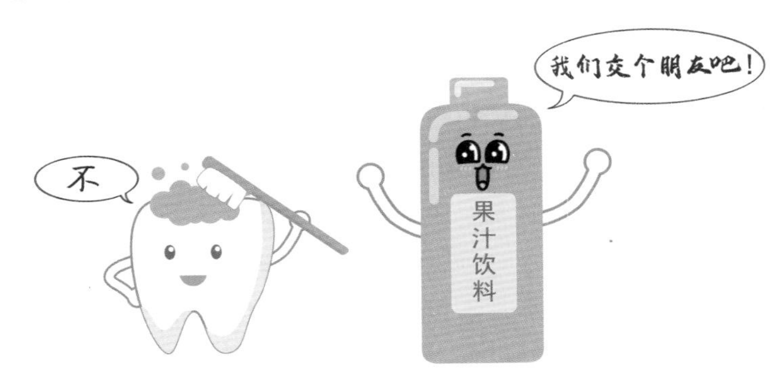

虽然龋齿的形成与刷牙不正确、口腔卫生不好有密切关系，但是应须知，糖类尤其是蔗糖是龋病发生的物质基础，偏好吃甜食无疑是在给牙齿埋伏健康隐患。

民间传说“牙疼不是病”。这是地地道道的大谎言，千万别信以为真。世界卫生组织已将龋齿列为仅次于癌症和心血管疾病的第三大非传染性疾病，人们应当高度重视龋病的预防。为了减少糖类在牙齿上的停留时间，要做到饮食后及时刷牙或漱口，晚间睡前和早晨起床后坚持清洁牙齿。

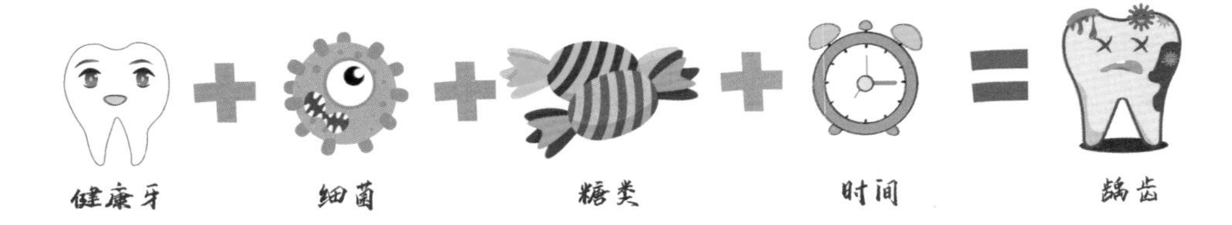

19.糖类为什么会转变为体内脂肪？

人们都知道，饮食不当、营养不均衡可导致营养失调，严重时会使人罹患疾病，甚至危及生命。食物中的碳水化合物在体内多种消化酶的作用下，最后分解成葡萄糖和果糖，进而在小肠被吸收入血。餐后血液中的血糖升高后，由胰腺分泌的胰岛素就会来处理这些葡萄糖，主要是促进葡萄糖进入组织细胞被氧化分解，为机体提供能量，并且促进葡萄糖转化为肝糖原和肌糖原，分别储存在肝脏和肌肉中备用。

但是，如果摄入过多糖类，那些未被机体利用的多余葡萄糖就会经过一系列代谢过程而转化为甘油三酯，即脂肪。加之胰岛素还可抑制机体脂肪和蛋白质的分解，结果使体内脂肪堆积越来越多，并主要储存在皮下和内脏周围。因此，在体力活动不足、能量消耗较少等不利因素的基础上，糖类摄入过多很容易发生肥胖症。

20.什么是添加糖？

在天然食物中，糖类赋予不同食物以独特的风味。在食品工业发展过程中，糖类则成为许多加工食品中的重要原料，因此“添加糖”一词应运而生。顾名思义，添加糖是指在食品生产和制备过程中被添加到食品中的糖和糖浆，但不包括普通食物中天然含有的糖。添加糖主要见于蛋糕、饼干、面包、巧克力、含糖饮料、冰淇淋等甜食中，常见的添加糖有白砂糖、黑糖、红糖、果糖、枫糖、乳糖、葡萄糖、玉米糖浆、果葡糖浆、低聚果糖、麦芽糊精、低聚异麦芽糖等，它们皆属于广义上的糖类甜味剂。这些添加糖实际上都可为人体提供能量，是重要的营养物质，通常被看作食品原料，在我国不属于食品添加剂范畴。必须认识到，过多食用含有这些糖类甜味剂的甜食，很可能损害身体健康，甚至引发多种疾病，如肥胖症、糖尿病、高血压、血脂异常、高尿酸血症等。

21.每天吃多少添加糖比较合适？

虽然人们很难抵御味美可口的、含有添加糖的加工食品的诱惑，但是为了自身健康应少吃添加糖的食品。2015 年世界卫生组织推荐添加糖摄入量最好占全天总能量的 5%以下，对于每日摄入 8.4 MJ(2000 kcal)能量的成人来说，每日由添加糖提供的能量应小于 418 kJ(100 kcal)，相当于每日摄入添加糖不超过 25 g。我国的膳食指南提出，要控制添加糖的摄入量，每天不超过 50 g，最好控制在 25 g 以下。以人们熟悉的可乐饮料为例，其中添加糖的含量为 10.6 g/100 mL，普通规格是 330 mL/听，喝一听就喝进了 35 g 糖，是每天限量的 1.4 倍，相当于 8 块方糖(4.5 g/块)，其他饮料的含糖量与可乐饮料相差不太大。调查研究表明，近 30 年来，我国居民肥胖症发病率快速升高，与之同步递增的不仅有脂肪摄入量，还有添加糖的摄入量，平均每天摄入量已达 54 g，其中儿童、青少年摄入量更高，这是值得高度关注的不良饮食现象。

22.无糖食品对身体没有危害吗?

非糖类甜味剂不含能量，但可能会干扰人体的物质代谢，也能增加食欲，比如，在喝无糖饮料时，很容易使人吃进更多的其他食物，导致能量摄入增高。另外，长期喝无糖碳酸饮料会引起矿物质的流失，对牙齿的危害尤其严重，容易导致龋齿。

我国的《食品添加剂使用标准》规定了甜味剂在食品中的使用限量，符合限量要求的就是合格食品。但过多摄入含有甜味剂的食品，或过多摄入含有同一种甜味剂的多种食品时，就很难保证其对身体没有危害。有研究发现，每天喝一杯 200 mL 含糖汽水者，罹患 2 型糖尿病风险增加 21%，每天喝一杯无糖汽水者，患病风险增加 18%；一天饮用两杯及以上甜味饮料的志愿者，罹患 2 型糖尿病的风险是不喝饮料志愿者的 2.4 倍；一天喝下 5 杯甚至更多无糖饮料的志愿者，罹患 2 型糖尿病的风险增加 4.5 倍。可见喝无糖饮料同样增加患病风险。三氯蔗糖等人工合成甜味剂可能会破坏肠道菌群的构成，从而导致炎症性肠病。美国和法国的研究结果都显示，一些人工合成甜味剂如阿斯巴甜、安赛蜜与增加患癌症的风险有关。因此，吃无糖食品对身体未必安全，甚至会引发疾病，决不能高枕无忧，少吃少喝无糖食品是应当遵循的健康基本原则。

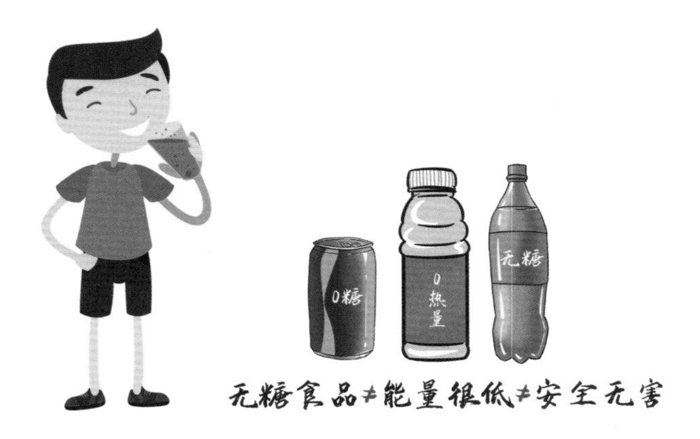

23.有哪些减糖的小技巧?

绝大多数人都难以抗拒甜食的美味，其实只要糖的摄入量不超标准就是安全的，否则会对身体造成伤害。在日常饮食生活中，掌握以下减糖技巧十分必要：

(1)注意阅读食品标签：若发现配料表将白糖、砂糖、蔗糖、果糖、葡萄糖、糊精、麦芽糊精、淀粉糖浆、果葡糖浆、麦芽糖、玉米糖浆等原料排在前几名，则表明其含量就很高。对于标示“低糖”“无糖”的食品，更要注意查看营养成分表，核实它是否符合相关规定，对名不副实的“无糖食品”要慎重选购。

（2）不喝或少喝甜味饮品：通常情况下，人们吃固体甜食的量不会很大，但是却很容易喝进一听或一瓶液体饮品。多数饮品（包括酸乳类）中糖含量为8%左右，按平均容量规格为500 mL计，一次就喝进了40 g糖，相当于9块方糖。如果再吃点甜食，就很容易超过每天50 g的添加糖限量值，远远高于每天不超过25 g的建议值。所以，对于甜饮品只可偶尔饮用，万万不可用它代替普通饮用水。

（3）少吃高糖甜品：在一般情况下，要尽量克制自己吃甜食的欲望，减少饼干、冰淇淋、巧克力、糖果、糕点、蜜饯、果酱等加工食品的摄入量和食用频率。

（4）选择低糖水果：虽然水果的成分以“水”为主，但其中含糖量也有高低之分。为了实现减糖的目标，在食用上要注意区别对待。含糖量为4%～10%的水果较少，包括西瓜、甜瓜、木瓜、白兰瓜、杏、枇杷、柚子、芒果、草莓、杨桃、杨梅等，可以适当食用；绝大多数水果的含糖量为10%～20%，包括苹果、梨、桃、葡萄、桑葚、柑橘、菠萝、荔枝、桂圆、柿子、石榴、猕猴桃等；少数水果的含糖量高于20%，包括香蕉、甘蔗、荔枝、鲜枣、红果、菠萝蜜等；另外，柿饼、葡萄干、杏干、桂圆干、干枣、蜜枣和果脯等干果的含糖量都高于20%，平时要少吃或不吃。就同一种水果而言，相比完全成熟的水果，成熟度稍低的水果含糖较少，可以侧重食用。

（5）烹饪时少加糖：在烹饪加工食品时，多用葱、姜、蒜、食醋和胡椒等调味品取代糖给食物增味，或可以采用干果类代替糖为其他食物增加甜味。

（6）外出吃饭巧点餐：在外就餐时，要尽量少选择通常以大量糖作为调味料的糖醋排骨、拔丝地瓜、鱼香肉丝、红烧肉、甜汤等菜品，也可转告厨师少加糖。

（7）坚持吃好早餐：若不吃早餐的话，很快就会感到饥饿难忍，可能就要找零食或甜食来充饥，增加了吃进添加糖的机会。有调查研究表明，这样的饮食行为会导致患肥胖症的风险增加4.5倍，而且，长此以往会对肠胃功能乃至全身健康都有危害。

（8）喝足饮用水：给人体补充水分的最好方式是饮用温开水。在气候温和的条件下，成年男性每日最少饮用1700 mL（约9杯）水，成年女性每日最少饮用1500 mL（约8杯）水。平时喝足了普通饮用水就不会再有口渴的感觉，从而减弱了对甜味饮料的依赖性。

24.如何才能拥有健康口腔?

人人都希望“笑口常开”,更希望自己口腔里没有炎症类病变,特别想拥有一口洁白、形美、整齐的牙齿。更重要的是,健康口腔能够保证大家愉快地进食,不至于因咀嚼困难而引发其他病症。然而,有调查结果显示,我国居民口腔健康状况喜忧参半,一方面,公众的口腔健康素养水平逐渐提高,老年人的存牙情况向好;另一方面,牙周病依然常见于人群中。儿童的牙齿健康状况尤其令人担忧,其龋齿患病率明显上升,主要原因是当今儿童很容易吃到种类繁多的甜食,而绝大多数儿童并没有做到早晨起床后和夜晚睡觉前各刷牙一次,没有养成良好的口腔卫生习惯。

为了保护牙齿健康,防治口腔黏膜炎症,人们应当摄入充足的维生素等营养物质,尤其是 B 族维生素。防控龋病的主要措施是尽量少摄入高糖食品,做到进食后及时用清水漱口,坚持早晚都刷牙,彻底去除食物残渣,确保口腔清洁。

25.如何能保持体态轻盈?

人人都想维持少年般修长、轻盈的身材,保持生龙活虎、神采飞扬的状态。可现实情况是,自从步入职场,很多人的体形会悄悄发生变化,主要是因为自身的体脂率在不断升高。必须充分认识到,体重是反映和衡量一个人健康状况的重要标志之一,肥胖和消瘦都是病态,体重与身高不协调就失去了健康的美。

目前在我国成年人中,BMI 大于 24 kg/m^2 的超重和肥胖者已超过 51%,埋下了引发多种慢性病的隐患。说“肥胖是百病之源”并非夸张,那追求正常体形就十分困难吗?不是,只要践行“日行一万步,吃动两平衡,健康一辈子”的“健康一二一”理念,并结合本书所提到的均衡营养的饮食方法,再加上科学运动,就能获得健康体重。

26.如何能做到“步履矫健”?

人人都设想趁着身板结实,腿脚灵便,找准机会到处旅游,欣赏秀丽的山水风光,观览神奇的名胜古迹,领略多彩的风土人情。不过,有些人却很难实现走向五湖四海去看外面精彩世界的愿望,其障碍就在于经常腰酸背痛,步履蹒跚。

就如前文所说,人体骨骼中的矿物质含量在 30 岁左右达到峰值,峰值骨量越高,到中老年期发生骨质疏松症的时间越推迟,症状和程度也就越轻,自然能享受高质量的生活。如果在年轻时骨量积累不充足，平时又不在意骨量的无声丢失，那到了晚年时吃苦受罪的只能是自己。所以，应当高度重视能够增加骨密度的合理饮食，经常在阳光下做一些高强度的有氧运动锻炼，努力塑造一身强韧的健康骨骼。有道是：身心愉悦赴邻邦，步履矫健走四方。

27.均衡营养的前提条件是什么?

说到均衡营养，人们自然会想到如何做到食物多样化，同时在食品加工和烹饪上严格遵循减盐、减油和减糖的原则。然而，要实现这一目标，必须要具备一个前提条件，那就是食品要无毒、无害，否则，即便是再有营养的食品，假若被人食用后引发了恶心、呕吐、腹泻等胃肠道症状，其应有的营养效益就会荡然无存。《中华人民共和国食品安全法》将食物营养和食物无毒、无害融合在了公众非常关注的“食品安全”概念中，表述为：“食品安全，指食品无毒、无害，符合应当有的营养要求，对人体健康不造成任何急性、亚急性或者慢性危害。”据此，应当将“食品安全”理解为包括无毒、无害和营养良好这两个密不可分的内涵。

实际上，食品中难免存在一定量的有毒、有害物质，按照其来源可分为天然毒物和污染物质。天然毒物是指食品本身所含的有毒、有害物质，比如一些动物、植物中含有的多肽类毒素、生物碱、氰糖苷等。因此，还可以把天然毒物再分为原生毒物和次生毒物。原生毒物是指动植物在其生长过程中产生于本身组织内的有毒物质，比如河豚毒素、石房蛤毒素、秋水仙碱、龙葵素等。次生毒物是指在人为或非人为的特定条件下，食品成分自然变化而产生的有毒物质，比如腌制动物食品和啤酒中含有二甲基亚硝胺，煎炸烧烤食品中含有多环芳烃，绿叶蔬菜含有的硝酸盐在硝酸盐还原菌作用下转变成亚硝酸盐等。食品中污染物质是指通过多种途径从外界进入食品中的有毒、有害物质，包括细菌、病毒、寄生虫、昆虫等生物性污染物，农药、有害金属、多环芳烃类化合物、亚硝基化合物等化学性污染物，砂石、草籽、饰物、头发等物理性污染物。对于食品中的大多数有毒、有害物质，我国制定了食品安全国家标准加以限制，以保障食品质量。另外，作为食品消费者，人们也要主动学习和掌握这方面的知识，做到合理加工和烹调食品，进而趋利避害，让食品安全的两个内涵充分体现在健康饮食生活中。

（赵长峰）

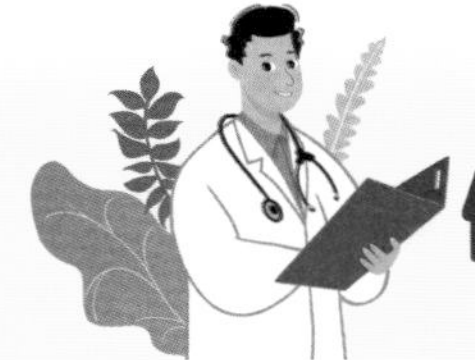

健康感悟与随想

人们都知道吃饭的重要性，但要说吃饭也是一门学问恐怕赞同者未必很多。实际上，什么人，在什么情况下，吃什么东西，吃多少，怎么吃，确实有很多讲究。多年来，我们在从事营养医学科研、教学和临床工作的同时，重视科普宣传，广泛向公众普及营养健康知识，讲解吃饭上的学问，在这个过程中，思想观念和专业能力都得以提升，而最大的收获则是针对饮食营养问题善于思辨，勇于去伪存真，敢于正本清源并产生了很多健康感悟，故在此与读者分享。

愿我们接纳忠言，远离良药，共同秉承“人人参与、人人尽力、人人享有”的全民健康理念，踔厉前行，携手奔向健康大道！

一、皆知是什么?

• 追求健康是文明进步，拥有健康是获得资源，维持健康是责任义务，投入健康是明智选择。

• 健康是一个人的实力，是奋斗出来的，其背后无疑是恒久的坚持与自律。

• 健康是财富，无病就是福。

• 健康的金钥匙掌握在每个人自己手中。

• 健康不是私有的，追求健康充满着家国情怀。

• 呵护身体不单是个人私事，还可示范引领更多人，是对家庭、对社会、对国家负责任的高尚行为。

• 你的健康是财富，你的财富你做主，打理财富需尽责，挥霍殆尽必痛苦。

• 营养健康知识是无数人用病痛乃至生命换来的。

• 良好生活方式不是天生具有的，是在后天经过学习养成的。

• 在维护健康的路上，未雨绸缪胜于亡羊补牢。

• 我们如何对待身体，身体就如何对待我们。

• 欲求健康长寿，必先掌握养生之道。

• 人们应为保健而求医，不要仅为治病而求医。

• 与其来日或许不得不服用那些治疗疾病的苦口良药，不如现今听进去这些促进健康的逆耳忠言。

• 科学饮食，合理营养应当是我们一生的不懈追求。

• 药物可能会展示“药到病除”，食物必然会实现“润物无声”。

知识是健康意识的源泉

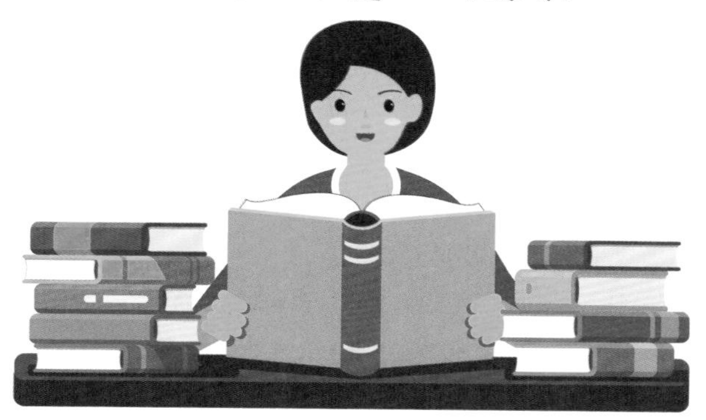

二、同信有哪些？

• 合理营养是健康的必需条件，平衡膳食是实现合理营养的根本途径。

• 根据膳食指南来安排日常饮食和身体活动是通往健康的光明之路。

• 记住营养与健康知识并不难，难的是如何准确评估自身营养健康状态，以及在日常生活中如何全面应用，避免顾此失彼和偏颇极端。

• 控制体重增长易如反掌，减除脂肪塑身难于上天。

• 防病重于治病，前者容易后者难；防病省于治病，前者便宜后者贵。

• 食欲会让人误入歧途，并不是想吃的东西都是身体需要的东西。

• 主厨有好习惯，家人直接受益，亲邻亦得启示。

• 一个人的学识水平、人生经历会对其健康意识和生活方式产生重大影响。

• 人们应尽力规避豪华小车、丰盛美餐、诱人烟酒、舒适住所给健康带来的负面影响。

• 在防治疾病方面，不知、不懂不要紧，可怕的是不听劝告和我行我素。

• 一旦失去了健康，虽可回忆当年自己是多么辉煌，但强壮的体格不再拥有。

• 每个人都能看到或体验到不同生活方式带来的不同身体结局。

• 健康行动助力于国泰民安，民健家富，家兴国盛。

三、共行怎么做？

• 我们要极力追求身心健康，努力改善亚健康，全力避免患上疾病。

• 保持健康非易事，切勿任性不在乎，做好应该做的事情，放弃不该做的冒险。

• 珍惜健康、敬畏生命的观念应当自觉体现在日常生活的行为习惯中。

• 贪图眼前舒适暗种疾病隐患，改变行为习惯亟须洗心革面。

• 敞开你的心扉，迈动你的双腿，管住你的馋嘴，护好你的脾胃。

• 活到老学到老——智者寿，惜生命勤锻炼——动者寿，笑一笑十年少——乐者寿，修道德润身心——仁者寿。

• 笑口多开乐常在，心明眼亮智更高。

• 拥有健康实乃幸运，应当好好珍惜它，时常呵护它，别让它悄悄地溜走，千万不要等病魔缠身时再去悔不当初。

• 养生就是保养生命，既已生，就要养，生而不养，实为弃生。

• 每餐少一口，活过九十九。

• 对于特殊食品应当做到全面认知，明辨真伪，正确选购，合理消费。

• 树立洒脱的生活信念，保持乐观的生活态度，养成合理的生活习惯，选择正确的生活方式。

• 只有坚持合理营养和体育运动，才能塑造出健康的身体和心理，才能享受到幸福快乐的美好生活，才能无愧于父母的养育、亲友的关怀和政府的教育。

• 维护健康需要豁达的心态，充足的睡眠，适度的运动，合理的饮食。

• 要时常想一想，饮食营养均衡吗？运动持之以恒吗？心理阳光灿烂吗？嗜好节制有度吗？

• 使用公勺公筷分餐进食是防病良策，是对传统聚餐共食习惯的改革，是中华饮食文化走向文明进步的体现。

• 鉴别问题食品需要知识和技能，远离问题食品需要决心和毅力，举报问题食品需要智慧和勇气。

• 在生活和工作实践中，要做到善于思考，敢于质疑，精于验证，勇于挑战。

• 养成良好的作息习惯：早睡早起，适当午休。

• 养成良好的饮食习惯：合理搭配，均衡膳食。

• 养成良好的运动习惯：有效锻炼，持之以恒。

- 养成良好的卫生习惯：戒烟限酒，整洁清净。
- 养成良好的疏解习惯：豁达开朗，管控情绪。
- 养成良好的娱乐习惯：从心怡情，节制勿溺。

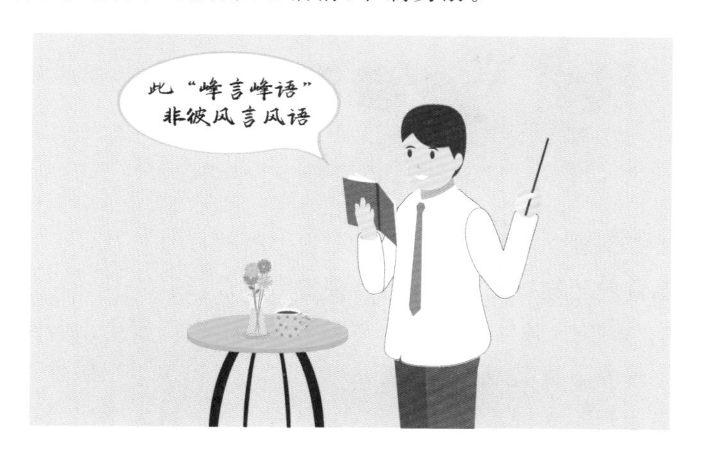

（赵长峰）

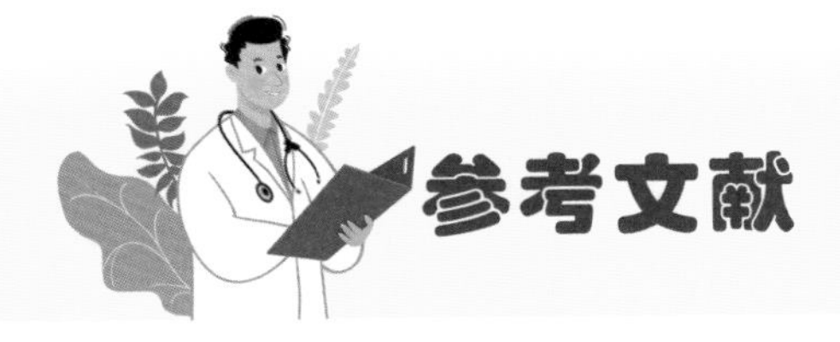

参考文献

1.胡雯.医疗膳食学[M].北京:人民卫生出版社,2017.

2.吉爱国.营养药物概论[M].北京:科学出版社,2018.

3.焦广宇,李增宁,陈伟.临床营养学[M].北京:人民卫生出版社,2017.

4.孙长颢.营养与食品卫生学[M].8版.北京:人民卫生出版社,2018.

5.于康.临床营养支持治疗[M].北京:中国协和医科大学出版社,2021.

6.中国营养学会.中国居民膳食营养素参考摄入量(2013版)[M].北京:科学出版社,2014.

7.中国营养学会.中国居民膳食指南(2022)[M].北京:人民卫生出版社,2022.

8.中国营养学会.中国居民膳食指南科学研究报告(2021年)[M].北京:人民卫生出版社,2022.

9.中国营养学会营养与保健食品分会.营养素与疾病改善[M].北京:北京大学医学出版社,2019.

10.李燕云,王子鉴,潘星羽.隔夜茶中亚硝酸盐含量检测与分析[J].现代食品,2020,(13):222-224.

11.刘梅林,张雨濛,付志方,等.老年人血脂异常管理中国专家共识[J].中华内科杂志,2022,61(10):1095-1118.

12.孙铭遥,陈伟.《中国超重/肥胖医学营养治疗指南(2021)》解读[J].协和医学杂志,2022,13(2):255-262.

13.唐辉,汤立达.我国药品与保健食品、特医食品、新资源食品的界定和监管比较[J].现代药物与临床,2020,35(2):372-377.

14.许晓青,丁心悦,刘开琦,等.营养素对人体免疫功能的影响[J].中华医学杂志,2020,100(46):3720-3726.

15.中国营养学会骨营养与健康分会,中华医学会骨质疏松和骨矿盐疾病分会.原发性骨质疏松症患者的营养和运动管理专家共识[J].中华骨质疏松和骨矿盐疾病杂志,2020,13(5):396-410.

16.中华医学会妇产科学分会产科学组,中华医学会围产医学分会,中国妇幼保健协会妊娠合并糖尿病专业委员会.妊娠期高血糖诊治指南(2022)[J].中华妇产科杂志,2022,57(2):81-90.

17.中华医学会内分泌学分会.中国高尿酸血症与痛风诊疗指南(2019)[J].中华内分泌代谢杂志,2020,36(1):1-13.

18.中华医学会糖尿病学分会.中国 2 型糖尿病防治指南(2020 年版)[J].中华糖尿病杂志,2021,13(4):315-409.

19.中华医学会血液学分会红细胞疾病(贫血)学组.铁缺乏症和缺铁性贫血诊治和预防的多学科专家共识(2022 年版)[J].中华医学杂志,2022,102(41):3246-3256.

20.中华预防医学会儿童保健分会.中国儿童维生素 A、维生素 D 临床应用专家共识[J].中国儿童保健杂志,2021,29(1):110-116.

21.CHANG J T. Pathophysiology of inflammatory bowel diseases[J]. N Engl J Med,2020,383(27):2652-2664.

22.ELLI L,TOMBA C,BRANCHI F,et al. Evidence for the presence of Non-Celiac gluten sensitivity in patients with functional gastrointestinal symptoms: results from a multicenter randomized double-blind placebo-controlled gluten challenge[J]. Nutrients,2016,8(2):84.

23.GONCALVES MD,LU C,TUTNAUER J,et al. High-fructose corn syrup enhances intestinal tumor growth in mice[J]. Science,2019,363(6433):1345-1349.

24.MENTELLA MC,SCALDAFERRI F,PIZZOFERRATO M,et al. Nutrition, IBD and gut microbiota: a review[J]. Nutrients,2020,12(4):944.

25.ZHOU C,ZHANG Z,LIU M,et al. Dietary carbohydrate intake and new-onset diabetes: a nationwide cohort study in China[J]. Metabolism,2021,123(12):154865.

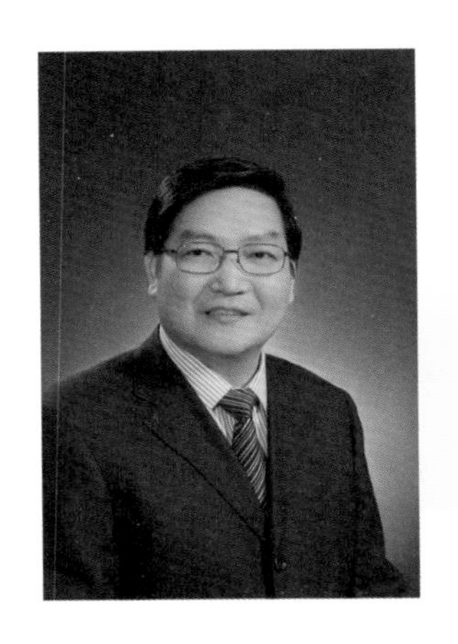

跋 健康科普——开启百姓健康之门的“金钥匙”

从医三十多年，每天面对那么多患者，我在工作之余常常思考，如何让人不生病、少生病，生病后早诊断、早治疗、早康复。这样既能使人少受病痛折磨，又能减少医疗费用，还能节约有限的医疗卫生资源。对广大医者而言，如此重任，责无旁贷。

《黄帝内经》说，上医治未病、中医治欲病、下医治已病。老子曾说：“为之于未有，治之于未乱。”这些都说明了疾病预防的重要性。

做医学科普有重要意义，是一件利国利民、惠及百姓的大事。在大健康时代，医者不仅要掌握精湛的医术，为患者治病，助患者康复，还应该积极投身健康科普事业，宣传和普及医学知识，引导大众重视疾病的预防，及早诊断和规范治疗。因此，近年来我逐步重视科普工作。

记得小时候，每每遇到科学上的困惑，我就去翻“十万个为什么”这套书，从中寻找答案。那么，百姓对身体健康产生疑问，有无探寻答案的去处？在多年的临床工作中，我常常碰到患者对疾病一知半解或存在误解的情况。我心里很清楚，患者就医之前往往会先上网搜索，可是网上的信息鱼龙混杂，不少内容缺乏科学性、权威性，患者被误导的情况时有发生。当患者遇到困惑时，能否从权威的医学科普书籍中找到答案？我曾广泛查阅，了解到有关医学科普方面的书籍虽然种类繁多，但良莠不齐，尤其成规模、成系统的丛书更是鲜见，于是，我萌发了编写本丛书的想法，并为这套书取名“医万个为什么——全民大健康医学科普丛书","医"与"一"同音，一语双关，"全民大健康"是我们共同的心愿和目标。

朝斯夕斯，念兹在兹。我多方征求相关专家意见，反复酝酿，最终达成一致意见，大家都认为很有必要编写一套权威的健康科普丛书，为百姓答疑解惑。一个时代，有一个时代的使命；一代医者，有一代医者的担当。历经一整年的精心策划和编写，"医万个为什么——全民大健康医学科普丛书"终于付梓了。大专家写小科普，这套书是齐鲁名医多年从医经历中答患者之问的精华集锦，是对百姓健康的守护，也是对开启百姓健康之门的无限敬意。

物有甘苦，尝之者识；道有夷险，履之者知。再伟大的科学家也有进行科普宣传的责任。"医万个为什么——全民大健康医学科普丛书"要做的就是为百姓答疑解惑、防病治病，让医学科普流行起来。

丛书编纂毫无疑问是个复杂的系统工程，自 2021 年提出构想后，可谓一呼百应，医学专家应者云集。仅仅不到一年的时间，我们集齐了近千名作者，不舍昼夜努力，撰写完成卷帙浩繁、数百万字的书稿，体现了齐鲁医者的大使命、大担当、大情怀。图书是集权威性、科普性、实用性以及趣味性为一体的医学科普精粹，对百姓健康来说极具实用价值，也是落实党的二十大报告"把保障人民健康放在优先发展的战略位置，完善人民健康促进政策"的医学创举。

在图书编写过程中，我们着力做到了以下两点：

一是邀请名医大家执笔。山东省研究型医院协会自成立起，就在学术交流、人才培养、科技创新、成果转化、服务政府和健康科普教育等方面做出了一定的成绩，尤其在健康科普方面积累了丰富经验，并打造了一支高水平的科普专家团队。本套丛书邀请的都是相关专业的名医作分册主编，高标准把关。由于医学专业术语晦涩难懂，如何做到深入浅出、通俗易懂，既能讲明医学知识又符合传播规律是摆在我们面前的难题。有些大专家学识渊博且有科普热情，不过用语太过专业；年轻医生熟悉互联网传播特点，但专业的深度有时候略显不足。所以我们采用"新老搭配"的方法，在内容和语言风格上下功夫，力求呈现在读者面前的内容"一看就懂，一学就会"。

二是创新传播形式。我们邀请专业人士高标准录制音频，把全书内容分章节以二维码的形式附在纸质图书上，以视听结合的方式呈现，为传统科普注入新鲜活力。二维码与纸质科普图书结合，让读者随时扫码即可聆听，又能最大限度拓展纸质科普书的内容维度，实现更广泛的科普，让“每个人是自己健康第一责任人”的宗旨践行得更实、更深入人心，无远弗届！

有鉴于此，我要以一位老医学工作者、医学科普拥趸者的身份衷心感谢和赞佩以专家学者为首的作者队伍的倾情付出。

还要特别感谢张运院士、宁光院士为本丛书撰文作序，并向为图书出版付出心力的编辑以及无数幕后人的耕耘和努力表示衷心感谢，向你们每一个人致敬！

念念不忘，必有回响。衷心希望“医万个为什么——全民大健康医学科普丛书”能为千家万户送去健康，惠及你我他，为健康中国建设助力。

山东省研究型医院协会会长 胡三元

2023 年 5 月

胡三元，医学博士，二级教授，主任医师。原山东大学齐鲁医院副院长、山东第一医科大学第一附属医院院长。现任山东大学齐鲁医院、山东第一医科大学第一附属医院普通外科学学术带头人，山东大学特聘教授、山东大学和山东第一医科大学博士研究生导师；山东省“泰山学者”特聘教授、卫生部和山东省有突出贡献中青年专家、山东省医学领军人才，享受国务院政府特殊津贴。

对中国腔镜技术在外科领域特别是肝胆胰脾外科中的创新应用与规范推广、“腹腔镜袖状胃切除术+全程化管理”治疗肥胖症与 2 型糖尿病体系的建立和国产腔镜手术机器人的研发做出了突出贡献。荣获国家科技进步二等奖、中华医学科技奖一等奖、山东省科技进步一等奖等 10 余项科技奖励。

主要社会兼职：中国医师协会外科医师分会副会长；中华医学会外科学分会委员、腹腔镜内镜外科学组副组长；中华医学会肿瘤学分会委员；中国研究型医院学会微创外科学专业委员会主任委员；中国医药教育协会代谢病学专业委员会主任委员；中国医学装备协会智能装备技术分会会长；山东省医学会副会长、外科学分会主任委员；山东省医师协会腔镜外科医师分会主任委员；山东省研究型医院协会会长。